Dr. med. Ronald R. Fieve hat sich als einer der ersten für den Einsatz von Lithium gegen die manisch-depressive Krankheit ausgesprochen. Fieve wurde in Wisconsin geboren und legte sein Examen an der Harvard Medical School ab. Als Internist arbeitete er an New York Hospital, als Psychiater am Columbia Presbyterian Medical Center und am New York State Psychiatric Institute. Er ist Professor für klinische Psychiatrie am College of Physicians and Surgeons der Universität Columbia, Leiter der psychiatrischen Forschung am New York State Psychiatric Institute und Autor von über hundert wissenschaftlichen Publikationen. Neben seiner privaten Praxis gründete und leitet er als ärztlicher Direktor die neue Foundation for Depression and Manic-Depression in New York City.

Januar 1981
Vollständige Taschenbuchausgabe

Titel der Originalausgabe »Moodswing«
Titel der deutschen Erstausgabe »Stimmungsschaukel«
Aus dem Amerikanischen von Constanze Buchbinder
Umschlaggestaltung Rambow, Lienemeyer, van de Sand
Satz IBV Lichtsatz KG, Berlin
Druck und Bindung Mohndruck, Gütersloh
Printed in Germany
ISBN 3-426-03642-8

Ronald R. Fieve:
Depressionen?

Erfolge durch die Behandlung mit Lithium

Droemer Knaur

Für Katia
und für
John F. Cade und Mogens Schou

Inhaltsverzeichnis

1 Die dritte Revolution 9

2 Gemütsschwankungen 21

3 Gemütszustand und Kreativität 33

4 Die Midasgabe 56

5 Biologische Uhren 69

6 Alkohol und Drogen:
Die Selbstbehandlung von Depressionen und Angstgefühlen . 77

7 Große Männer und ihre Launen:
Abraham Lincoln, Theodore Roosevelt und Winston Churchill 91

8 Psychiatrische Intervention in Regierung und Politik 114

9 Kann die Psychotherapie etwas ausrichten? 137

10 Fehldiagnosen bei Depression und manisch-depressiver
Krankheit in Amerika 157

11 Die Stoffwechselstation und der stationäre manisch-depressive
Patient 165

12 Die Lithiumklinik und der ambulante manisch-depressive
Patient 179

13 Der Durchbruch des Lithiums –
ein dringender Ruf nach sozialen Veränderungen 193

Nachwort 208

Literaturnachweis 210

Register 220

1 *Die dritte Revolution*

Von allen Übeln, die Menschen zum Psychiater führen, ist die Depression das häufigste. Depressionen verursachen in aller Welt wohl mehr Kummer und Qualen als jedes andere körperliche oder seelische Leiden. Aufgrund ihrer angenehmen Seiten ist von der Manie, dem gehobenen Gemütszustand, weniger die Rede; als Krankheit wird sie lediglich in ihren ganz extremen Formen betrachtet.

Was wird heutzutage für Menschen getan, die unter Perioden des Antriebsmangels und depressiver Gemütsstimmung leiden? Wie kann man den extrem Erfolgreichen in Wirtschaft, Politik und Kunst helfen, wenn ihre Hochstimmung irrationale und psychotische Züge annimmt? Welche Aussichten bieten eigentlich jene völlig neuartigen chemischen Substanzen, die der Psychiatrie heute bei der Behandlung von depressiven und manischen Zuständen zur Verfügung stehen?

Beschreibungen tiefer Depressionen und gehobener Stimmungszustände finden sich schon im Alten Testament und in der frühen griechischen und römischen Literatur. Philosophen, Historiker, Dichter und Schriftsteller sehen in Stimmungsschwankungen, die von Zeit zu Zeit wiederkehren, einen Teil der menschlichen Natur. Diese Schwankungen können sich in objektiv nicht begründbaren, kurzen Phasen des Elendsgefühls oder in Hochstimmung äußern, aber auch in langanhaltenden Perioden tiefster Verzweiflung oder freudiger Erregung, die schon auf eine ernstliche seelische Störung hinweisen. Jahrhundertelang hat man solche Störungen der Gemütslage mißdeutet, und bis vor kurzer Zeit ist ihre Behandlung zumindest erfolglos geblieben. Führten sie nicht zum Selbstmord, so blieben sie doch in vielen Fällen selbst unter fachärztlicher Betreuung unkontrollierbar.

Was ich im folgenden darlegen will, wird wohl viele Leute vor den Kopf stoßen, die sich in erster Linie oder gar ausschließlich von einer psychotherapeutischen Behandlung der Depression einen Erfolg versprechen. Wer jedoch über die neuen, chemischen Methoden zur Behandlung und Verhütung von Störungen des Gemütszustandes Bescheid weiß, ist sich darüber im klaren, daß wir uns mitten in der dritten und aufsehenerregendsten Revolution der Behandlung von seelischen Störungen befinden. Im besonderen erleben wir bei der chemischen Behandlung und Verhütung der rekurrierenden Depression sowie der manisch-depressiven Krankheit mit Lithium erstmalig einen entscheidenden Durchbruch. Diese mit chemischen Mitteln zu behandelnden Gemütsstörungen sind heute bei ganz normal erscheinenden Menschen leicht erkennbar; sie sind charakterisiert durch periodisch auftretende Schwankungen der Gemütslage, die im folgenden als Gemüts- oder Stimmungsschwankungen bezeichnet werden. Ich habe Tausende von Patienten mit Gemütsschwankungen behandelt – zuerst als Psychoanalytiker, in späteren Jahren als Psychopharmakologe, das heißt als Psychiater, der gegen Gemütsstörungen mit Drogen angeht, die eine abnorme oder fehlerhafte Körperchemie ändern oder korrigieren sollen. Die früher üblichen Behandlungsmethoden, die es erforderten, daß der Patient seine Probleme mit mir besprach – die sogenannte psychotherapeutische oder psychoanalytische Behandlungsmethode –, erbrachten meiner Erfahrung nach kaum ein Ergebnis.

Im Herbst 1954, im vierten Jahr meiner psychiatrischen Fachausbildung an der Harvard Medical School, wurde ich mir zum ersten Mal der Ungereimtheiten der manisch-depressiven Krankheit bewußt. Man hatte mir dort eine dreiunddreißigjährige, schwer depressive und völlig in sich selbst gekehrte Frau zur Behandlung zugeteilt. Da die Lehrmeinung jener Zeit in solchen Fällen psychoanalytische Methoden empfahl, verbrachte ich meine Abende vorwiegend zu Hause bei der Lektüre von Freud: ich hoffte, hier eine Erklärung zu finden, warum meine Patientin jegliches Gespräch mit mir ablehnte. Täglich verbrachte ich mindestens eine Stunde mit ihr und brachte alle möglichen Ursachen zur Sprache, die Grund ihrer tiefen Verletztheit, Schwermut und Depression sein mochten, konnte jedoch keinen Erfolg feststellen.

Als ich eines Morgens wieder zu einer psychotherapeutischen Sitzung bei ihr eintrat, war sie zu meinem großen Erstaunen ganz und gar nicht mehr die verzweifelte, kontaktunfähige Person, die ich bisher gekannt hatte. Ich stand vor einer ungehemmten, geschwätzigen und sich kokett gebenden Frau, die sich über Nacht in ganz erstaunlicher Weise verändert hatte. In ihrem neuen, gehobenen Maniezustand war es unmöglich, ihre Aktivität zu bremsen. Zwei Wochen lang konnte ich ihren ekstatischen Gemütszustand einzig und allein dadurch dämpfen, daß ich ihr starke Beruhigungs- und Dämpfungsmittel gab, die allerdings nur eine vorübergehende und verhältnismäßig schwache Wirkung zeigten. Nach einigen Rücksprachen mit älteren Kollegen wurde eine Elektroschockbehandlung angeordnet, und ich konnte zum ersten Mal während meiner Studienzeit die Wirkung dieser Maßnahme beobachten – ein beeindruckendes, wenn auch nur vier Wochen anhaltendes Verschwinden der Krankheitssymptome. Dann allerdings verfiel sie wieder in ihren tiefen, todessüchtigen Depressionszustand. Ich erinnere mich gut daran, wie verwirrt und bestürzt ich war; für mich bedeutete das ein ganz persönliches Versagen. Monatelang hatte ich mich bemüht, dieser Patientin zu helfen, aber die Wendung zum Guten, die ich mir erhofft hatte, war ausgeblieben. Anstelle einer warmen,

menschlich-verständnisvollen Beziehung hatte es eines grausamen, rigorosen Schockmechanismus bedurft, um Linderung zu schaffen, und selbst damit war keine langfristige Heilung erreicht worden.
Im Laufe der folgenden Jahre vervollständigte ich meine Ausbildung in New York. Während meiner dreijährigen Assistentenzeit am Columbia Presbyterian Medical Center und dem Psychiatrischen Institut des Staates New York begegneten mir nur selten Fälle von manisch-depressiver Krankheit. Die Krankheit schien wie vom Erdboden verschwunden. In den fünfziger Jahren wurden die meisten Fälle von Übererregung, Redefluß und manischem Verhalten dem schizophrenen Formenkreis zugeordnet. Man verordnete ausschließlich die neuen Tranquilizer auf Phenothiazinbasis, die sich bei Schizophrenien und manchen Erregungszuständen bewährt hatten.
Von 1959 bis Mitte 1970 leitete ich den psychiatrischen Notdienst am Psychiatrischen Institut des Staates New York; damals hörte ich von den vielversprechenden Ergebnissen, die man in Australien und Dänemark bei der Behandlung manisch-depressiver Krankheitszustände mit Lithiumkarbonat erzielt hatte. Die Weltliteratur nach Artikeln über die Lithiumtherapie durchzusehen war 1959 ziemlich einfach, da es lediglich einige Berichte aus dem Ausland gab. Bald hatte ich herausgefunden, daß das Lithiumkarbonat ein simples weißes Pulver ist, das sich in mineralhaltigem Wasser und Gestein findet, ein natürlich vorkommendes Salz, nicht unähnlich dem Speisesalz. Ich erfuhr, daß man es erregten manischen Patienten in Kapselform verabreichen konnte. Dem Bericht John F. Cades, seines australischen Entdeckers, zufolge dämpfte es manische Erregungszustände innerhalb von fünf bis zehn Tagen.
Meine ersten Versuche mit dieser Droge bei Hyperaktiven und manisch Erregten ergaben eine auffallende Dämpfung ihrer Symptome. Außerdem schienen bei korrekter Dosierung des Lithiums keine Nebenwirkungen aufzutreten, wie sie bei den schweren Tranquilizern vorkamen, die für den Patienten häufig eine »chemische Zwangsjacke« darstellten. Diesen Zwangsjackeneffekt hatte ich bei akut erregten Patienten beobachtet, die hohe Dosen von Beruhigungsmitteln benötigten, wenn man sie ruhigstellen und ihnen Schlaf verschaffen wollte. Dabei kam es gewöhnlich zu deutlichen Nebenerscheinungen: Verlangsamte Körperbewegungen, maskenartiges, ausdrucksloses Gesicht, automatenhaftes Erscheinungsbild waren festzustellen. Die mit Lithium gedämpften Patienten dagegen benahmen sich ganz normal. Hyperaktivität und erhöhtes Energieniveau, Sexualprotzerei, kindisches Getändel und Geschwätzigkeit ließen nach, und die Patienten konnten nach wenigen Wochen entlassen werden. Früher hatte man diese Menschen monate- und jahrelang mit Elektroschocks, allen möglichen Drogen, mit Psychotherapie und Psychoanalyse behan-

delt. In den drei Jahren meiner psychiatrischen Fachausbildung, den zusätzlichen fünf Jahren der herkömmlichen psychoanalytischen Ausbildung und den weiteren Jahren, die ich der psychiatrischen Forschung widmete, ist mir keine zweite psychiatrische Behandlungsmethode begegnet, die bei den rekurrierenden manischen und depressiven Gemütsstörungen so prompt, so gezielt und so dauerhaft wirkt wie das Lithium.
Während ich mich mit dem Lithium beschäftigte, beobachtete ich auch den Rauschzustand von Alkoholikern, der ebenfalls in eine Depression umschlägt, dem manisch-depressiven Zyklus sehr ähnelt und daher oft mit ihm verwechselt wird. Neuere Untersuchungen weisen darauf hin, daß manisch-depressive Zustände und Alkoholismus Hand in Hand gehen und in ein und derselben Erblinie genetisch verwandt sein können. Außerdem hat sich im Lauf der Jahre herausgestellt, daß der Konsum von Alkohol, Marihuana, Amphetaminen und Schlafmitteln bei depressiven Menschen in unserer Gesellschaft oft einen Versuch der Selbstbehandlung ihrer Gemütsstörungen darstellt. Anstatt aber die Depression zu heilen, verschlimmern diese Drogen sie noch und bringen zusätzlich die gefährlichen Probleme der Alkohol- und Drogensucht ins Spiel.
Von einem ganz neuen Blickwinkel aus begann ich die Gemütsschwankungen 1960 zu betrachten und zu überdenken, als ein manisch-depressiver Wirtschaftsboß sich nach einem Selbstmordversuch von seinem besorgten Schwager zu einem Besuch bei mir überreden ließ. Man hatte mir gesagt, daß seine Stimmungsschwankungen in einem 48-Stunden-Zyklus abliefen, das heißt, auf einen Tag gehobener Stimmung folgte jeweils ein depressiver Tag. Als er, tadellos angezogen, das erste Mal zu mir kam, befand er sich gerade in einem Stimmungshoch. Sein hastiges, deutliches Sprechen, seine schnelle Auffassungsgabe und der erstaunliche Erfolg in seiner beruflichen Laufbahn waren charakteristisch für die positive Seite der zyklisch ablaufenden Krankheit, der viele Schlüsselpersonen unserer Gesellschaft, viele Organisationstalente und »Macher« ihre enorme Energie und unerschöpfliche Antriebskraft verdanken. Diese oft hochintelligenten Menschen, so begann ich zu vermuten, boten in abgeschwächter Form das gleiche Krankheitsbild wie jene rasenden Maniker in den Anstalten, und in den sechziger Jahren lautete ihre Diagnose einfach: »Hypomanische (mäßig manische) Persönlichkeit mit Neigung zu Depressionen.« In Hochstimmungsphasen überforderten sie sich regelmäßig und heimsten ihre Erfolge ein. Hilfe suchten sie erst, wenn ihnen die Wogen über dem Kopf zusammenschlugen, wenn der Rauschzustand in irrationales und psychotisches Verhalten umschlug oder wenn sie sich in der entgegengesetzten, unweigerlich depressiven, Phase befanden.
Nichts in der Welt konnte diese hochbegabten Manisch-Depressiven zu einer psychiatrischen Behandlung veranlassen, wenn ihnen die Welt zu

Füßen lag und alles gelang, was sie anfingen. Schöpferisch Begabte waren offenbar gerade in den Phasen der Hochstimmung am produktivsten und kreativsten. Während der depressiven Phasen zwang sie die Blockierung ihrer geschäftlichen, schriftstellerischen oder künstlerischen Fähigkeiten dazu, sich zurückzuziehen, Urlaub zu nehmen oder in ein Krankenhaus zu gehen. Ihre Depressionen wurden von Kollegen, Angehörigen oder Mitgliedern des Aufsichtsrats vertuscht. In den sechziger Jahren wurden sie mit den neuen, antidepressiven Drogen oder mit Elektroschocks behandelt. Diese Männer und Frauen kehrten später zurück, als sei nichts geschehen. Unweigerlich mußten sie dann wieder von der Bildfläche abtreten – zu einem Zeitpunkt, den niemand vorhersagen konnte. Sie waren die Seele jeder Gesellschaft, liebten Gefahren, Glücksspiel und gewagte Machenschaften. In den Höhen und Tiefen ihrer Karrieren spiegelten sich die manischen und depressiven Phasen wider. Sofern nicht mangelndes diplomatisches Geschick gegenüber den Kollegen ihren Aufstieg verhinderte, drangen sie meist bis in die Chefetagen ihrer Unternehmen vor. Zu Beginn meiner Tätigkeit habe ich eine Reihe dieser dynamischen Persönlichkeiten wegen einer gewöhnlichen, rekurrierenden Depression behandelt. Nach langwierigen Perioden wirkungsloser Psychotherapie oder nach erfolgreichen, kürzeren Kuren mit antidepressiven Medikamenten tauchten sie anscheinend ganz plötzlich aus ihrer Depression wieder auf. In meinem Abschlußbericht hieß es dann: »Der Patient ist jetzt gesund und von seiner Depression geheilt.« Während dieser sogenannten »gesunden Intervalle«, die ich damals nicht als milde, verdeckte Hochstimmungsphasen erkannte, konnte man nun interessante Beobachtungen anstellen. Handelte es sich um Geschäftsleute, so schlossen sie äußerst vorteilhafte Geschäfte ab. Waren sie Vertreter, so waren sie unwiderstehlich. Waren sie Taxifahrer, so gab es in der ganzen Stadt keinen zweiten, der in so blendender Laune seine Zigarre schmauchte und seine Anekdötchen erzählte. In den Intervallen zwischen den depressiven Phasen waren diese Patienten außerordentlich leistungsfähig. Nur wenn einen von ihnen während eines Stimmungshochs sein Urteilsvermögen im Stich ließ, wurde deutlich, daß ich es mit einem klaren Fall von manisch-depressiver Krankheit zu tun hatte. Bei den weniger ausgeprägten Manieformen jedoch – den erkennbaren wie verdeckten Hypomanieformen – erschien dieses besondere Verhalten in vielen Fällen ganz normal und in hohem Grade anpassungsfähig. Ich fragte mich allmählich, ob eine milde Form der manisch-depressiven Krankheit eigentlich wirklich so schlimm sei, wenn man sich dabei so wohl fühlen und so großen Erfolg haben konnte. Diese milden bis mäßig starken Gemütsschwankungen, die nicht allzu weit ausschlugen, ermöglichten es vielen meiner Patienten, in ihren gesunden Intervallen eine fast übermenschliche Geschäftigkeit zu entwikkeln, was in einer geschäftigen Stadt wie New York gewöhnlich dazu führte, daß sie in Spitzenpositionen gelangten. Kurz gesagt, was Familie, Freunde, andere Ärzte und auch ich selbst früher als ein normales Verhalten mit wiederholten depressiven Stimmungsphasen betrachtet hatten, entpuppte sich nun als milde Form der manisch-depressiven Krankheit. Ich bemerkte, daß diese gemäßigten Hochstimmungsphasen häufig einen Aktivposten und nicht etwa eine Beeinträchtigung darstellten, wie es das diagnostische Etikett »Manie« oder »Hypomanie« doch immer andeutet. Eine treffende Bezeichnung für diesen »effektiven hypomanischen Zustand«, die auf dessen positive und adaptive Seite hinwies, vermochte ich in der gesamten psychiatrischen Terminologie nicht zu finden. Überdies wurde von dem Phänomen der gesteigerten Leistungsfähigkeit aufgrund einer milden Manie in der psychiatrischen Literatur kaum je Notiz genommen.

Im Laufe der Jahre gelangte ich durch meine Erfahrungen bei der Lithiumbehandlung leichter bis schwerer Fälle von manisch-depressiver Krankheit sowie einfacher rekurrierender Depressionen zu der Überzeugung, daß das Lithium nicht nur äußerst wirkungsvoll die Normalisierung des manischen Zustandsbildes herbeiführt, sondern auch viele, in Zukunft drohende Stimmungstiefs manischer und rekurrierender Depressionen verhütet oder abschwächt. Das Lithium ist das erste wahrhaft prophylaktisch wirkende Mittel, das den zukünftigen, lebenslangen Ablauf einer schweren seelischen Erkrankung zu kontrollieren, gänzlich aufzuhalten oder doch wenigstens zu stabilisieren vermag.

Die erste Revolution der Psychiatrie begann 1791 mit der Arbeit von Philippe Pinel. Später, als Chefpsychiater und -neurologe an der Salpêtrière in Paris, reformierte er die Behandlung der Geisteskranken, indem er liberale Prinzipien in die Organisation und Verwaltung der Irrenanstalten einführte. Durch Pinels Wirken wurde – erstmals in der Geschichte – die Nervenheilanstalt zum wichtigsten therapeutischen Hilfsmittel bei der Behandlung Geisteskranker. Pinel lehnte es ab, die Kranken mit Ketten fesseln oder schlagen zu lassen – Behandlungsmethoden, die schon zu Zeiten der alten Römer gang und gäbe waren. Aderlässe und plötzliches Eintauchen in eiskalte Bäder führten seiner Ansicht nach zu einem künstlich erzeugten Delirium, das gefährlicher war als das Delirium der Geisteskranken selbst. Vor allem die manischen Patienten in ihren Erregungszuständen waren diesen Methoden ausgeliefert, bis Pinels revolutionäre Neuerungen sich durchsetzten. Bis heute haben in den öffentlichen Heil- und Pflegeanstalten Pinels humane Einstellung und seine Ansichten über die Anstaltsorganisation ihre Geltung behalten. Sein bedeutendster Erfolg liegt darin, daß es ihm gelang, die Einstellung der Gesellschaft gegenüber den Geisteskranken zu verändern, so daß diese Patienten jetzt als kranke menschliche Wesen angesehen wurden, denen ärztliche Betreuung vonnöten war und auch zustand. Er machte geltend, daß man unmöglich unterscheiden könne, ob Wahnsymptome von der Geisteskrankheit selbst herrührten oder lediglich eine Folge der Fesseln und Ketten seien.

Schon seit geraumer Zeit wurden Geisteskranke zwar keinen Folterungen mehr unterworfen, aber ihre Lebensbedingungen waren zu Pinels Zeiten – im Jahrhundert der Aufklärung – doch noch unerträglich. Geisteskranke, die nicht in Hospitälern untergebracht waren, strichen ziellos durchs Land und wurden von der Bevölkerung verprügelt und verhöhnt. In England wurden sie schon 1403 häufig im Bethlehem Hospital – oder ›Bedlam‹, wie man es nannte – zwangsinterniert und wie Tiere behandelt. Dieses berüchtigte Irrenhaus war ein beliebtes Sonntagsausflugsziel für die Londoner, die dort die unglücklichen Patienten begafften.

In Paris, London, Philadelphia oder New York – überall landete ein gefährlicher Irrer, der keine Verwandten hatte, im Gefängnis. Die Unmenschlichkeit im Umgang mit den Geisteskranken beruhte vermutlich auf der völligen Unkenntnis der Natur der Geisteskrankheiten, auf einer tiefwurzelnden Furcht vor dem Irren und auf dem festen Glauben an die Unheilbarkeit seiner Krankheit. Übererregte Patienten wurden nackt in enge Zellen eingeschlossen; ihre kupfernen Eßgeschirre hingen an Ketten und wurden ihnen durch ein Loch in der Wand zugeschoben. An der Wand oder am Bettgestell befestigte Zwangsjacken dienten dazu, die Patienten zwangsweise ruhigzustellen, denn man war der Ansicht, daß vor allem bei widerspenstigen Psychotikern die Ruhigstellung um so bessere Ergebnisse erbrachte, je schmerzhafter sie war. Die Wärter waren oft sadistische Personen von niederer Intelligenz, die keine andere Arbeit fanden. Pinel änderte diese entsetzlichen Lebensbedingungen der Geisteskranken von Grund auf.

Auch nachdem Freud um 1900 die zweite Revolution der Psychiatrie eingeleitet hatte, blieb die Arbeit des Psychiaters enttäuschend. Er war zwar imstande, die Psychosen zu klassifizieren und ihren Verlauf genauer vorherzusagen als seine Vorgänger ein Jahrhundert vor ihm, die Ursachen der Geisteskrankheiten jedoch kannte er ebensowenig wie sie, und die Behandlungsmethoden, auf die er zurückgreifen mußte, waren im Grunde nicht weniger plump und erbärmlich. Freud (1856–1939) war unzweifelhaft der namhafteste Psychotherapeut und Psychoanalytiker des ausgehenden neunzehnten Jahrhunderts. Ursprünglich Neurologe, gab er sein ganzes Leben lang den Gedanken nicht auf, daß jede psychische Erkrankung letzten Endes auf einen organischen Prozeß zurückzuführen sei, der eines Tages mit chemischen Mitteln heilbar sein würde.

Da zu jener Zeit die Grundlagenforschung keine eindeutigen biologischen Anhaltspunkte für die Natur der Neurosen und Psychosen ergeben hatte, entschloß sich Freud, seine Arbeit auf die rein psychologische Ebene zu beschränken. Als junger Psychotherapeut pilgerte er nach Nancy, um dort die Anwendung der Hypnose bei der Behandlung und Untersuchung der Neurosen zu erlernen. Freud faßte die Ideen der großen Neurologen und Hypnosefachleute in Frankreich zu einer Persönlichkeitstheorie zusammen, die bald zu einer internationalen Bewegung wurde. Er entwikkelte die Theorie des Unbewußten, er prägte den Begriff der Verdrängung und erklärte ihre Rolle bei der Entstehung der Neurose. Die Symptome galten ihm als Ersatzbefriedigung. Die Aufgabe der Psychotherapie war es, den Patienten dazu zu bringen, daß er seinen unbewußten Gefühlen Ausdruck verlieh und verdrängte Erinnerungen, aus denen der neurotische Konflikt hervorgegangen war, ans Tageslicht brachte. Seine neue Technik, das Zutagebringen des Unbewußten mit den Mitteln der freien Gedankenassoziation und der Traumanalyse, nannte er »Psychoanalyse«. Er kam sehr bald zu der Überzeugung, daß allen Neurosen sexuelle Probleme und frühkindliche Erfahrungen zugrunde lägen. Freud erfand den Begriff »Libido«, eine etwas vage Bezeichnung, die sich auf den Sexualtrieb bezieht. Auch der Begriff »Ödipuskomplex« stammt von ihm; in einer ins Unbewußte verdrängten, nicht verarbeiteten sexuellen Bindung an die Mutter sah er den Schlüssel zu allen Neurosen bei männlichen Patienten. Das entsprechende Problem bei der neurotischen Frau hieß »Elektrakomplex«.

Freud war der Ansicht, daß der Heileffekt der analytischen Behandlung auf dem Phänomen der Übertragung beruhte, das heißt darauf, daß der Patient viele seiner ursprünglichen Gefühle und Gedanken, die mit seinen Eltern und anderen prägenden Persönlichkeiten aus seiner Vergangenheit in Zusammenhang standen, auf den Psychoanalytiker übertrug. Er versuchte, die Mittel der Psychoanalyse auch auf die Psychosen anzuwenden, fand aber, daß diese darauf kaum ansprachen. Auch die Hintergründe von Kunst und Religion, Krieg und Kultur wollte er mittels der Psychoanalyse erhellen. Es dauerte nicht lange, und in manchen Ländern war die Psychoanalyse zu einer Ersatzreligion geworden, zu einer dogmatischen Glaubenslehre, ähnlich anderen wissenschaftlichen Theorien wie etwa dem Marxismus oder Darwinismus. Man macht es sich jedoch zu leicht, wenn man heute im Rückblick nur die Mängel der psychoanalytischen Revolution der Psychiatrie erwähnt; von grundlegender Bedeutung war sie schon deshalb, weil die Ärzte zum ersten Mal darauf zu achten begannen, was ihre Patienten eigentlich zu sagen hatten. Die psychoanalytische Bewegung bedeutete darüber hinaus einen großen Fortschritt insofern, als sie weit über das einfache Beobachten, Beschreiben und Einordnen der äußeren Symptome der Geisteskrankheiten hinausging, deren Ursachen ja so wenig bekannt waren und deren Behandlung so aussichtslos war. Es ist weitgehend der Psychoanalyse zu verdanken, daß sich in den ersten Jahrzehnten des zwanzigsten Jahrhunderts bei Psychiatern, Patienten und in der Gesellschaft eine erwartungsvolle und optimistische Einstellung gegenüber den Geisteskrankheiten entwickelte.

Die dritte Revolution der Psychiatrie begann in den fünfziger Jahren mit der Einführung der antipsychotisch hochwirksamen Phenothiazintranquilizer und der Reserpinbehandlung der Gemütskrankheiten. Aus den Berichten der psychiatrischen Kliniken, die mit diesen chemischen Behandlungsmethoden zu arbeiten begannen, ging hervor, daß körperliche Zwangsmaßnahmen und physikalische Behandlungsmethoden wie Elektroschocks, Hydrotherapie und Insulinkoma seltener angewandt wurden. Gewalttätigkeit und Erregungszustände ließen nach, immer mehr bisher als hoffnungslos geltende chronisch Kranke konnten entlassen werden. Der durchschlagende Erfolg der Chemotherapie veranlaßte in den späten fünfziger Jahren Regierungen und private Forschungsfonds, nach weiteren psychoaktiven Drogen zu suchen; der neue Wissenschaftszweig der *Psychopharmakologie*, der chemischen Behandlung seelisch-geistiger Krankheitszustände, war geboren.
1955 ging in den Vereinigten Staaten zum ersten Mal seit hundert Jahren die Zahl der Patienten in den psychiatrischen Kliniken zurück. Von diesem Zeitpunkt an fiel – trotz einem stetigen Ansteigen der Einweisungsziffern – die Gesamtzahl der Patienten in den psychiatrischen Kliniken ständig weiter ab, bis sie 1973 einen konstant bleibenden Tiefstand von 300000 erreichte. Ohne die Einführung der antipsychotisch wirksamen Phenothiazintranquilizer läge diese Zahl doppelt so hoch.
Nach dem Glücksfall der Entdeckung der trizyklischen Antidepressiva und der Monoaminooxydasehemmer entwickelte die pharmazeutische Industrie bald auch noch weitere Drogen. Diese beiden chemischen Verbindungen – beide hochwirksame Antidepressiva – wurden 1956 entdeckt und kamen in den späten fünfziger Jahren auf den Markt. Seit Beginn der dritten, der chemischen Revolution der Psychiatrie sind bis 1969 in aller Welt schätzungsweise über 500 Millionen Patienten mit psychotropen Drogen behandelt worden.
Als bei Manien wirksames Mittel war Lithiumkarbonat schon 1949 entdeckt worden; seine beschränkte Anwendung und Entwicklung war der Entdeckung der Tranquilizer und Antidepressiva um drei beziehungsweise sieben Jahre vorausgegangen. Da sein Entdecker ein unbekannter, an einem kleinen Krankenhaus in Australien tätiger Psychiater war, zeigten die meisten Psychiater in Amerika kein großes Interesse. In den fünf-

ziger Jahren waren sie so vollständig den Freudschen Theorien der Psychiatrie verhaftet, daß nicht nur sämtliche Neurosen, sondern auch viele Psychosen immer noch mit der psychologischen oder Gesprächstherapie behandelt wurden. Nachdem Cade 1949 als erster über das Lithium berichtet hatte, war es von 1954 an vor allem Mogens Schou in Dänemark, der sich der Weiterentwicklung widmete. In den zehn Jahren von 1949 bis 1959 erschienen seine und andere Berichte aus dem Ausland. Erst 1958 begann eine Gruppe von Psychiatern am New York State Institute, später auch eine texanische Gruppe, das Lithium klinisch zu untersuchen. Zehn Jahre lang stellten diese und andere Forschungsteams in den Vereinigten Staaten und in anderen Ländern Versuche mit Lithium an, ehe die Lithiumkommission der American Psychiatric Association es 1969 schließlich der Food and Drug Association zur Anwendung bei Manien empfahl – zwanzig Jahre nach seiner Entdeckung.

Die psychiatrische Forschung hat in den letzten zwanzig Jahren so rapide Fortschritte gemacht, daß die moderne klinische Praxis, selbst wenn sie mit Lithium und anderen Chemotherapeutika arbeitet, immer noch weit hinter den neuesten Erkenntnissen herhinkt. Amerikanische Psychiater stellen oft eklatante Fehldiagnosen; oft genug begnügen sie sich damit, depressive und manisch-depressive Stimmungsschwankungen unter dem ungenügenden Sammelbegriff einer Schizophrenie, einer neurotischen Depression oder irgendeiner anderen, mangelhaft definierten seelisch-geistigen Erkrankungsform einzuordnen. Es klingt unglaublich, aber nach einer neueren, bemerkenswerten amerikanisch-englischen Untersuchung über die Diagnostik des hier behandelten Krankheitsbildes werden in nicht weniger als 86 Prozent der Fälle solche falschen Diagnosen gestellt (siehe auch Kapitel 10). Diese diagnostisch falsch eingestuften Patienten werden dann gegen Schizophrenie – gewöhnlich mit Phenothiazintranquilizern – oder gegen neurotische Depressionen mit oft jahrelanger Psychoanalyse oder Psychotherapie behandelt. Stellt man jedoch die korrekte Diagnose, so erhalten sie Antidepressiva und/oder Lithiumpräparate und erleben zu 85 Prozent eine drastische Besserung. So stellt also die Verwendung von Lithium einen Wendepunkt auf dem Gebiet seelisch-geistiger Erkrankungen dar, und man kann sagen, daß zumindest in Australien und Europa die dritte Revolution der Psychiatrie wahrhaft mit seiner Entdeckung eingesetzt hat. Endlich war der Durchbruch bei der Behandlung und Verhütung einer der problematischsten seelisch-geistigen Erkrankungen gelungen: der Stimmungsschwankungen in der Form der manisch-depressiven Krankheit und der genetisch mit ihr verwandten rekurrierenden Depression.

Als im Jahre 1972 die Zeitungen Schlagzeilen damit machten, daß Thomas Eagleton, der Kandidat für das Vizepräsidentenamt in den USA, un-

ter Depressionen gelitten und sich einer Elektroschockbehandlung unterzogen habe, beauftragte mich die American Medical Association damit, ein Symposion über das Thema Depressionen zu organisieren. Zweck dieses Kongresses war es, alles Wissen über diese Erkrankung zusammenzutragen und das amerikanische Volk darüber aufzuklären, was es mit ihr auf sich habe, wo man Hilfe finde und welches die neuesten Forschungsergebnisse und die wirksamsten Behandlungsmethoden seien.
Im Laufe meiner Bemühungen um dieses Projekt erschien es mir immer wahrscheinlicher, daß Senator Eagleton wie so viele andere Erfolgsmenschen, die zeitweise unter Depressionen leiden, in der Tat ein überaktiver oder »effektiver Hypomaniker« zwischen zwei depressiven Phasen war und daß seine Stimmungsschwankungen, unter dem Gesichtspunkt ihrer Behandlung und Verhütung betrachtet, möglicherweise auf Lithium ansprechen würden und demzufolge als manisch-depressiv einzustufen wären.
Vielleicht war auch seine manische Phase nicht als solche erkennbar, sondern maskiert, so daß sie sich lediglich in der Anpassungsfähigkeit und der unerschöpflichen Tatkraft und Energie seiner bisherigen politischen Karriere manifestierte – in Eigenschaften also, die der Amerikaner seit jeher als ideale Voraussetzung für eine Führungsposition betrachtet. Die effektive manische Phase wurde nicht als der Gegenpol zu seinen depressiven Phasen erkannt. Eagletons hohes Energieniveau, sein schneller Aufstieg und seine selbst eingestandene Unfähigkeit, sein Tempo zu drosseln, waren charakteristisch für die positive Seite eines effektiven – und oft maskierten – hypomanischen Gemütszustandes. Seine Tiefphasen waren wiederholt zu ausgeprägt gewesen, um vertuscht zu werden. Bekannt geworden und durch die Zeitungen gegangen war jedoch nur diese eine negative Seite seiner Krankheit: die stationäre Behandlung und Elektroschocktherapie seiner depressiven Phasen.
Mit dieser Hypothese über Eagleton ausgerüstet, begann ich nun, mir die Gemütslage großer Männer, herausragender Persönlichkeiten der Vergangenheit auf politischem, literarischem und wirtschaftlichem Gebiet, näher zu betrachten. Bei vielen stieß ich auf ein gemeinsames Grundmuster von Stimmungsschwankungen im Berufs- und Privatleben, nicht unähnlich dem Senator Eagletons. Während ihrer Hochstimmungsphasen waren sie faszinierende Erfolgsmenschen, dynamische und kreative Führungspersönlichkeiten, wenn auch bisweilen nicht leicht mit ihnen auszukommen war. In den Tiefphasen, die niemand als Depressionen erkannte, waren sie erschöpfte Kämpfer, die als überarbeitet und übermüdet galten. Die Lebensgeschichten dieser Männer bestätigten mir, was ich schon vor zwölf Jahren, im Falle jenes im 48-Stunden-Rhythmus manisch-depressiven Wirtschaftsbosses, vermutet hatte.

Der Durchbruch des Lithiums ließ alle Einzelteile dieses faszinierenden Puzzles an ihren Platz fallen. Er machte klar, daß schwere Gemütsstörungen – mögen sie zeitweise auch von Vorteil sein und sehr produktiv wirken – durch eine ganz einfache, natürlich vorkommende Substanz stabilisiert werden. Außerdem weisen die Ergebnisse darauf hin, daß Manien und Depressionen auf biochemischen Ursachen genetischen Ursprungs beruhen müssen, da sie so schnell durch chemische – und nicht durch eine psychoanalytische – Therapie zu beheben sind.

Diese Erkenntnis, die heute in den meisten wissenschaftlichen Kreisen auf der ganzen Welt weitgehend akzeptiert ist, erfordert auch ein soziales Umdenken. Sie muß dazu führen, daß Diagnostik und Therapie in der modernen amerikanischen Psychiatrie sich wandeln, und sie wird die Psychiatrie als einen speziellen Zweig der Medizin wieder eingliedern, nachdem sie siebzig Jahre lang als völlig getrenntes Fachgebiet gegolten hat. Schon werden immer häufiger manisch-depressive Erkrankung und rekurrierende Depression diagnostiziert. Millionen von Menschen mit zyklischen Depressionen könnten, mit Lithium stabilisiert, nach Jahren der Vergeudung und des Leidens wieder ein normales Leben führen. Die meisten jugendlichen Manisch-Depressiven könnten, wenn sie nur regelmäßig ihr Lithiumpräparat nehmen, ein normales Leben erwarten, nicht anders als Diabetiker oder Herzkranke, die regelmäßig ihr Insulin oder Digitalis brauchen.

Betonen möchte ich allerdings, daß das Lithium kein Allheilmittel ist. Es sollte ausschließlich gegen solche Formen von Depressionen und anderen geistigen Erkrankungen eingesetzt werden, bei denen durch sorgfältige experimentelle Forschung erwiesen ist, daß sie auf Lithium ansprechen. Es darf nicht aufs Geratewohl verordnet werden, denn der Patient und seine Blutchemie bedürfen einer strengen Überwachung durch einen Arzt oder eine spezielle Lithiumklinik mit der nötigen Erfahrung in der Diagnostik von Gemütserkrankungen und der Behandlung mit Lithium und anderen Drogen. Dem Beginn der Lithiumtherapie muß eine gründliche ärztliche Untersuchung und eine ausführliche beschreibende Diagnosestellung der Gemütsschwankungen in ihrer manisch-depressiven oder rekurrierenden Form vorausgehen. Um ganz deutlich zu machen, wo eine Lithiumtherapie angebracht ist, möchte ich daher eine noch vollständigere Beschreibung des Krankheitsbildes geben, meine Methode der Diagnose darlegen und Beispiele dafür anführen, wie meine Patienten selbst ihr Leiden schildern.

»Howard Hughes kauft Fernsehsender für drei Millionen, weil er um sechs Uhr früh Cowboy-Filme sehen will!« berichtete am 20. März 1974 die *New York Times.*

Viele Leute, die von dieser Extravaganz hörten, hielten sie für die Grille eines exzentrischen, reichen Mannes. Meiner Meinung nach war es die typische Handlungsweise eines manischen Finanzriesen, dessen enorme Energie – Maniker brauchen sehr wenig Schlaf – ihn fast die ganze Nacht hindurch wach hielt. Wenn Howard Hughes von ein Uhr nachts bis sechs Uhr früh (in den Stunden also, in denen sein Personal schlief und der lokale Sender von Las Vegas Pause machte) nicht schlafen konnte, warum sollte er dann nicht seinem manischen Impuls nachgeben und den Sender kaufen, wenn er Spaß an alten Cowboy- und Fliegerfilmen hatte, während alle Welt schlief?

Hughes' Verschwinden aus der Öffentlichkeit und seine einsame, zurückgezogene Lebensweise wurden ebenfalls für das Verlangen eines Exzentrikers oder aber eines körperlich Kranken nach Zurückgezogenheit gehalten. Ich dagegen würde sagen, daß diese düstere und verschlossene Seite seines Lebens ganz bezeichnend und tyisch für eine schwere und langanhaltende Depression ist.

Welches sind nun die manisch-depressiven Persönlichkeiten in Vergangenheit und Gegenwart? Wie kann man sie an ihren Erfolgen und Rückschlägen erkennen? Promiskuität, Seitensprünge, zerstörte Ehen – wieviel davon kommt auf das Konto sexuell überaktiver Menschen mit ungezügelter Energie, deren maskierte Manie nie erkannt, nie behandelt wurde? Wie viele von den rastlosen Geschäftsleuten, Reportern und Zeitungsmenschen, die Tag für Tag bis Mitternacht arbeiten, nur wenige Stunden Schlaf brauchen und es irgendwie fertigbringen, auch noch ein Familienleben unterzubringen, sind als Maniker zu bezeichnen? Wie findet man den Maniker oder den Depressiven aus der Masse der Theaterleute, der Politiker, Studenten, Hausfrauen, Geistes- und Handarbeiter heraus? Wie können wir feststellen, ob wir etwa selbst zum manisch-depressiven Persönlichkeitstypus gehören?

William Inge, der bekannte Dramatiker, nahm sich das Leben. Auch Sylvia Plath, die vielversprechende Schriftstellerin und Lyrikerin, beging Selbstmord, zu einem Zeitpunkt, als ihr Werk weithin Anerkennung fand. Joshua Logan, der bekannte Regisseur, Drehbuchautor und Produzent, Mitverfasser von »South Pacific«, für den er den Pulitzer-Preis erhielt, hatte während einer Hochphase bei »Charley's Tante«, einem Bestseller, Regie geführt. Diese Hochphase folgte einer schweren Depression, in der er einen Film gedreht hatte, der durchfiel. Buzz Aldrins Schwung trug ihn bis zum Mond – ein höheres Hoch ist wohl kaum vorstellbar. In den Monaten nach der Mondlandung verfiel Colonel Aldrin in eine schwere Depression und mußte in eine psychiatrische Klinik aufgenommen werden.

Wer von uns kennt und bewundert nicht jene Supermutter, die kaum je schläft, unerschöpfliche Energiereserven besitzt, stundenlang arbeitet, sich um die Kinder kümmert, daneben noch eine Halbtagsarbeit hat und Zeit für Wohltätigkeitsorganisationen findet, um ein Uhr nachts zu Bett geht, um sechs wieder aufsteht und bis sieben Uhr das ganze Haus putzt, ehe sie die Kinder zur Schule bringt? Wie erklärt sich jedoch ihr plötzliches Verschwinden, ihre undurchschaubare Krankheit? Die Familie muß den Haushalt übernehmen, und sie zieht sich zurück, monatelang erscheint sie körperlich krank und deprimiert. Niemand spricht über die »Problemfälle« in ihrer Familie, die stets vertuscht wurden: den Onkel, der sein ganzes Leben in einer Anstalt verbrachte, die Kusine, die auf ungeklärte Weise Anfang der Zwanzig starb – man munkelte, sie habe sich erhängt.

Eine meiner Patientinnen, eine attraktive fünfundvierzigjährige Hausfrau, beschrieb mir ihre wechselnden Stimmungsphasen mit folgenden Worten:

»Wenn meine manische Phase anfängt, fühle ich mich nicht als gewöhnliche Hausfrau. Ich fühle mich voller Leben, zu allem fähig und außerordentlich kreativ. Gedichte fließen mir aus der Feder, ich kann mühelos komponieren. Ich kann malen. Ich kann gut denken, und mein Gehirn nimmt alles auf. Ich habe zahllose Ideen, wie man die Lebensbedingungen geistig behinderter Kinder verbessern könnte, wie ein Heim für diese Kinder organisiert sein müßte und was sie um sich haben sollten, um glücklich, ruhig und ohne Furcht zu sein. Ich traue mir zu, alles mögliche zum Wohle der Menschheit zu leisten. Ich habe unzählige Einfälle, wie man aus dem Umweltproblem einen Kreuzzug für die Gesundheit und das Glück aller Menschen machen könnte. Ich fühle mich imstande, eine ganze Menge für meine Familie und andere Menschen zu tun. Ich fühle mich ausgezeichnet, bin gehobener Stimmung, geradezu euphorisch. Ich wünsche mir, es möge immer so bleiben. Ich brauche nur wenig Schlaf. Ich habe an Gewicht verloren, fühle mich gesund und bin mir selbst sympathisch. Ich habe mir gerade sechs neue Kleider gekauft, und sie stehen mir sehr gut. Ich fühle mich sexuell attraktiv, und die Männer schauen mir nach. Vielleicht werde ich mir einen Liebhaber nehmen, vielleicht auch mehrere. Ich fühle mich fähig, politische Reden zu halten und eini-

ges damit zu erreichen. Ich würde gern anderen Menschen mit ähnlichen Problemen helfen, damit sie sich nicht so hilflos vorkommen.
Es ist wunderbar, sich so zu fühlen, aber es ist verheerend, dann in eine Depression zu versinken. Das Gefühl der Erhebung, die Hochstimmung, macht, daß ich mich leicht und voller Lebensfreude fühle. Wenn ich dieses Stadium jedoch überschreite, werde ich manisch, und meine Kreativität nimmt solche Formen an, daß ich vor meinem geistigen Auge Dinge zu sehen beginne, die nicht wirklich sind. Eines Nachts zum Beispiel entwarf ich einen ganzen Film, von dem ich heute noch glaube, daß er großartig wäre – sogar sämtliche Rollen hatte ich besetzt. Ich konnte die Schauspieler vor mir sehen, als wären sie wirklich zugegen. Und als ich wußte, daß jetzt gleich eine Mordszene kommen würde, bekam ich derartige Angstzustände, als würde wirklich gleich ein Mord geschehen. Ich verkroch mich unter meine Bettdecke und zitterte wie Espenlaub. Wie Sie wissen, setzte in diesem Moment eine manische Psychose ein. Mein Mann wurde durch mein Schreien wach, er redete mir gut zu, wir befänden uns in unserem Schlafzimmer und es sei überhaupt nichts passiert – ich hätte keinen Grund, mich zu fürchten. Und doch wurde ich am nächsten Tag ins Krankenhaus eingewiesen.«
Dies ist eine einfühlsame Beschreibung der unmerklichen Veränderungen, die meine Patientin durchmachte; von einem Gefühl des Wohlbefindens und einer milden Gehobenheit bis zu einer vollausgebildeten manischen Psychose, die eine Einweisung ins Krankenhaus erforderlich machte. Aus ihrer Beschreibung geht hervor, daß die ersten Symptome des gemäßigten Maniezustandes eigentlich angenehm sind; zu ihnen gehören ein erhöhtes Selbstvertrauen und eine Leistungsfähigkeit, die normalen Menschen als durchaus wünschenswert erscheinen. Millionen von Menschen erleben diese milden, angenehmen Hochstimmungsphasen, die jedoch gewöhnlich nicht lange anhalten; sie können in einen offenkundigen Maniezustand überleiten, in dem jede Urteilsfähigkeit verlorengeht, schlagen jedoch häufiger in eine leichte bis schwere Depression um.
Die gleiche Patientin beschrieb, nachdem ich sie mittels einer Lithiumbehandlung aus ihrer Hochstimmung herausgeholt hatte, ihre depressiven Stimmungsphasen als ihr »wahres Problem«. Ihre manischen Phasen tat sie als angenehm und völlig normal ab. Bei einem späteren Gespräch in meiner Sprechstunde erzählte sie mir von den quälenden Stimmungstiefs, die sie in der Vergangenheit heimgesucht hatten.
»Meine erste Depression überfiel mich aus heiterem Himmel, als ich fünfundzwanzig Jahre alt war, im Dezember 1955. Vorher war ich überglücklich und in ausgezeichneter Stimmung gewesen, weil ich vor zwei Monaten reizende Zwillinge bekommen hatte. Zunächst versuchte ich

noch, mich zu beschäftigen, ich putzte das Haus und kümmerte mich um die Kinder. Bald hatte ich aber zu nichts mehr Lust. Das Leben machte mir keinen Spaß mehr. Für meine Babies und meine anderen beiden Kinder brachte ich überhaupt kein Gefühl mehr auf. Ich bemühte mich ganz besonders um sie, weil mein Mangel an Liebe mir ein starkes Schuldgefühl verursachte. Alle Hausarbeit brachte ich möglichst schnell hinter mich, und dann fand ich nichts mehr zu tun. Für andere Beschäftigungen oder für Vorhaben, die mich in meinem normalen Gemütszustand sehr interessiert hätten, brachte ich keine Anteilnahme mehr auf. Ich konnte mich nicht konzentrieren. Unablässig suchten mich düstere Gedanken heim. Mein Mann ging oft mit mir aus, um mich abzulenken, aber selbst das bedeutete nur eine Anstrengung für mich.«

Die gedrückte Stimmung und der Mangel an Energie, die sie mir beschrieb, sind typisch für eine chemisch bedingte oder metabolische Depression als Komponente der depressiven Phase einer manisch-depressiven Krankheit (der sogenannten *bipolaren* manisch-depressiven Krankheit) oder einer rekurrierenden Depression ohne Hochstimmungsphasen (der *unipolaren* rekurrierenden Depression). Das Wort *metabolisch* bedeutet, daß die Depression durch eine krankhafte Abweichung der Körperchemie, des Metabolismus (Stoffwechsel), verursacht ist, und nicht durch Streß oder Probleme des täglichen Lebens. Diese Depressionsgefühle halten oft sehr lange an; jedermann steht vor einem Rätsel, weder der Patient noch seine Familie verstehen auch nur im mindesten, was eigentlich vor sich geht. Dies sind die charakteristischen Symptome einer Depressionskrankheit, die das Eingreifen eines Psychiaters erfordert; eine Behandlung mit Lithium und Antidepressiva läßt innerhalb einiger Wochen die meisten Symptome abklingen und verhütet ein Wiederauftreten.

Während sie mir in meinem Sprechzimmer gegenübersaß, beschrieb mir die gleiche Patientin, wie ihre Depression schließlich ihr ganzes Leben in Mitleidenschaft zog.

»Mit der Zeit wurde das Gefühl der Verzweiflung und Nutzlosigkeit immer schlimmer. Ich nahm fünf Kilogramm ab und hatte keinen Appetit. Ich wollte möglichst viel Zeit verschlafen, stellte aber fest, daß mir das nicht möglich war. Ich hatte schreckliche Träume, wachte nachts immer wieder auf und hatte vor Angst Magenschmerzen. Dieses Angstgefühl war immer da und wurde ohne jeden Grund immer schlimmer. Wenn ich ausgegangen war, um wenigstens den Versuch zu machen, etwas einzukaufen, wollte ich plötzlich nicht mehr nach Hause – aber allein sein konnte ich auch nicht. Was ich auch anstellte, ich konnte mich auf nichts mehr konzentrieren und mußte mich nur ständig fragen: Was ist mit mir los? Werde ich verrückt? Womit habe ich das verdient? Was ist das für eine Strafe? Meine äußere Erscheinung kam mir völlig verändert vor. Ich fühlte mich alt und häßlich. Ich hatte kein sexuelles Verlangen mehr und meine Schuldgefühle gegenüber meinem Mann wurden immer stärker. Ich fragte mich, ob das wohl schon die Wechseljahre wären. Konnte diese Umstellung mir solche Angst- und Spannungsgefühle verursachen?«

Angstgefühl und Depression, Worte, die im allgemeinen Sprachgebrauch fast in der gleichen Bedeutung verwendet werden, bezeichnen in Wirklichkeit zwei verschiedene Verfassungen. Das Angstgefühl ist viel leichter zu erkennen. Die psychologischen Komponenten der Angst – Unruhe, Furcht, Nervosität, Anspannung – machen sich physisch durch beschleunigten Herzschlag, starke Schweißausbrüche, feuchtkalte Hände und nervöse Bewegungen bemerkbar. Die Depression dagegen ist gekennzeichnet durch Apathie, die Unfähigkeit, Freude zu empfinden, Energieabfall, mangelndes Selbstvertrauen und – in schwereren Fällen – die Unfähigkeit, selbst mit ganz alltäglichen Aufgaben wie dem Gang ins Büro, dem Ankleiden oder dem Essen fertig zu werden. Sie manifestiert sich in gestörten Schlaf- und Eßgewohnheiten, genau wie bei dieser Patientin. Gewichtsverlust und Einschlafstörungen sind typische Merkmale einer Depressionskrankheit.

Angstgefühl und Depression schließen sich jedoch nicht gegenseitig aus. Eine Depression geht vielmehr fast immer mit Angstgefühlen einher, während Angst nicht unbedingt mit Depression verbunden sein muß. Der Depressive weiß zwar, daß er sich nicht normal benimmt, kann aber den Grund dafür nicht verstehen. Die Verzweiflung meiner Patientin über ihre anhaltende Unfähigkeit, mit dem Leben fertig zu werden, verursachte immer stärkere Angstgefühle, die ihrerseits jedes noch vorhandene Selbstvertrauen zerstörten. Es ergab sich ein echter Teufelskreis.

Das Zusammentreffen von Angstgefühlen und Depression verwirrt nicht nur den Patienten, sondern allzu oft auch dessen Arzt. Häufig erkennt dieser nur die Angstgefühle, nicht jedoch die zugrunde liegende Depression, die unbemerkt bleibt. Die Überlagerung durch Angstgefühle maskiert oft den viel ernsteren depressiven Zustand des Patienten. Tranquilizer, Sedativa oder Barbiturate mögen wohl gegen die an der Oberfläche wahrnehmbaren Angstgefühle wirksam sein, das Grundproblem jedoch beeinflussen sie nicht. Der Patient bleibt depressiv und braucht in vielen Fällen, wenn die Depression eine rekurrierende ist, eine Behandlung mit Lithium und Antidepressiva.

Die gleiche Patientin erzählte mir unter Tränen von der Krise, die endlich Anlaß zur Einweisung ins Krankenhaus gegeben hatte:

»Schließlich ging ich abends immer früher zu Bett und wollte möglichst viel schlafen. Nur so konnte ich vermeiden, immer wieder die gleichen angstvollen Gedanken in meinem Kopf herumzuwälzen. Bald darauf be-

gann ich mich körperlich krank zu fühlen, ich hatte immer weniger Appetit und rauchte immer mehr. Ich bekam Magenbeschwerden und hatte jeden Tag starke Kopfschmerzen. Eines Tages konnte ich morgens nicht aufstehen. Weil ich mich so krank fühlte und meine Familie nicht versorgen konnte, kam ich auf die Idee, ich könnte irgendeinen Virus aufgelesen haben, und bat meinen Mann, unseren Hausarzt kommen zu lassen. Der untersuchte mich gründlich, machte Blut- und Urinanalysen, konnte aber nichts finden; trotzdem bat ich ihn, mich zu behandeln, als hätte ich eine Viruserkrankung. Er sagte kein Wort davon, daß es sich um eine verdeckte oder maskierte Depression handeln könne, die sich ausschließlich durch Angstgefühle und körperliche Beschwerden bemerkbar macht.
Nachdem ich einige Tage lang Medikamente eingenommen hatte, fühlte ich mich immer noch nicht besser, und eines Morgens wachte ich auf und stellte fest, daß ich keine Lust mehr hatte weiterzuleben. Nichts im Leben schien mir noch wichtig oder bedeutungsvoll, und ich überlegte mir, wie ich mir das Leben nehmen könnte. Bei diesem Gedanken geriet ich vor Furcht ganz außer mich. Jetzt wußte ich, daß ich nicht körperlich, sondern seelisch krank war und daß ich mich nach einer anderen Art von Hilfe umsehen mußte.
Ich sagte das meinem Mann und sprach noch einmal mit dem Hausarzt. Er hörte sich an, was ich zu sagen hatte, und verordnete mir diesmal ein Mittel gegen Depressionen und ein Beruhigungsmittel. Viel schien er über Depressionen und ihre Behandlung nicht zu wissen. Er empfahl mir, einen Psychiater aufzusuchen, aber das kam natürlich nicht in Frage. Nachdem ich die Medikamente eingenommen hatte, ging es mir eher noch schlechter. Wenn er mich zu einem Psychiater schicken wollte, dann bedeutete das doch, daß ich vermutlich verrückt wurde, und dieser Gedanke ängstigte mich noch mehr. Das ging über meine Kräfte. Die Angst, geisteskrank zu werden, war so furchtbar, daß ich beschloß, lieber das ganze Röhrchen Schlaftabletten auf einmal zu schlucken, als die Schande auf mich zu nehmen, eine Verrückte zu sein.«
Diese Krankengeschichte meiner Patientin ist ziemlich typisch für Millionen von Amerikanern, die jährlich psychiatrische oder ärztliche Hilfe gegen ihre depressiven Symptome nötig hätten, aber aus lauter Angst diese Hilfe nicht in Anspruch nehmen. Tausende von Menschen gehen zum praktischen Arzt mit Beschwerden, die nach dem heutigen Wissensstand auf eine verkappte Depression zurückzuführen sind oder auf eine Depression, die unter der Maske einer psychosomatischen Krankheit auftritt. Der ahnungslose Arzt, der meine Patientin untersuchte, stellte die Diagnose Depression erst, als er zum zweiten Mal zu ihr gerufen wurde und sie ihm ihre eindeutig depressiven Symptome einschließlich der Selbstmordgedanken schilderte. Nicht selten verliert man einen solchen

Patienten durch Selbstmord, wenn die Diagnose einer maskierten Depression nicht rechtzeitig gestellt wird.
Zwanzig Millionen Amerikaner im Jahr – zehn Prozent der Gesamtbevölkerung der Vereinigten Staaten – erleben solche klinisch depressiven Stimmungsphasen und haben keine Ahnung davon, was mit ihnen los ist, wann oder wo sie Hilfe finden können oder daß es überhaupt Hilfe für sie gibt. Und wenn sie wirklich zum Arzt gehen, dann kann ihnen dieser oft auch nicht helfen oder er behandelt sie falsch, denn gegen diese Form der Depression kann man heute in erster Linie und sehr schnell mit Antidepressiva angehen, anstatt eine langdauernde beratende oder psychologische Therapie anzuwenden.
Statistiken über manisch-depressive Gemütsschwankungen scheint es nur in Form grober Schätzungen des Gesundheits- und Sozialministeriums zu geben. Sie besagen, daß 1976 voraussichtlich zwei bis vier Millionen Amerikaner manische Attacken durchmachen, die teils in milder Form ablaufen, teils aber auch so schwer sein werden, daß sie eine ambulante psychiatrische Behandlung oder sogar eine stationäre Behandlung in einer psychiatrischen Klinik erforderlich machen. Viele der milderen Maniezustände werden sich für den Betroffenen vorteilhaft und positiv auswirken, da sie ihn in die Lage versetzen, dank seiner zwanghaften manischen Energie viele Erfolge zu erzielen. Immer jedoch besteht die Gefahr, daß die manische Hochstimmung ausufert und verheerende Ergebnisse für Familie und Gesellschaft zeitigt: finanzielle Extravaganzen, rücksichtsloses Fahrverhalten, Promiskuität, Straftaten, Betrügereien und andere gesellschaftsfeindliche Verhaltensweisen aufgrund mangelnden Urteilsvermögens und fehlgeleiteter Energie während psychotischer Rauschzustände. Fast ausnahmslos kommt es später zu einem Umschlagen in die Depression.
Eine andere meiner Patientinnen, eine dreiunddreißigjährige Sekretärin, lag eine Woche lang krank, ehe ich sie in ein psychiatrisches Krankenhaus einweisen mußte. Zu Beginn ihrer Schulzeit eine ausgezeichnete Schülerin, hatte sie sich später doch entschlossen, nicht das College zu besuchen, sondern lieber Sekretärin zu werden. Sie hatte vielerlei Hobbies, unter anderem Bücher, Ballett, Sprachen. Ihre Bekannten erzählten, daß sie noch ein paar Tage, ehe ich sie zur Behandlung aufnahm, jeden Abend ausging, sich mit vielen neuen Bekannten verabredete, zu Kirchenversammlungen, Sprachkursen und Tanzveranstaltungen ging und sich in einem ziemlich hektischen Gemütszustand befand. Ihr kokettes Verhalten im Büro hatte so weit geführt, daß sie mit zwei verheirateten Arbeitskollegen, die nicht gemerkt hatten, daß sie krank war, ins Bett ging. Verschiedentlich brach sie grundlos in Tränen aus, sie erzählte gewagte Witze, was sonst gar nicht ihre Art war. Sie wurde geschwätzig und rast-

los, aß nicht mehr und schien überhaupt keinen Schlaf zu brauchen. Mit religiöser Inbrunst begann sie darüber zu sprechen, daß sie mit Gott in Verbindung stünde; sie war nicht davon abzubringen, daß sie, um den Willen Gottes zu erfüllen, bestimmte Dinge tun müsse. Dazu gehörte auch, daß sie sich allen Männern hingab, die ihrer bedurften.
Bei der Aufnahme ins Krankenhaus forderte sie den diensthabenden Psychiater auf, sie zu küssen. Als er ihr das abschlug, verstummte sie plötzlich. Später redete sie ohne Unterlaß, beschuldigte den Psychiater, er habe sie verführen wollen, und ließ sich darüber aus, wie Gott alle ihre und des Arztes sexuelle Wünsche kenne. Nach einigen Tagen auf der psychiatrischen Station geriet sie in einen Zustand starker Erregung und übersteigerter Aktivität. Sie behauptete, sie hätte so viel zu tun, daß ihr keine Zeit zum Essen bleibe. Nach fünf Hungertagen mußte sie künstlich ernährt werden. Hohe Dosen von Beruhigungsmitteln waren nötig, um ihren Erregungszustand zu dämpfen. Sie geriet in eine Phase starker körperlicher Aktivität, wanderte in den Gängen umher und betrat die Zimmer anderer Patienten, wo sie erhebliche Unruhe verursachte. Sie verwechselte Personen, war ablenkbar und örtlich und zeitlich desorientiert. Ihr Zustand schien sich der Ekstase zu nähern, als sie religiöse Choräle sang und sich ohne Hemmungen vor allen Leuten auszog. Einmal wurde sie gewalttätig und schlug eine andere Patientin. Ein anderes Mal zerbrach sie in ihrem Zimmer die Fensterscheibe. Nach zwei oder drei Tagen, als ihr deliranter Maniezustand trotz der Medikation nicht zu dämpfen war, wurde sie einer Elektroschockbehandlung unterzogen, die einen sofortigen Erfolg brachte. Da sie schon früher zwei ähnliche manische Anfälle gehabt hatte, wurde sie auf vier Kapseln Lithiumkarbonat pro Tag gesetzt und im Laufe der nächsten zwei Wochen durch eine Regulierung des Blut-Lithiumspiegels klinisch stabilisiert. Dann wurde sie entlassen und weiterhin nur noch – in normalem Gemütszustand – ambulant kontrolliert.
Die charakteristischeren milderen Manieattacken, von denen ein hoher Prozentsatz der Bevölkerung betroffen ist, kommen Ärzten und Psychiatern nie zu Ohren, da sie so angenehm sind. Es ist ja verständlich, daß die Betroffenen die Hochstimmungsphasen zu verlängern suchen und ärgerlich werden, wenn jemand sie behandeln will oder andeutet, daß sie zu »hektisch« leben oder sich »zuviel zumuten«.
Eine achtundzwanzigjährige prominente Dame der New Yorker Gesellschaft erzählte mir während einer Konsultation: »Während einer meiner produktiven Hochstimmungsphasen, die zuweilen sechs bis zwölf Monate lang anhalten, war ich Präsidentin eines Wohltätigkeitsballes und plante ein Essen für fast dreihundert Personen. Ich stellte fest, daß ich imstande war, es ganz allein zu organisieren, die Speisenfolge zu entwerfen

und alle geladenen Gäste persönlich anzurufen. Daneben hatte ich mich noch um meine vier Kinder, um ein großes Haus und ein Appartement in New York zu kümmern. Das Essen wurde ein großer Erfolg, und ich bekam von allen Seiten Komplimente darüber, wie gut ich mit so vielen Schwierigkeiten fertig geworden war. In anderen Hochphasen hatte ich das Gefühl, enorme Energiereserven zu besitzen, jedoch nicht die gleiche Fähigkeit, meine Energie auf etwas Bestimmtes zu richten und auf etwas Nützliches zu verwenden, wie damals bei jener besonderen Gelegenheit. Ich weiß nicht, warum das so verschieden ist. Manchmal ermöglicht mir meine Hochstimmung ein kreatives, nützliches und produktives Leben, manchmal aber führt sie zu destruktivem Verhalten, zur Einweisung ins Krankenhaus und zu Peinlichkeiten für meine Familie und Freunde.
Im Laufe der Jahre habe ich oft, wenn eine Hochstimmungsphase einsetzte, den Drang verspürt, viele Dinge gleichzeitig anzufangen. Viele dieser Vorhaben jedoch werden nie zu Ende geführt, wenn dieses Hochgefühl zu hektisch wird. Ich werde zu leicht abgelenkt, es gibt immer wieder etwas anderes zu tun. Familie und Freunde stellen zu viele Anforderungen an mich. Es ergeben sich überall viel zu viele Gelegenheiten. Mehrere Male zog ich los, um einzukaufen: In sämtlichen Geschäften, die ich betrat, kaufte ich und belastete unseren Kredit. Einmal habe ich bei Bendel zehn Pelzmäntel gekauft, die natürlich alle zurückgegeben werden mußten. Ein andermal ging es nicht so harmlos ab. Ich belastete die Kreditkarten meines Mannes mit zehntausend Dollar. Diese Waren konnten wir nicht zurückgeben, und sie stellten sich alle als völlig nutzlose Dinge heraus, die ich in meinem Maniezustand zwanghaft zusammengekauft hatte. Mein Mann machte dem schließlich ein Ende, bevor es ihm weitere Unannehmlichkeiten und schwere finanzielle Verluste brachte.«

Die übersteigerte Kaufwut, Spielleidenschaft und noch andere bezeichnende Extravaganzen vieler Maniker sind ein Verhängnis für Familien, die sich diese Spielart des manischen Verhaltens nicht leisten können. Bei den Wohlhabenderen fällt das ständige, zwanghafte Geldausgeben und Umherreisen weniger auf; in manchen Fällen wird es geradezu als normales Verhalten in die Lebensweise der Familie integriert. So tolerieren viele vermögende Ehemänner die Aufregung und den Anreiz einer eleganten Frau, die dauernd auf dem Einkaufsbummel ist und buchstäblich Dutzende von neuen Garderoben und Accessoires nach Hause bringt, die niemals Verwendung finden. Viele solcher Männer und Frauen machen häufig Wochenendausflüge oder Reisen in die Hauptstädte fremder Länder. Zum großen Teil hat auch der Düsenflugverkehr die Energien solcher reichen Maniker freigesetzt, deren Lebensstil verlangt, daß sie dauernd in Bewegung sind.

Die vielen Gesichter der verkappten Manie wie auch die vielen Gesichter der Depression in ihren milderen Formen sind für den Arzt und auch für den Psychiater schwer zu erkennen und zu behandeln. Wie soll man dem zwanghaften Spieler mit seinem leidenschaftlichen Hang zu hektischer Aktivität die Diagnose stellen? Er verwettet sein ganzes Gehalt auf das neueste Rennen und kommt selbst mit einer schweren Depression nur selten zur Behandlung. Welche Diagnose stellt man dem Wirtschaftsboß mit der unglaublichen Energie, der sich selbst bis an die Spitze seiner Organisation gepeitscht hat? Er ist schließlich durch seine klugen Einsätze, seine Investitionen und durch sein Geschick im Umgang mit Menschen erfolgreicher gewesen als seine Konkurrenten. Seine Energie schien jahrelang stabil, die Hochstimmungsphasen waren nur durch sehr seltene, kurzzeitige Depressionsphasen unterbrochen. Wird ihn schließlich eine schwere Depression überfallen, wenn er den Gipfel des Erfolges und des Erreichbaren auf seinem Gebiet erklommen hat? Oder wird sie ihn, wie es manchmal geschieht, erst dann überkommen, wenn er sich aus dem Geschäftsleben zurückgezogen hat?
Und wie steht es mit jenen Millionen Menschen, die sich recht und schlecht durchschlagen, ihr alltägliches, eintöniges Leben führen, ohne Anzeichen dafür, daß sie für irgend etwas Energie einsetzen – die Apathischen, die Gelangweilten, jene, denen das Leben keinerlei Freude zu bereiten scheint? In vielen dieser Fälle erkennen die Psychiater heute milde Formen einer chemisch zu behandelnden Depression. Ihre einzige Beschwerde ist ein chronischer Mangel an Optimismus, das Unvermögen, an irgendeiner Sache Freude zu finden. Ein bis sechs Monate später verwandeln sich diese düster gestimmten Menschen oft ohne jede Behandlung wieder in ihr normales, optimistisches Selbst. Sie leiden an einer milden Form chemisch bedingter spontaner Gemütsschwankungen. Wie viele widersprüchliche Erklärungen dieses Persönlichkeitstyps haben Psychoanalytiker, Soziologen, Theologen und Fachleute für die psychologischen Folgen der Verstädterung uns nicht schon geliefert! Forscher auf dem Gebiet der Gemütskrankheiten beobachten heute viele solche Personen, die in Wahrheit aufgrund eines abnormen Metabolismus oder eines chemischen Ungleichgewichts, nicht aber infolge besonderer persönlicher Lebensumstände chronisch depressiv sind. Wie viele von ihnen leiden an biologisch bedingten Depressionen, die auf Lithium oder die neuesten antidepressiven Drogen ansprechen würden? Wie weit können die verkappten Formen der Gemütsschwankungen gehen, und wie sehen die zahlreichen Varianten aus? Welches sind die Symptome und Warnzeichen der Hoch- und Tiefphasen im Erwachsenenalter, in der Kindheit und in der Adoleszenz? Das mürrische Verhalten mancher Jugendlicher, der Widerstand gegen Autorität, die Flucht in die Droge – sind dies Früh-

zeichen einer Depression oder einer manisch-depressiven Krankheit im Erwachsenenalter? Wie viele Jugendliche oder Erwachsene, die Aufputschmittel nehmen, schon früh dem Alkohol verfallen oder Marihuana rauchen, sind Depressive, die den Versuch machen, sich durch eine Art Selbstbetäubung aus ihrer Depression in einen Rauschzustand zu versetzen? Wie viele von ihnen suchen lediglich die Befreiung aus einer qualvollen Depression?

Einer meiner Patienten, ein achtzehnjähriger Student, wurde vom Notdienst aufgenommen und erhielt Beruhigungsmittel, da er nach einem Selbstmordversuch hysterisch schluchzte. In geschwächtem und depressivem Zustand lag er in seinem Blut, während der Chirurg die Pulsader seines linken Armes flickte. Er war von seinem Zimmergenossen gefunden worden, der beobachtet hatte, wie er sich im letzten Semester immer mehr in sich selbst zurückgezogen und jegliches Interesse am Studium verloren hatte. Er hatte Vorlesungen ausfallen lassen, war im Bett geblieben und hatte nichts gegessen. Das waren die einzigen Anzeichen gewesen, die auffielen. Er hatte sich auch nicht mehr mit Mädchen verabredet, aber offenbar war niemand auf den Gedanken gekommen, daß alle diese Symptome auf eine schwere Depression hindeuteten.

Einer meiner Patienten, ein Finanzmakler, hat so viel Energie und derart umfassende Börsenkenntnisse, daß er die Guthaben fast aller seiner Klienten – einschließlich seines eigenen – verdreifacht hat. Bei ihm »läuft der Laden«. Einige seiner Büroangestellten sagen im Scherz: »Das ist seine Manie«, und er lächelt stolz dazu.

Ein anderer Patient, ebenfalls ein Finanzmakler, hatte ähnliches Glück, ehe der Markt zusammenbrach. Er stand als klügster, geschicktester und energischster Mann bei seiner Firma in hohem Ansehen. Dann nahm er sein Lithium nicht mehr ein, geriet in eine Maniephase, und im vergangenen Jahr übernahm er sich: Er jonglierte mit den Guthaben zu vieler Klienten, investierte zu viel eigenes und fremdes Geld, so daß es zu Zusammembrüchen kam. Er wurde schließlich entlassen und mußte seinen Klienten die Verluste ersetzen, die sie durch seine Fehlentscheidungen erlitten hatten. Seine Familie beschwor ihn, sich psychiatrisch behandeln zu lassen; er weigerte sich jedoch und hat sich schließlich erschossen.

Diese Krankengeschichten einiger meiner Patienten erhärten die erstaunliche Statistik, daß mindestens drei Prozent, möglicherweise sogar acht bis zehn Prozent der Gesamtbevölkerung an Depressionen oder manisch-depressiver Krankheit leiden. Wie vielen der Betroffenen wäre mit einer Behandlung zu helfen? Das Wissen der Öffentlichkeit und der Ärzteschaft um einen solchen veränderten Gemütszustand und seine erfolgreiche Behandlung mit Lithium und Antidepressiva ist weit hinter den Fortschritten der Forschung der letzten zwanzig Jahre zurückgeblieben.

Ich habe mich gefragt, wie man wohl Informationen über die neuen chemischen Behandlungsmethoden der Psychiatrie so weit verbreiten könnte, daß sich die Lücke zwischen den Forschungsergebnissen und ihrer Anwendung bei der Behandlung von Patienten schließt. Da Lithium in Europa schon seit zwanzig Jahren bei der Behandlung der manisch-depressiven Krankheit angewandt, in Amerika dagegen heute noch nicht angemessen gewürdigt oder in genügendem Maße eingesetzt wird, erbot sich einer meiner Patienten, ein überaus intelligenter und hochbegabter Amerikaner, diese Lücke dadurch schließen zu helfen, daß er die Geschichte seiner manisch-depressiven Erkrankung erzählte, die ihn dreißig Jahre lang geplagt hatte. Seine dramatische Geschichte folgt auf den nächsten Seiten. Hier wird die Frage gestellt, die ich oft zu hören bekomme: Beeinflußt das Lithium die Kreativität? Und dies ist eine der wichtigsten Fragen, die ich im folgenden beantworten will.

3 *Gemütszustand und Kreativität*

»Ich meine, eine Depression ist etwas Schreckliches, und die Manie, ihre zweieiige Zwillingsschwester, ist noch schrecklicher, so verlockend sie auch momentan erscheinen mag. Wenn ihre Wogen jedoch immer höher schlagen, ist der Mensch noch gefährdeter als in den Tiefen seiner Depression. Eine ebenso große und sogar noch größere Gefahr für die Welt ist aber ganz sicher das törichte, geradezu bornierte Unwissen bezüglich dieser Krankheit, der erschreckende Mangel an Informationen darüber, daß man sie ohne spektakuläre Eingriffe behandeln und auf ganz einfache Weise unter Kontrolle bringen kann.«

Diese Worte stammen aus einer Rede, die Joshua Logan, der außergewöhnlich begabte Regisseur und Produzent der amerikanischen Theaterwelt, 1973 auf einem Symposion der American Medical Association hielt, dessen Thema die Depression war. Er berichtete von seinen eigenen Erfahrungen mit manischen und depressiven Phasen, unter denen er mehr als dreißig Jahre gelitten hatte.

»Zuerst hatte ich das Gefühl, heimtückisch von irgendeinem Übel überfallen worden zu sein. Ich hatte keine Ahnung, daß ich unter einer Depression, das heißt unter einer seelischen Störung, litt. Ich wußte wohl, daß ich mich nicht gut fühlte, daß ich gedrückter Stimmung war. Ich wußte, daß ich weder zu der Arbeit, mit der ich mich gerade befaßte, noch zu den Menschen, mit denen ich arbeitete, rechtes Vertrauen hatte, aber ich kam nicht auf den Gedanken, daß ich krank sein könnte. Morgens fiel es mir furchtbar schwer aufzustehen, und abends konnte ich es gar nicht erwarten, wieder ins Bett zu kommen, obgleich ich auch nicht mehr gut schlief. Aber daß ich unter einer Depression litt, die man behandeln konnte, kam mir nicht in den Sinn. Ich kam gar nicht auf den Gedanken, daß es sich um eine Krankheit im medizinischen Sinn handeln könnte. Ich dachte, mit mir sei alles ganz in Ordnung, meine gedrückte Stimmung sei lediglich Ausfluß irgendeiner unbewußten persönlichen Enttäuschung, eines Umstandes, über den ich mir selbst nicht recht klar werden konnte. Wenn mir jemand gesagt hätte, ich brauchte nur in ein Krankenhaus zu gehen und mich von Ärzten und Krankenschwestern mit Medikamenten behandeln zu lassen, um geheilt zu werden, dann hätte ich das mit Freuden getan, aber ich wußte ja nicht, daß es solche Therapien gab. So zwang ich mich denn monatelang dazu, ein tristes, hoffnungsloses Leben weiterzuführen, bis meine düstere Stimmung sich allmählich wieder aufhellte.

Meine Depressionen begannen, als ich etwa 32 Jahre alt war. Ich kann mich noch gut erinnern, wie ich an einem Theaterstück arbeitete und mich zu der Arbeit geradezu zwingen mußte; sie fiel mir furchtbar schwer. Während dieser Depression führte ich gerade die Regie bei einem sehr komplizierten Broadway-Musical und der vorhergehenden Off-Broadway-Tournee. Ich erinnere mich, wie ich bei der ersten Leseprobe der Schauspieler in qualvoller Pein dasaß. Es klang so furchtbar, daß ich keine Lust verspürte, das Stück zu inszenieren. Ich wollte es mir nicht einmal ansehen. Ich weiß noch, daß meine tiefe Depression mir den Wunsch eingab, sterben zu können, ohne die Schande und die Erniedrigung eines Selbstmords durchmachen zu müssen. Ich schlief sehr schlecht, und Schlaf bedeutete für mich Vergessen, also gerade das, was ich mir ersehnte und nicht erlangen konnte. Ich wußte überhaupt nicht mehr, was ich machen sollte, und war völlig verzweifelt. Ich kann mich erinnern, daß ich einen Freund, der damals den Manager begleitete, bat, er möge doch in der Mittagspause mit mir spazierengehen; ich wollte nicht mit den Schauspielern reden – sie hätten sonst gemerkt, was ich von dem Stück hielt. Ich erklärte meinem Freund, das Stück sei unmöglich. Er gab zur Antwort: ›Nein, nein, so schlecht ist es gar nicht. Ich weiß nicht, was mit dir los ist – du siehst alles in so düsteren Farben. Das wird schon wieder, Kopf hoch!‹

Ich hatte den Eindruck, daß alle Freunde eines von Depressionen geplagten Durchschnittsmenschen überhaupt nur ein Allheilmittel kannten: einen herzhaften Schlag auf die Schulter und dieses ›Kopf hoch!‹. Und das ist für jemanden, der gerade in einer Depression steckt, so ungefähr das Sinnloseste, was man sich vorstellen kann. Meine Freunde machten nie auch nur die geringste Andeutung, daß ich etwa wirklich krank sein könnte. Sie dachten einfach, ich sei nicht gerade gut gelaunt und zeige mich besonders eigensinnig und schwierig. Wenn irgend jemand die Verantwortung auf sich genommen und darauf bestanden hätte, daß ich in eine Nervenklinik ginge, so hätte ich das vermutlich sofort getan. Aber sie sagten nur: ›Sei doch nicht so! Bitte, sei doch nicht so pessimistisch, es ist ja alles gar nicht so schlimm, wie du glaubst. Das wird schon wieder. Kopf hoch!‹

Mit der Zeit ließ die Depression schließlich nach und ging in etwas anderes über, was ich ebensowenig verstand. Aber zumindest am Anfang war das ein viel angenehmerer Zustand. War mir vorher alles zuwider gewesen, so gefiel mir jetzt plötzlich alles – zu sehr vielleicht. Meine Stimmung war völlig umgeschlagen; ich konnte das nicht verstehen, und andere verstanden es auch nicht. Zuerst dachten die Leute, ich hätte angefangen zu trinken, obgleich ich selten an einer Bar zu finden war und niemand sagen konnte, er habe mich Alkohol trinken sehen – diese Erklärung reichte also

nicht aus. Und doch trieben meine Gedanken, meine Einbildungskraft und auch meine Ausdrucksweise seltsame, wenn auch nicht eigentlich gefährliche Blüten. Auf jeden Fall war ich geistig und körperlich sehr aktiv. Ich nahm ab, fast über Nacht erlangte ich wieder mein Idealgewicht und fühlte mich wie ein Boxer in guter Kondition. Jeden Augenblick hatte ich tausend neue Einfälle: Dinge, die ich erledigen mußte, Stücke, die ich schreiben und Ideen, die ich ausführen wollte.
Aus heiterem Himmel entschloß ich mich zu heiraten. Ich nahm mir ein Mädchen aufs Korn, redete auf sie ein und bemühte mich, ihre Eltern günstig zu stimmen. Ich überschüttete sie alle mit Geschenken. Sie war so schön und bezaubernd – ich zwang sie buchstäblich zu einem Ja. Plötzlich waren wir verheiratet, ohne echte Liebesbeziehung, und die Ehe mußte Hals über Kopf wieder geschieden werden.
Inzwischen waren sogar meine Mutter, meine Schwester und unser Hausarzt dahintergekommen, daß irgend etwas mit mir nicht stimmte. Als ich eines Tages nach Hause kam, saßen in meiner Wohnung zwei Psychiater aus einem nahegelegenen Krankenhaus. Einer von ihnen erklärte mir: ›Sie stecken mitten in einem schweren Nervenzusammenbruch.‹ Das war meine erste schwere Maniephase, die mir zunächst so angenehm und produktiv erschienen war. Zu dieser Zeit schlief ich überhaupt nicht mehr. Ob ich eine Behandlung nötig hatte oder nicht – gerade jetzt wollte ich nicht in irgendeiner Weise eingeschränkt oder ins Krankenhaus gebracht werden. Ich weiß nur noch, daß ich pausenlos arbeitete, Tag und Nacht, und daß ich offenbar nie mehr als ein paar Stunden Schlaf brauchte. Immer hatte ich wieder einen neuen Einfall, eine neue Konferenz. Ich inszenierte ein weiteres Stück, zu dem ich normalerweise mindestens vier bis fünf Wochen gebraucht hätte. Ich schaffte es – einschließlich zweier Voraufführungen – in zwei Wochen. Es handelte sich um eine Neuinszenierung der berühmten alten Komödie ›Charley's Tante‹, die an sich schon ein ziemlich fideles Stück ist. Dazu kam, daß hier erstmals José Ferrer auftrat, der ja stets zu Extravaganzen neigte, und außerdem lernte ich bei dieser Gelegenheit meine jetzige Frau kennen, die die echte Tante spielte. Es war eine sehr heitere, anregende Zeit für mich. Ich war außerordentlich, vielleicht sogar übermäßig produktiv, aber ich glaube, ich habe nie in meinem Leben etwas Besseres gemacht. Ich bezweifelte, daß ich vorher oder nachher jemals eine solche Freiheit der Gedanken und ungehemmten Einfälle und einen so unmittelbaren Kontakt zum Publikum erlebt habe wie damals.
Als die ersten Kritiken erschienen, war ich ›entdeckt‹. Noch nie war bisher bei einem meiner Stücke die Regie in der Kritik erwähnt worden. Ganz plötzlich war ich ein bekannter Mann, und das verstärkte meine Hochstimmung noch. Und schließlich schwappte sie über. Zum Schluß über-

schritt ich sozusagen die Grenzen der Realität von Recht und Ordnung. Ich will damit nicht sagen, daß ich irgendwelche Verbrechen beging, aber es hätte leicht dazu kommen können, wenn mir jemand in die Quere gekommen wäre. Ich bekam Wutausbrüche, wenn man mir widersprach. Ich wurde übermäßig reizbar. Hatte irgend jemand, Freund oder Feind, einen Einwand gegen etwas, das ich sagte oder tat, so war ich durchaus fähig, ihm einen Kinnhaken zu versetzen. Zuletzt gelang es den Ärzten, mich davon zu überzeugen, daß ich – gefährlich krank, wie ich sei – in ein Krankenhaus gehöre. Aber selbst dann glaubte ich noch nicht daran, daß ich wirklich krank sein sollte.

Da war ich nun, im sechsten Stock eines Hauses in New York, durch einen eisernen Gitterzaun und eine Schiebetür aus Stahl von der übrigen Welt abgeschnitten. Ich hatte mit dem Arzt, der mich endlich dazu gebracht hatte, ins Krankenhaus zu gehen, ein Abkommen getroffen. Er hatte mir versprechen müssen, daß ich nicht in eine geschlossene Abteilung gebracht oder sonst irgendwie eingesperrt würde. Ich sah mich um und erblickte ein offenes Fenster. Ich sprang auf das Fensterbrett, kletterte aus dem Fenster auf einen Sims, der sich um das sechste Stockwerk herumzog, und sagte: ›Wenn Sie die Tür nicht aufmachen, klettere ich außen runter.‹ Und ich weiß noch, daß ich mich in diesem Moment wirklich imstande fühlte, da hinunterzusteigen. Ich befand mich in einem psychotischen Rauschzustand. Die Stahltür wurde augenblicklich geöffnet, und ich kletterte in das Zimmer zurück. Soweit kann eine Manie den Menschen bringen.

In den folgenden Jahren – zu denen auch vier Jahre bei der Armee gehörten – machte ich mäßige Stimmungsschwankungen durch, aber keine schwereren Zerrüttungszustände mehr. Während dieser Zeit und auch später noch unterzog ich mich einer psychotherapeutischen und psychoanalytischen Behandlung bei Dr. Lawrence Kubie. Er wurde mir ein guter Freund und half mir über viele private Probleme hinweg, die sich aus meinem Krankenhausaufenthalt und aus meiner steilen Karriere ergeben hatten. Ohne ihn und mehrere andere Psychiater hätte ich mich in der Freiheit, mich unbehindert auszudrücken, wohl stark eingeschränkt gefunden. Aber einige Jahre später überfiel mich die Krankheit ohne vorherige Ankündigung von neuem. Diesmal arbeitete ich gerade an einem Stück mit einer bedeutenden Besetzung. Ich hatte in all den Jahren Stücke inszeniert; tatsächlich stammen gerade meine besten Arbeiten aus dieser Periode. ›Mister Roberts‹ und ›South Pacific‹ entstanden während einer glücklichen Zeit, aber ich war niemals wieder auch nur annähernd so euphorisch gewesen wie damals, als ich mich in einer echten manischen Phase befand. Ich war glücklich mit meiner Arbeit, nie aber manisch, bis ich – dreizehn Jahre nach meinem ersten Krankenhausaufenthalt – dieses neue Stück inszenierte. Plötzlich kam von allen Seiten Neues auf mich zu, unter anderem auch mein beginnender Erfolg in der Filmwelt, und ich mußte feststellen, daß ich wieder krank war. Diesmal kam es zu einer schweren Krise meiner Arbeit. Ich ließ das Stück im Stich und begab mich in ein Krankenhaus in New Orleans, wo man mich einer Serie von sechs Elektroschocks unterzog. Ich wurde sehr schnell wieder entlassen, es ging mir viel besser als zuvor. Darauf folgten einige Jahre, in denen ich an Filmen und Theaterstücken arbeitete; manchmal befand ich mich in einem Zustand mäßiger Gehobenheit, manchmal in einer milden Tiefphase. Inzwischen jedoch hatte man einige Erfahrungen mit Drogen gemacht. Drei- bis viermal in der Woche ging ich zum Psychiater, verschiedentlich nahm ich Antidepressiva, die meine Stimmung heben, oder Tranquilizer, die sie dämpfen sollten. Aber erst gegen Ende dieser meiner letzten Karriere, die sich hauptsächlich auf dem Gebiet des Kinofilms abspielte, las ich etwas über Lithium und erfuhr, daß es damit unter Umständen gelingen könnte, die Stimmungshochs und -tiefs, unter denen ich nun seit Jahren litt, zu stabilisieren. Seit viereinhalb oder fünf Jahren nehme ich jetzt Lithiumkarbonat, und in dieser ganzen Zeit habe ich keinerlei Stimmungsschwankungen erlebt, die man als abnorm stark bezeichnen müßte. Und doch glaube ich, genauso produktiv zu sein wie zuvor. Im vergangenen Jahr habe ich an zwei Musicals mitgearbeitet, und jetzt schreibe ich an meinen Memoiren. Es war mir eine lohnende und erfreuliche Erfahrung.«

Joshua Logan kam zu mir auf Empfehlung des brillanten und produktiven Lawrence Kubie, des Altmeisters der amerikanischen Psychoanalyse. Kubie war vor zehn Jahren an der Columbia-Universität einer meiner geschätztesten Lehrer gewesen. Wie Freud erkannte auch er bisher noch unentdeckte biologische Grundlagen der schweren Gemütserkrankungen an. Nichtsdestoweniger hielt er bis zu seinem Tod im Jahre 1973 verbissen an der psychoanalytischen Deutung der manisch-depressiven Krankheit fest. In einem Brief, den er mir einige Wochen vor seinem Tod schrieb, kritisierte er die biologische Theorie der manisch-depressiven Krankheit, wie ich sie in einer national ausgestrahlten Fernsehsendung dargelegt hatte: »... Sie erwecken den Eindruck, als sei eine Krankheit, die doch stark durch emotionale Störungen gekennzeichnet ist, eine unabhängige Einheit und nicht ein Zustand, der sich in der Regel aus nicht oder falsch behandelten neurotischen Wurzeln entwickelt. Kurz gesagt, nahezu alle Depressions- und/oder Maniezustände sind neurotischen Ursprungs, und jeder Versuch, manisch-depressive Zustandsbilder als unabhängige Einheit hinzustellen, ist irreführend.«

Das war nun ganz und gar nicht meine Meinung, aber ich antwortete: »Bei der Arbeit, die wir hier tun, bin ich zu der Überzeugung gelangt, daß es eine Gruppe von Manisch-Depressiven gibt, die stark genetisch vorbelastet ist (genetische Prädisposition), und eine andere, die vielleicht mehr von Umweltfaktoren geprägt ist. Ich habe den Eindruck, daß die Lithiumbehandlung über 80 Prozent der zukünftigen manischen und depressiven Phasen dieses heterogenen Patientenkreises drastisch beseitigt oder doch zumindest stark abschwächt. Natürlich bleiben bei manchen von diesen Patienten trotzdem noch Persönlichkeitsstörungen bestehen, die einer psychotherapeutischen oder bisweilen auch psychoanalytischen Behandlung bedürfen.«

Als ich diesen Brief schrieb, befand sich die biochemische Revolution der amerikanischen Psychiatrie ganz offensichtlich schon auf dem Vormarsch. Die Psychiatrie litt an einer Identitätskrise und machte eine schwierige Übergangsphase durch. Noch heute stimmen viele Psychiater und die meisten Psychoanalytiker mit Kubie überein und halten an der psychoanalytischen Deutung der schweren Gemütskrankheiten fest, obschon zwingende, wissenschaftlich fundierte Beweise für das Gegenteil vorliegen. Die psychoanalytische Deutung muß dem medizinischen Modell weichen, das den Nachdruck auf Erbanlage und Gehirnchemie legt. Gehirnspezialisten und psychiatrische Forschung sind sich darüber im klaren, der Durchschnittspatient jedoch und die Öffentlichkeit wissen nichts davon. Immerhin hat Logans Bericht über die erfolgreiche Lithiumtherapie Millionen Menschen mit den neuen, schnellen und ungefährlichen medikamentösen Behandlungsmethoden bekanntgemacht.

Nicht alle Manisch-Depressiven sind so schöpferisch begabt wie Logan, und natürlich ist nicht jeder schöpferisch Begabte manisch-depressiv. Vergegenwärtigt man sich jedoch die lange Reihe der künstlerischen Talente, die wie Joshua Logan von emotionalen Störungen gepeinigt werden, so scheinen sie doch in der Mehrheit zu sein. Gemütsschwankungen, vor allem Depressionen, Alkoholismus, Selbstmorde und Drogensucht scheinen kreative Menschen ganz besonders häufig heimzusuchen. Zu den modernen Schriftstellern, die durch Selbstmord endeten, gehören neben den schon Erwähnten Ernest Hemingway, Virginia Woolf, Hart Crane, Vachel Lindsay, John Berryman, Karl Shapiro und Anne Sexton, um nur einige Namen zu nennen. Warum wohl entschlossen sich diese besonders begabten Menschen, ihrem Leben selbst ein Ende zu setzen? Robert Lowell, Theodore Roethke und Graham Greene durchlebten erschütternde Depressionen. Dylan Thomas, Brendan Behan und F. Scott Fitzgerald haben wohl ihrem Leben mit Hilfe des Alkohols ein Ende gemacht. Diese Aufzählung ließe sich noch lange fortsetzen, und die Lebensgeschichten dieser Menschen sind so niederschmetternd, daß man sich wirklich fragen muß, ob zwischen Kreativität und schweren Gemütskrankheiten nicht doch ein Zusammenhang besteht.

Seit über 2000 Jahren treten Genie und Irrsinn Hand in Hand auf. Aristoteles brachte schöpferische Begabung mit Epilepsie und Melancholie – oder Depression – in Zusammenhang. Von Menschen, die in Philosophie, Politik, Dichtkunst oder den schönen Künsten Hervorragendes leisteten, sagt er: »Sie alle neigten zur Schwermut.«

In seiner 1621 erschienenen »Anatomie der Melancholie« beschäftigt sich Robert Burton mit Kreativität und Irrsinn. Er glaubte, die ›böse Klippe der Melancholie‹ sei eine der mildesten, aber auch häufigsten Formen des Wahnsinns. Über die Opfer dieser Krankheit schreibt er: »... sie können an nichts anderes denken, sie leben in ständigem Argwohn, sobald sie die Augen auftun, trifft sie die höllische Geißel der Melancholie und ängstigt ihre Seelen ...«

Bis gegen Ende des neunzehnten Jahrhunderts glaubte man, Genie sei dem Irrsinn nahe verwandt. Den größten Aufschwung erlebte dieses Stereotyp vom wahnsinnigen Genie vermutlich in der Romantik. Die Romantik begann, wie man oft sagt, mit Goethes »Leiden des jungen Werthers«, einem Buch, das schon kurz nach seinem Erscheinen im Jahre 1774 verboten wurde, da es in ganz Europa eine Selbstmordwelle junger Männer nach sich zog, die es alle dem so früh aus dem Leben gerissenen genialen Helden gleichtun wollten. Jeder Dichter der Romantik betrachtete es als Ehrensache, wenn schon nicht wahnsinnig, so doch wenigstens von offenkundigem Weltschmerz gepeinigt zu sein. Daher Byrons Prosa, Shelleys Gedankenflüge und spektakulärer Selbstmord, Coleridges Schwermut und Opiumgenuß, De Quinceys Drogensucht. Diese Dichter schlugen Kapital aus ihrer Krankheit. Leiden wurde mit Kunst auf eine Stufe gestellt – eine Einstellung zu schöpferischer Begabung, die auch heute noch keineswegs verschwunden ist.

Um die Jahrhundertwende schrieben durchaus angesehene englische, deutsche und französische Psychologen eine große Anzahl pseudowissenschaftlicher Abhandlungen über das »Genie«. Einige dieser Traktate hatten einen unangenehmen eugenischen oder rassistischen Beigeschmack. Viele schlachteten über zwei Jahrtausende hinweg angesammelte Anekdoten über Genies aus – Geschichten, die alles andere als zuverlässige Quellen darstellten. Inspiration und Kreativität wurden mit Wahnsinn gleichgesetzt. Je auffälliger der Wahnsinn, desto besser. Diesen Theorien trat Havelock Ellis 1904 in seinem berühmten Werk »A Study of British Genius« entgegen. Er hatte die Biographien von 1030 berühmten Genies seit dem Beginn der englischen Geschichte aus dem »Dictonary of National Biographies« zusammengestellt und dabei gefunden, daß nur 4,2 Prozent (44 von 1030) als geistig krank bezeichnet werden konnten, ein Prozentsatz also, der nicht allzu weit von dem Anteil der Gesamtbevölkerung entfernt liegt, der heute als gemütskrank ange-

nommen wird. »Die Theorie, das Genie sei eine Art von Wahnsinn, kann nicht länger als diskutabel gelten«, schreibt Ellis.
Zu der vielfach festverhafteten Überzeugung, daß Genie und Wahnsinn zusammengehören, trägt allerdings auch das tatsächlich ungewöhnliche Verhalten schöpferisch begabter Menschen bei. Es hat zur Folge, daß der außergewöhnlich begabte Künstler oft mit dem emotional gestörten Kranken verwechselt wird. Doch hebt sich ersterer in der Regel schon in ziemlich jungen Jahren von der Masse ab, sein Interesse an künstlerischer Betätigung zeigt sich früher als das des Durchschnittsmenschen. Daß er sich schon so früh absondert und nicht der großen Herde folgt, führt denn auch zu früher einsetzenden psychologischen Konflikten. Die Lebensweise der meisten schöpferisch Tätigen hält sich nicht an den Lebensrhythmus der anderen Menschen, da ein Künstler oft an seiner Schöpfung weiterarbeitet, ohne auf die üblichen menschlichen Bedürfnisse oder die herkömmliche Zeiteinteilung zu achten. Viele geniale Künstler stehen der Umwelt ziemlich hilflos gegenüber und können sich nur durch ihre kreativen Medien verständlich machen. Findet jedoch ihre spezielle kreative Ausdrucksweise Anerkennung, so gehen sie aus sich heraus und werden zugänglich. Schöpferische Menschen sind häufig Individualisten, und ihre Mitmenschen neigen dazu, ihre ungewöhnlichen Verhaltensweisen emotionalen Störungen zuzuschreiben und nicht als das vom Üblichen abweichende Verhalten eines potentiellen Genies zu deuten. Ihr eingleisiges, immer nur auf ein einziges Ziel gerichtetes Streben ist charakteristisch auch für viele psychiatrische Krankheitszustände. Allerdings sind diese Bestrebungen bei emotional gestörten Personen meist wirr und unverständlich. Sie führen nicht zu einer durchdachten künstlerischen Leistung. Dagegen findet der außergewöhnlich Begabte, wie bizarr seine Ideen auch sein mögen, letztlich meist doch jemanden, der für die Ausdruckskraft und das Genie seines Werkes Verständnis zeigt.
Natürlich hat es auch psychotische Genies gegeben. Aber daraus, daß manche Künstler eine Neurose oder Psychose entwickeln, darf man nicht schließen, daß in allen anderen diese Anlage ebenfalls vorhanden ist. Die ungewöhnliche Denkweise des Künstlers, seine mangelnde Beziehung zu den herkömmlichen Formen des Denkens und Tuns und nicht selten auch die beunruhigenden, verwirrenden Elemente in seinen Werken tragen vereint dazu bei, den Mythos vom wahnsinnigen Genie am Leben zu erhalten.
Es gibt Psychologen und Psychiater, die sich ausschließlich auf das Studium der Kreativität und ihrer Probleme verlegt haben. Ein ganz neuer Zweig der Psychologie hat sich herausgebildet, das Kreativitätsmanagement, das hauptsächlich als Reakton auf das Verlangen der Industrie nach kreativ denkenden Menschen entstanden ist. Kreativität wird sozusagen

gezüchtet: Man ersann Denksilos, um kreatives Denken anzuregen, Tests, die das Aussieben nicht-kreativer Angestellter ermöglichen, und Programme, um kreative Kinder in der Schule zu fördern. Viele Menschen wurden in ihrer Kreativität bestärkt, weil sie sich wirtschaftlich vorteilhaft auswirkt. Im Wirtschaftsleben wird Nonkonformismus, selbst wenn sich Anpassungsschwierigkeiten daraus ergeben, geduldet, sofern der Gewinn an Kreativität auch einen finanziellen Gewinn mit sich bringt.

Aus einigen neueren Untersuchungen über die Kreativität geht hervor, daß schöpferisch begabte Individuen sich oft exzentrisch, unberechenbar und ungewöhnlich verhalten, und daß sie besonders für emotionale Störungen anfälliger sind als der Durchschnittsmensch. Nancy Andreasen hat die emotionalen Probleme von fünfzehn Schriftstellern untersucht, Mitgliedern des Writer's Workshop der Universität von Iowa, dem früher auch die Autoren Robert Lowell, John Cheever, Kurt Vonnegut und Paul Engle angehört hatten. Die Namen der Schriftsteller aus Andreasens Untersuchung wurden allerdings nicht genannt. Aus der Studie ging hervor, daß es bei den Schriftstellern viel häufiger zu psychischen Störungen kam als in der Kontrollgruppe oder der Gesamtbevölkerung. Von den fünfzehn Autoren hatten neun einen Psychiater aufgesucht, acht waren medikamentös oder psychotherapeutisch behandelt worden, und vier waren schon im Krankenhaus gewesen. Von den Kontrollpersonen waren nur vier zum Psychiater gegangen, drei waren behandelt worden und keiner war im Krankenhaus gewesen. In der Gruppe der kreativen Schriftsteller an der Universität lag der Prozentsatz der Alkoholiker (40 Prozent), der von Drogenabhängigen und der von Gemütsschwankungen heimgesuchten deutlich höher als in der Kontrollgruppe. Andreasen gab zu, daß die untersuchte Gruppe nur klein war. Immerhin ergeben sich aus ihren Schlußfolgerungen doch einige interessante Fragen über Gemütsstimmung und Kreativität.

Vielleicht wird eine ähnliche klinische Untersuchung, auf strengerer wissenschaftlicher Basis und an einer größeren Zahl schöpferischer Personen durchgeführt, zeigen, daß Havelock Ellis' Schlußfolgerungen falsch waren. Der Zusammenhang zwischen Kreativität und emotionellen Problemen ist kein gordischer Knoten, der sich mit einem Hieb durchtrennen läßt, und es wird noch vieler und sorgfältig ausgearbeiteter Versuchsreihen bedürfen, ehe man in der Frage eines eventuellen Zusammenhangs zwischen schöpferischer Begabung und geistig-seelischen Erkrankungen allmählich etwas klarer sieht.

Nach meiner Erfahrung sind kreative Menschen in der Regel emotional verletzlicher als wir anderen. Da ihre schöpferische Kraft uns allen zugute kommt, stellt jeder Umstand, der sie in ihrer Gefühlswelt stört und damit ihre Kreativität beeinträchtigt, für uns alle einen Verlust dar. Kreativen Menschen fehlt offenbar die Fähigkeit, sich vor ihrer Umwelt und vor sich selbst mit angemessenen Mitteln zu schützen. Und wenn sie bereit sind, sich helfen zu lassen, haben sie Angst, daß der Psychiater oder die Behandlung ihre schöpferischen Fähigkeiten beeinträchtigen könnten.

Die Kreativität ist ein sehr labiles, leicht zu zerstörendes Gleichgewicht, wie jeder Schriftsteller bestätigen kann, der einmal eine Denkhemmung gehabt hat. Es kommt darauf an, die Kreativität zu fördern und dieses empfindliche Gleichgewicht in einem Zustand höchster Effizienz zu erhalten, so daß dem Künstler seine außergewöhnliche Aufnahmefähigkeit für neue Eindrücke erhalten bleibt.

Mehrere der an der Universität von Iowa beobachteten Schriftsteller schilderten, wie sie sich zeitweise von emotionalen Reizen überflutet fühlten, aber nicht willens oder nicht imstande waren, sich dagegen abzuschirmen. Diese Überflutung führte zu einer verwirrenden Vielfalt von Leidenschaften, Ideen und Ablenkungen, die miteinander im Streit lagen. Manche Schriftsteller klagten, die übertriebene Geselligkeit sei ein Problem. Sie brauchten, um ihr Werk vollenden zu können, lange Zeitspannen ohne jeden Kontakt mit anderen Menschen. Auch in ihrer Neigung zu unkonventionellem oder rastlosem Verhalten – häufigere sexuelle Experimente, vielfacher Orts- und Berufswechsel, erhebliche Eheprobleme – mag sich widerspiegeln, wie leicht Reize aus einer Umwelt, auf die sie reagieren mußten, zu einer Überflutung führten. Sogar der hohe Konsum von Marihuana und Alkohol – die im Grunde dämpfend auf das Zentralnervensystem wirken – könnte darauf hindeuten, daß sie die vielfältigen Reize, deren Filterung ihnen Schwierigkeiten machte, zu vermindern suchten.

Eine bestimmte psychologische Schule vertritt die Meinung, Kreativität sei lediglich eine Reaktion auf emotionales Leiden. Angstgefühle, Anpassungsschwierigkeiten, Konflikte gelten ihr als die Quellen der Kunst. Die Vorstellung, daß Kunst eine Kompensation und aus dem Konflikt geboren sei, ist ein Dogma der Freudschen Psychologie. Die frühe Freudsche Hypothese, Kreativität sei eine Kompensation oder Sublimierung des Aggressions- und des Sexualtriebs oder auch eine Sublimierung des Muttertriebs (Künstler empfangen eine Idee, gehen mit ihr schwanger und gebären dann ihr Werk), ist in den letzten Jahrzehnten immer mehr in den Hintergrund getreten. Die Annahme, Kreativität sei lediglich eine Kompensation unbewußter Triebe, ist eine arge Verfälschung der Wirklichkeit zugunsten eines allzu starren Begriffsschemas. Die älteren Theorien der Psychoanalyse boten eine phantasievolle Liste unbewußter Gründe, die den Drang zur schöpferischen Tätigkeit erklären sollten. Aber die Freudsche Auffassung von der Kunst als Kompensation ist meinem Gefühl nach durchaus negativ. Sie besagt im Grunde nichts anderes, als daß die Wurzeln der Kunst im Krankhaften liegen. Die Möglichkeit, daß der Künstler aus anderen als pathologischen Gründen nach schöpferischer Betätigung verlangt, läßt sie außer acht. Die Freude an der Schöpfung eines Kunstwerks, die anderen offenbar versagt bleibt, übergeht sie mit Stillschweigen. Dem ununterdrückbaren Drang, sich Ausdruck zu verschaffen, schenkt sie keine Beachtung.

Aus meiner eigenen Erfahrung mit schöpferisch begabten Patienten, die auch unter Depressionen oder unter der manisch-depressiven Krankheit leiden, möchte ich schließen, daß Menschen trotz solcher Störungen und nicht etwa auf Grund ihrer Krankheit kreativ sind. Psychiatrisch-klinische Untersuchungsergebnisse zeigen, daß das Schaffen neurotischer oder psychotischer genialer Künstler während ihrer aktiven neurotischen oder psychotischen Phasen in der Regel mäßig bis schwer beeinträchtigt ist. Besonders bei psychotischen Erkrankungen können die Zerrüttung, die Depression und zurückgezogene Lebensweise, die Isolation und der Erregungszustand mit paranoiden Wahnvorstellungen Hand in Hand gehen; die Folge ist, daß dem Werk des Künstlers jede Lebenskraft entzogen wird. Aus einschlägigen Berichten von Psychiatern geht hervor, daß der außergewöhnlich begabte Mensch, wenn er unter einer schweren Gemütserkrankung leidet, unablässig und zuweilen vergeblich dagegen ankämpft, daß seine Krankheit die ununterbrochene kreative Konzentration stört oder unterminiert. Während einer psychotischen Phase ist der Künstler in den meisten Fällen nicht imstande, seine Krankheit schöpferisch zu verarbeiten. Typisch für eine solche Phase ist eine mühsame, inspirationslose Wiederholung; das Endprodukt ist in seiner künstlerischen Aussage schwerfällig und unverständlich, in seinem Aufbau unorganisch.

Es besteht allerdings durchaus – und das werden die meisten Künstler zugestehen – ein deutlicher Zusammenhang zwischen Stimmungsschwankungen und Kreativität; die feinen Grenzlinien zwischen dem pathologischen, dem normalen und dem fördernden Gemütszustand können in jeder Richtung überschritten werden. Oft bewirken, wie manche Künstler behaupten, eine milde Hochstimmung, zuweilen auch eine leichte Depression oder ein durch Alkohol provozierter Stimmungsumschwung eine Steigerung der Kreativität. Kubie erklärt in seinem Hauptwerk über die Kreativität »Neurotische Verzerrung des Kreativitätsprozesses«, daß Konflikte für den Reifungsprozeß unerläßlich seien, da der Mensch ein so kompliziert angelegtes Wesen sei. Seiner Ansicht nach treten Konflikte bei manchen Menschen in Form neurotischer Symptome, bei anderen dagegen als Kreativität zutage. Das würde bedeuten, daß ein Künstler, der unfähig ist, kreativ zu schaffen, ›neurotisch‹ wäre; ist er dagegen zu schöpferischer Tätigkeit imstande, so wäre er lediglich ›begabt‹. Ich habe festgestellt, daß zwischen hoher kreativer Befähigung und den Hochstimmungsphasen mancher Manisch-Depressiver nicht nur ein zufälliger Zusammenhang besteht. In den kreativen Hoch- und Tiefphasen vieler künstlerisch begabter Menschen läßt sich ein Muster erkennen, das dem der Hoch- und Tiefphasen Manisch-Depressiver nicht unähnlich ist. Jemand, der gerade eine hochkreative Phase durchmacht, neigt genau wie der Hypomaniker dazu, sich allen Bemühungen zu widersetzen, die ihn zurückhalten oder hemmen wollen; er ist auch nicht gewillt, seine persönlichen Gedanken oder Pläne einem Arzt oder Freund mitzuteilen, ehe der kreative Akt vollendet ist. Die Ähnlichkeit der kreativen und unproduktiven Phasen der meisten Künstler mit den manischen und depressiven Phasen der Gemütskranken ist eklatant.

Viele der größten Künstler in der ganzen Welt sind manisch-depressiv oder – seltener – nur manisch gewesen. Ihre hochkreativen Phasen fallen fast ausnahmslos mit ihren manischen Phasen zusammen. In diesen Perioden waren sie zumeist unglaublich produktiv. Der manische, mit glühendem Eifer schaffende Künstler ist nicht aufzuhalten – er verrichtet oft doppelte Arbeit.

Von Händel zum Beispiel wissen wir, daß er starken Gemütsschwankungen unterworfen war. Sein großes Oratorium »Der Messias« hat er bekanntlich in sechs Wochen komponiert. Ein anderer Komponist, Rossini, vollendete den »Barbier von Sevilla«, eine der größten Opern des neunzehnten Jahrhunderts, in dreizehn Tagen. Nach der Berechnung verschiedener Kritiker würde es fast dreizehn Tage in Anspruch nehmen, die Partitur auch nur zu kopieren. Der »Barbier von Sevilla« stellt den Höhepunkt von Rossinis Schaffen dar – danach kamen vierzehn unfruchtbare Jahre, in denen er nichts produzierte. Als er wieder zu komponieren begann, war seine Musik von minderer Qualität.

Der Komponist Robert Schumann war manisch-depressiv, und seine kreativen Zyklen sind historisch belegt. In den Jahren 1840 und 1849 befand er sich in einem ununterbrochenen milden Maniezustand, und diese Jahre waren die Höhepunkte seines kompositorischen Schaffens. In einer tiefen Depression konnte er überhaupt nicht komponieren. 1844 war er fast das ganze Jahr über in einer tiefen depressiven Phase und schrieb so gut wie gar nichts. Im Jahr 1854, nach seiner kreativsten Zeit, versuchte er sich im Rhein das Leben zu nehmen; er wurde gerettet, mußte aber die letzten beiden Jahre seines Lebens in einer Anstalt verbringen.

Honoré de Balzac, ein klassischer Fall von manisch-depressiver Krankheit, schrieb »Cousine Bette« in der unglaublich kurzen Zeit von sechs Wochen nieder. Balzacs Leben war ebenso typisch manisch wie der Inhalt und Umfang seines Werks. Er gab hemmungslos Geld aus und war stets

verschuldet, oft blieb er die ganze Nacht hindurch wach und hielt sich mit schwarzem Kaffee aufrecht. Wenn er nicht gerade seiner Kaufwut freien Lauf ließ, dann hielt ihn die Schreibwut gefangen. Abwechselnd frönte er seinem Arbeitsfanatismus und seiner Vergnügungssucht. Befand er sich in einer Arbeitsphase, so verlief sein Tag folgendermaßen: um 18 Uhr speiste er zu Abend, dann begab er sich bis ein Uhr früh zu Bett; bis acht Uhr arbeitete er, bis neun Uhr dreißig legte er eine Ruhepause ein. Dann trank er eine Tasse Kaffee und arbeitete weiter bis 16 Uhr; anschließend empfing er Besucher. Dieses Tempo konnte er wochenlang durchhalten, Freßorgien und Fastenperioden wechselten miteinander ab – in kürzester Zeit konnte er zwanzig Pfund ab- oder zunehmen. Nur ein Maniker konnte ein so grandioses Werk wie die »Menschliche Komödie« schaffen, neunzig Romane und Novellen, in denen 2000 tragende Charaktere vorkommen und immer wieder auftauchen. Außerdem beschäftigte er sich noch mit dem Projekt, aus den Schlackenhalden römischer Minen auf Sardinien das Silber herauszuschmelzen.
Gelegentlich ließ Balzac seinen Stundenplan im Stich, um Madame Evelina Hanska durch ganz Europa zu verfolgen. Die beiden letzten Jahre vor seinem Tod verlebte er mit Madame Hanska auf deren Gütern in der Ukraine. Im März 1850 heiratete er sie, kehrte im Mai mit ihr nach Paris zurück und starb im August im Alter von 51 Jahren in einem manischen Erschöpfungszustand.
Ein weiterer Künstler mit manisch-depressiven Zyklen – zu denen sich allerdings noch andere krankhafte Komplikationen gesellten – war van Gogh. Van Gogh berichtet selbst von Zeiten der Malwut, in denen er oft tagelang nicht aß oder schlief. Seine Bilder entstanden in Zyklen. Diese Anfälle von Kreativität waren erregend und lohnend, solange sie nicht ausarteten. Erschwert wurden van Goghs Probleme jedoch dadurch, daß nicht nur seine Depressionen ihn lähmten, sondern daß seine manischen Zustände oft in schwere paranoide Raserei übergingen, die ihm die Arbeit unmöglich machte. 1888, 1889 und 1890 machten seine Anfälle einen Anstaltsaufenthalt erforderlich. Zwischen diesen Anfallsperioden liegen Zeiten völliger Klarheit, in denen andere ihn für ganz gesund hielten – die bekannten freien Intervalle des manisch-depressiven Zyklus. Den heftigen Manieanfällen van Goghs folgten gewöhnlich Depressionen. Um 1888 erlebte er eine produktive hypomanische Phase, und als er etwa 200 Bilder vollendet hatte, geriet er in einen Streit mit Gauguin, der ihn dazu bewegen wollte, mit ihm in die Südsee zu fahren. Damals geschah es, daß er Gauguin mit dem Rasiermesser angriff, und in der Folge kam es zu dem bekannten Zwischenfall mit dem Ohr. Zum zweiten Mal kam er wegen einer heftigen paranoiden Manie in die Anstalt von St. Rémy. Danach malte er noch 150 Bilder, aber alle größeren Werke seiner späteren Jahre

entstanden in den Intervallen zwischen den Wahnanfällen, zu Zeiten also, wo er völlig Herr seiner Sinne war. Zum dritten Anstaltsaufenthalt kam es, als er seinen Freund, den Doktor Gachet, mit einem Revolver bedrohte. Zwei Tage später erschoß sich van Gogh.

Der bekannteste moderne manisch-depressive Schriftsteller ist wohl Ernest Hemingway, dessen abenteuerliche Erlebnisse während seiner Hoch- und Tiefphasen in Amerika Schlagzeilen machten. Sein Lebenslauf wirft ein scharfes Licht auf die angenehmen wie auf die gefährlichen Seiten der manisch-depressiven Erkrankung eines schöpferischen Menschen. Hemingways Konstitution und seine überschießende Energie machten ihm den Ruhezustand zur Qual. Wenn er nicht gerade schrieb, beschäftigte er sich mit Boxen, Hochseefischerei oder Jagd – alles war ihm recht, wenn es ihn nur in Bewegung hielt. Seine ungeheuer aktiven Phasen wechselten mit Depressionen ab. Was immer er tat, er tat es mit Ungestüm. In seinen Depressionen überkamen ihn Zweifel an sich selbst. Der Alkohol, den er, seit er erwachsen war, ständig in großen Mengen konsumierte, kann vermutlich als seine Methode der Selbstbehandlung angesehen werden. Als er im Zweiten Weltkrieg Kriegsberichterstatter war, schlief er zweiundvierzig Tage lang jede Nacht nur zweieinhalb Stunden.

Hemingways erste schwere Depression nach dem Ersten Weltkrieg setzte ein, als eine Frau ihn abgewiesen hatte; damals kam es zum Bruch mit seiner Familie. 1925 schrieb er mit wütendem Eifer an »In einem anderen Land«. 1926 verfiel er in eine Depression, die neunzehn Monate lang anhielt. Später schrieb er an Scott Fitzgerald: »...an Selbstmord denke ich jetzt nicht mehr.« Nach dem Zweiten Weltkrieg aber wurden seine »schwarzen Tage« immer häufiger. Hemingway hatte ein Sendungsbewußtsein, er fühlte sich als Held. In seinen manischen Phasen war er von seiner Unsterblichkeit überzeugt. Die Verletzungen, die er bei verschiedenen Flugzeugabstürzen, Autounfällen und Schlägereien erlitt, sind kaum zu zählen. Als Schriftsteller war er außerordentlich diszipliniert; er konnte von Sonnenaufgang bis zwölf oder zwei Uhr mittags arbeiten, dann zum Fischen oder auf die Jagd gehen, und trotzdem um zwei Uhr nachts, wenn alle anderen sich vor Müdigkeit nicht mehr rühren konnten, zu neuen Unternehmungen aufbrechen. Gegen Ende seines Lebens mußten alle, die zufällig in der Nähe waren, wenn er einen Wutanfall bekam oder in manische Hochstimmung geriet, um ihre Zähne fürchten. 1960 kam er in ein Krankenhaus. Es muß sehr schwierig gewesen sein, sein Einverständnis zu erlangen, denn Psychiater hatte er sein ganzes Leben lang gehaßt. Es ist bekannt, daß er sich später an der Mayo-Klinik dreimal einer Elektroschockbehandlung unterzog. Zuletzt litt er an Verfolgungswahn und glaubte, die Steuerfahndung sei hinter ihm her. Schenkt man der Biographie seines Bruders Glauben, so nahm er sich das Leben, weil

sein Körper, der ihm immer wichtig gewesen war, ihn im Stich zu lassen begann. Wahrscheinlich waren aber auch der Alkohol und eine weitere Depression an seinem Selbstmord schuld. Nach der Schilderung seines Bruders war Hemingway ein völlig von seinen Impulsen beherrschter Mensch, der unablässig redete und ohne jede Hemmung war. Genau wie van Gogh wurde er zunächst gegen andere und schließlich gegen sich selbst gewalttätig. Hemingways Gemütskrankheit wurde dadurch kompliziert, daß er sich selbst zum »amerikanischen Helden« hochstilisierte und sich bemühte, diesem selbstauferlegten Image gerecht zu werden. Sein Vater hatte ebenfalls Selbstmord begangen.
Es ist merkwürdig, daß manischer Größenwahn in der Verbindung mit Hemingway, Theodore Roosevelt oder Churchill ein Größenwahn mit durchaus realer Basis ist. Sie sind tatsächlich die Größten, die Mutigsten und die Mächtigsten ihrer Welt. Bei diesen wenigen decken sich die Wahnideen mit der Wirklichkeit, und wenn dem so ist – kann man dann wirklich von einem Wahn sprechen? Die Psychiatrie muß die Antwort schuldig bleiben, denn einen psychiatrischen Fachausdruck für Größenwahn, der Wirklichkeit wird, gibt es nicht.
Der künstlerische Zyklus von Ruhe und Schaffenskraft gleicht dem der manisch-depressiven Krankheit, und die manisch-depressive Krankheit mag bei kreativen Menschen überdurchschnittlich häufig vorkommen. Aber eine manisch-depressive Erkrankung macht den Betroffenen noch nicht zu einem großen Künstler, wenn auch jeder Maniker in seiner Hochstimmung sich inspiriert fühlt. Eine milde Hochstimmung oder Hypomanie kann dem schöpferisch Begabten den nötigen zusätzlichen Antrieb verleihen, aber sie allein genügt nicht, um in einem normalen Menschen schöpferische Kraft zu wecken. Kreativität ist vermutlich ein ganz spezielles, empfindliches Gleichgewicht zwischen Begabung, Selbstdisziplin und ererbter chemischer Energie. Unter richtigen Umweltbedingungen blüht und gedeiht sie. Eine manische Hochstimmung ist also nicht mit Kreativität gleichzusetzen, wenn sie auch in kleinen Dosen unzweifelhaft dazu beiträgt, dem Künstler die schwere Mühe erträglich zu machen, die in der Regel aufgewendet werden muß, wenn etwas wahrhaft Neues entstehen soll. Zwischen Manie und Kreativität liegt eine feine, zeitweise unsichtbare Grenzlinie.
Was kann nun der Arzt tun, wenn ihn ein manisch-depressiver Künstler konsultiert, dessen echte psychotische Hoch- und Tiefphasen einen Zusammenhang mit seinem künstlerischen Schaffen erkennen lassen? Da Energie und Stimmung mit der Kreativität so eng verbunden sind – wie und wo soll der Psychiater die Grenze ziehen zwischen dem wirklich behandlungsbedürftigen und dem noch nicht eindeutig krankhaften Fall? Erst wenn der Künstler an Selbstmord denkt? Wenn seine Familie sich

einmengt, weil sie es nicht länger ertragen kann? Wenn er selbst um Hilfe nachsucht? Dämpft der Arzt, der den Künstler behandelt und sich zu einer Dämpfung seiner Hoch- und Tiefphasen entschließt, gleichzeitig auch die schöpferische Kraft? Diese Fragen sind für einen Psychiater nicht eben leicht zu beantworten. Die Angst, der Arzt könne womöglich ihre künstlerische Begabung beeinträchtigen, ist der Hauptgrund für das Mißtrauen, das die Künstler den meisten Psychiatern entgegenbringen. Die meisten Künstler fürchten, daß eine psychiatrische Behandlung sie – entweder auf dem Weg der Psychoanalyse oder durch eine Pille, die sie in zufriedene, angepaßte und unproduktive Menschen verwandelt – ihrer künstlerischen Fähigkeiten beraubt. Die Antipathie zwischen Künstler und Psychiater ist stärker ausgeprägt als zwischen dem Durchschnittsmenschen und dem Psychiater; denn der Künstler ist – wie der Psychiater – ein Spezialist auf dem Gebiet menschlicher Emotionen. Er ist ein hochgradig unabhängiger Mensch, sein Arbeitsmaterial ist ebenfalls die Psyche, und er ist gewöhnt, ohne fremde Hilfe und auf seine eigene Art und Weise mit ihr umzugehen. Der schöpferische Künstler, dem seine Stimmungsschwankungen die Arbeit unmöglich machen, steht also vor der Entscheidung, ob er sein schweres Leiden tolerieren oder Hilfe suchen will. Entschließt er sich nun zum letzterem – welche Wege stehen ihm offen?

Der herkömmliche Ausweg für den gemütskranken Künstler war die Psychotherapie oder die Psychoanalyse, und lange Zeit hat die Kontroverse die Gemüter erregt, ob die Psychoanalyse dem kreativen Menschen eine »Anpassung« unter Verlust seiner kreativen Fähigkeiten beschert oder ob sie ihn von seiner Neurose befreit und damit seine Kreativität steigert. Bezüglich neurotischer Konflikte meint Lawrence Kubie, eine Neurose hemme lediglich das kreative Schaffen, und die Auflösung eines neurotischen Konflikts mittels Psychotherapie oder -analyse sei die wirksamste wissenschaftliche Methode, die Neurose eines kreativen Menschen zu überwinden. Strittig allerdings ist immer noch, ob die Kreativität des wegen seiner Neurose behandelten Künstlers durch die Therapie wirklich gesteigert wird, wie Kubie meint, oder ob sie absinkt oder überhaupt nicht beeinflußt wird. Wird die »Anpassung« etwa dazu führen, daß die Gesellschaft des Gewinnes verlustig geht, den seine Krankheit und seine Kreativität ihr gewähren?

Aus meinen persönlichen Erfahrungen schließe ich, daß die Auflösung des neurotischen Konflikts eines wirklich kreativen Menschen, durch welche Mittel auch immer – Psychoanalyse, Psychotherapie oder chemische Substanzen –, auch den schöpferischen Funken anfacht. Ich bin der festen Überzeugung, daß echte Kreativität eine viel zu mächtige Anlage ist, als daß sie durch solche Therapiemethoden unterdrückt werden könnte. Psychoanalyse und Psychotherapie lassen künstlerische Begabung nicht versiegen, und in manchen Fällen sind sie vermutlich hilfreich. Man sollte auch nicht vergessen, daß viele schöpferische Menschen erst dann Hilfe suchen, wenn ihre Gaben schon ernstlich in Mitleidenschaft gezogen sind.

Doch was läßt sich über die Auswirkungen der stimmungsverändernden Drogen auf die Kreativität sagen? Meiner Erfahrung nach stellen sie die Kreativität wieder her, wenn sie durch abnorme Gemütsschwankungen beeinträchtigt war. In Ermangelung wissenschaftlich fundierter Untersuchungen kann uns die ungewöhnliche Geschichte eines schöpferischen Menschen einiges über den Zusammenhang zwischen Drogen und Kreativität erzählen:

Eines Abends erhielt ich noch spät einen seltsamen Anruf von Beamten des O'Hara-Flughafens in Chikago. Man teilte mir mit, eine Boeing 747 auf dem Flug von New York nach San Francisco werde wegen eines Passagiers, eines Mannes in mittleren Jahren, eine nicht geplante Zwischenlandung einlegen. Der Sicherheitsbeamte versicherte mir, der Mann habe nicht etwa eine Flugzeugentführung versucht, und seine Geistesstörung sei auch nicht in echte Gewalttätigkeit ausgeartet. Immerhin war er in einem Zustand starker Erregung und manischer Hochstimmung die Gänge der Maschine auf- und abgewandert und hatte versucht, eine Gebetsversammlung abzuhalten. Mit Hilfe mehrerer Passagiere, die vermutlich mit ihren eigenen religiösen Ansichten ganz zufrieden waren, hatte man ihn schließlich gewaltsam zur Ruhe bringen müssen.

Der Mann hatte dem Beamten meinen Namen und meine nicht registrierte Telephonnummer angegeben – ein merkwürdiger Umstand, denn ich hatte ihn nie gesehen. Bald aber wurde mir klar, daß es sich um denselben Patienten handeln mußte, der am gleichen Nachmittag einen Termin bei mir gehabt hatte, jedoch nicht erschienen war. Seine Frau hatte ihn aus England zu einer Konsultation nach Amerika herübergebracht. Da sich sein manischer Zustand in den letzten Monaten bedrohlich verschlimmert hatte, war sie vorher brieflich mit mir in Verbindung getreten und hatte schon damals befürchtet, sie werde große Schwierigkeiten haben, ihn in meine Sprechstunde zu bringen. Später erfuhr ich, daß der Patient in letzter Minute vor unserer Verabredung seiner Frau unter dem Vorwand entwischt war, er wolle sich in der Hotelhalle eine Zeitung kaufen. Statt dessen hatte er ein Taxi zum Kennedy-Flughafen genommen und sich an Bord eines Flugzeugs begeben, dessen Ziel die Westküste war. Dieses setzte ihn nun – zur großen Erleichterung der anderen Passagiere – in Chikago ab.

Der Polizeicaptain des Flughafens stellte mir einige schwer zu beantwortende Fragen. Glücklicherweise war zwei Tage zuvor der Bericht eines

Londoner Krankenhauses bei mir eingetroffen, und ich hatte schon Gelegenheit gehabt, ihn zu lesen. »Ist dieser Mann gefährlich, Doktor?« fragte mich der Captain. »Sollen wir ihn zur Wache bringen und vorläufig festhalten, oder ist er so krank, daß er in eine Anstalt muß?« Ich antwortete nicht gleich, sondern rief mir die Angaben des Krankenhausberichtes ins Gedächtnis zurück. Der Patient war früher schon zweimal wegen manischer Episoden und einmal wegen einer Depression mit Selbstmordabsichten hospitalisiert gewesen. Ich riet dem Beamten, ihn ins nächste psychiatrische Krankenhaus zu bringen, wo er gründlich auf seine geistige und körperliche Gesundheit untersucht werden konnte. »Natürlich sollte er sich heute nacht freiwillig ins Krankenhaus begeben und untersuchen lassen«, meinte ich. »Stellt er für sich und andere eine Gefahr dar und weigert er sich, im Krankenhaus zu bleiben, so sollte er von zwei Ärzten unter dem Gesichtspunkt der Zwangseinweisung untersucht werden.« Ich versprach dem Polizeibeamten, mich mit der Frau des Patienten in ihrem New Yorker Hotel in Verbindung zu setzen, da sie mich noch nicht angerufen hatte. Aus der Krankengeschichte des Patienten ging hervor, daß er schon des öfteren die Ärzte an der Nase herumgeführt hatte, und mir schwante, daß mir wieder einmal eine »manische Nacht« bevorstand, das heißt Ferngespräche, Besprechungen mit Polizeibeamten, mit Krankenhauspsychiatern, mit der Frau des Patienten und vermutlich auch mit dem Patienten selbst.
Noch spät in der Nacht suchte ich die Krankengeschichte aus meinen Akten heraus. Ich las, daß der Patient, ein Endsechziger, ein bekannter und hochbegabter moderner Maler war. Zu Beginn seiner Schulzeit war er ein sehr guter Schüler mit einer ausgesprochenen Begabung für Öl- und Pastellmalerei gewesen. Später hatte er in Paris an der Kunstakademie studiert und eine Engländerin geheiratet, die er dort kennengelernt hatte. Das Paar hatte sich schließlich in London niedergelassen.
Zehn Jahre später, im Alter von vierunddreißig Jahren, überredete er seine Frau und seinen einzigen Sohn, ihn nach Honolulu zu begleiten, wo man ihn, wie er ihnen versicherte, als berühmten Maler zu schätzen wisse. Er war davon überzeugt, daß er seine Bilder dort um ein Vielfaches des in London erzielten Preises werde verkaufen können. Seiner Frau zufolge hatte er sich damals zwar in einem etwas hektischen Gemütszustand befunden, aber die Familie war nichtsahnend abgereist und hatte wie der Patient an eine glückliche Zukunft geglaubt.
Bei ihrer Ankunft jedoch fanden sie, daß dort so gut wie niemand aus der Kunstwelt etwas von ihm wußte. Die für Verkäufe und Vertragsabschlüsse notwendigen Verbindungen, die er auf Hawaii erwartet hatte, existierten nicht. Nachdem man sich häuslich eingerichet hatte, wurde sein Verhalten immer auffälliger.

Mehrere Monate lang ertrug die junge Frau mit ihrem Kind die allzu gehobene Stimmung, die gesteigerte Aktivität, den Gewichtsverlust, den unablässigen Redefluß und das unglaublich geringe Schlafbedürfnis des Patienten, dann begann sie an seiner Zurechnungsfähigkeit zu zweifeln. Keiner seiner Pläne ließ sich verwirklichen. Nach fünfmonatigem Aufenthalt im Pazifik, als ihnen schon das Geld auszugehen begann, ließ die Überaktivität des Patienten nach und er verfiel in eine Depression. Während dieser Zeit war er nicht dazu zu bewegen, sich vom Fleck zu rühren, zu malen oder das Haus zu verlassen. Er nahm zwanzig Pfund ab, wurde ganz und gar von seiner Frau abhängig und wollte keinen der Freunde sehen, die er in seiner manischen Phase gewonnen hatte. Seine Verzweiflung nahm solche Formen an, daß mehrere Ärzte, die ihn zu Hause aufsuchten, zur Aufnahme in eine psychiatrische Klinik rieten. Er stimmte sofort zu und wurde mit einer Serie von zwölf Elektroschocks behandelt, die seinen depressiven Zustand besserten. Bald darauf begann er wieder zu malen und auch – in bescheidenem Ausmaß – Bilder zu verkaufen. Galerien und Kritiker im Fernen Osten wurden allmählich auf ihn aufmerksam. Mehrere Kritiker rühmten seine Bilder in den höchsten Tönen.

Das war der Anfang seiner lebenslangen Heimsuchungen durch manisch-depressive Anfälle. 1952 überfiel ihn noch in Honolulu erneut eine schwere Depression, die eine Elektroschockbehandlung erforderlich machte. Vier Jahre später kehrte er in einer manischen Phase nach London zurück. Bei dieser Gelegenheit vergeudete er die mühsam angesammelten Ersparnisse seines ganzen Lebens, hatte mehrere Verhältnisse, ließ sich von seiner Frau scheiden, verschenkte seine Bilder und spielte. Er geriet in eine mystisch-religiöse Besessenheit und glaubte, er könne mittels seiner Bilder mit dem Universum Zwiesprache halten. Als seine Manie nachließ und er vor den Trümmern seines Lebens stand, folgten acht Monate einer normalen Gemütslage, darauf jedoch wiederum eine tiefe Depression. Während dieser normalen Phase erkannte er, daß seine im psychotischen Rauschzustand gemalten Bilder nicht so gut waren, wie er geglaubt hatte.

Ebenfalls während dieser normalen Phase begegnete er seiner zweiten Frau und heiratete sie; nach ihren Angaben war er damals ein begeisterungsfähiger und unwiderstehlich charmanter, aber in keiner Weise geistig abnormer Mensch.

Obgleich seine Gemälde allmählich international Anerkennung fanden, fühlte er sich nun von häufigen und schweren Depressionen mit Selbstmordgedanken heimgesucht. Während dieser Perioden lebte er zurückgezogen, wollte nicht malen, nahm ab und schlief sechzehn Stunden am Tag. Er sagte, er wolle nicht mehr leben. Einmal fand ihn seine Frau, als er mitten in der Nacht nackt umherwanderte und eben ein ganzes Röhr-

chen Schlaftabletten auf einmal schlucken wollte. Sechs Monate später hellte sich diese Depression spontan wieder auf.
1963 überredete ihn seine Frau erneut zu einem Besuch beim Psychiater, und er wurde mit Medikamenten zur Aufhellung der Psyche (Psychoanaleptika) behandelt. Er klagte jedoch über »Zwangsjackenbehandlung« und weigerte sich, die Medikamente weiter zu nehmen. Den ganzen Sommer und Herbst hindurch blieb er düster gestimmt und konnte nicht arbeiten. Als der Winter nahte, erklärte er sich bereit, es noch einmal mit Antidepressiva zu versuchen. Als der Psychiater seinen Blutdruck maß, fand er ihn sehr niedrig, und es stellte sich heraus, daß der Patient, ohne den Arzt zu fragen, die Dosis erhöht hatte. Bald darauf versteifte er sich auf die Idee, der Arzt suche ihn mit seinen Drogen zu vergiften, und verweigerte eine weitere Behandlung.
Im Anschluß an diese depressiven Perioden war er von normaler Produktivität, dann wieder mäßig gehobener Stimmung. Allmählich und unaufhaltsam gingen diese normalen, produktiven Phasen wieder in manische Erregungszustände über, in denen seine Stimmung derart ausuferte, daß Form und Inhalt seiner Bilder wirr und unverständlich erschienen. Während dieser Rauschzustände war er streitsüchtig und rastlos, er provozierte ständig Streitereien mit Kunsthändlern und zog mit Möbeln und Familie von Ort zu Ort. Er ließ sich von niemandem raten. Er redete ohne Unterlaß, schlief kaum mehr und geriet in einen Zustand der Ekstase, der für seine Umgebung eine schwere Nervenprobe darstellte. Er schickte beleidigende Briefe und Gedichte an alte Freunde und sogar an Leute, die er überhaupt nicht kannte. Dann wieder wurde er unerträglich sentimental und rief Freunde aus seiner Vergangenheit an. Den ganzen Tag telephonierte er mit ihnen. Er beschuldigte seine Frau, sie wolle ihn einsperren lassen, und weigerte sich, einen Psychiater aufzusuchen, weil er fürchtete, der Arzt würde ihn aus seinem Rausch herausholen. Während seiner Erregungszustände liebte er es, sich in Gefahr zu begeben, und versetzte damit seine Umwelt in Schrecken. Mehrere Male hatte er die Wahnvorstellung, er sei Gott. Das war die manische Psychose, die nach seiner gewaltsamen Entfernung aus der Boeing 747 und seiner Einweisung in die Chikagoer Klinik diagnostiziert wurde.
Während seines Krankenhausaufenthaltes in Chikago sprach er gut auf Lithium an; sein Blut-Lithiumspiegel erreichte eine zufriedenstellende Höhe. Er schlief besser, und der manische Rauschzustand ließ innerhalb von zwei Wochen nach. In den nächsten beiden Wochen war er wieder leichter erregbar, und die Ärzte stellten fest, daß sein Blut-Lithiumspiegel unerklärlicherweise abgesunken war.
Eine gewitzte Krankenschwester entdeckte schließlich, daß er seine Pillen in die Toilette geworfen hatte. Erneut wurde der Blut-Lithiumspiegel auf

die therapeutisch wirksame Höhe eingestellt, seine manische Erregung flaute wieder ab, und er wurde entlassen.
Als er nach New York zurückgekehrt war, um mich zu konsultieren, zeigte er sich durchaus willens, mit der Lithiumtherapie fortzufahren. Er hatte nur Angst, sie könne vielleicht seine Kreativität beeinträchtigen. Er berichtete mir, während seiner gemäßigten Hochstimmungsphasen, die in der Regel zwei bis vier Monate lang anhielten, sei er außerordentlich produktiv und könne Dutzende von Bildern malen. Manchen Kritikern war aufgefallen, daß diese Bilder sich von seinen anderen unterschieden; sie hatten gemeint, sie müßten wohl aus anderen »Inspirationsperioden« stammen. Sie waren viel beser als die bruchstückhaften Gemälde, die in seinen offenkundig manischen, psychotischen Phasen entstanden.
Mein Patient gab zu, daß er, sobald seine gemäßigt manische Stimmung zu ausgeprägt und expansiv werde, nicht mehr gut malen könne, da er dann zu ruhelos und zu leicht ablenkbar sei. Er glaube dann, etwas ganz Neues geschaffen zu haben, nur um später entdecken zu müssen, daß seine »Inspiration« lächerlich gewesen sei. Während seiner psychotischen Rauschzustände litten auch seine religiösen und politischen Überzeugungen unter diesem Mangel an kritischer Perspektive. Er begeisterte sich unvermittelt für irgendwelche Dinge, nur um später festzustellen, daß es sich um Absurditäten gehandelt habe.
Ich kam mit dem Patienten überein, daß er sich auch in England mit Lithium weiterbehandeln lassen und mich auf dem laufenden halten werde. Ich empfahl ihn zur monatlichen Blut-Lithiumkontrolle an einen Londoner Psychiater, und er kehrte in seine Heimat zurück.
Da es sich bei diesem Patienten um einen kreativen Künstler handelte, war ich an seiner eigenen Beurteilung seines Befindens mit und ohne Lithium äußerst interessiert. In seinen Briefen berichtete er mir, daß ihn das Lithium von seinen Angstgefühlen befreie, die er früher, als er während seiner manischen oder depressiven Phasen Tranquilizer und Schlafmittel genommen habe, stets dicht unter der Oberfläche habe lauern fühlen. Im Rückblick beschrieb er seine manischen Phasen folgendermaßen:
»Im Grunde komme ich zu dieser Schlußfolgerung: In einer manischen Phase fühlt man sich unendlich integer und ehrenhaft und infolgedessen viel sicherer in seinen Ansichten und Überzeugungen. Das wirkt außerordentlich ansteckend; die Umgebung spürt das und ist geneigt, einen als Führer anzuerkennen, solange die Manie nicht überdeutlich wird.«
In einem Brief geht er auf seinen manischen Zustand in dem Chikagoer Krankenhaus ein:
»Als ich in meiner manischen Phase im Krankenhaus mit mehreren anderen depressiven Patienten zusammen war, trat offenbar bei einigen von ihnen eine Besserung ein; ich gewann den Eindruck, daß ein manischer

Patient auf andere, weniger witzige Patienten in passiven und depressiven Phasen einen heilsamen Einfluß ausüben könnte. Während einer manischen Phase habe ich ein starkes Gefühl der Freiheit, der Unabhängigkeit, der Offenheit – aber vor allem der Freiheit. Ich habe in keiner Weise das Gefühl, irgendwie eingeengt, eingeschränkt zu sein. Ich fürchte mich vor nichts und niemandem. In dieser gehobenen Stimmung, in der ich keine Hemmungen kenne, traue ich mir ohne weiteres zu, mit durchgedrücktem Gaspedal einen Rennwagen zu fahren, ein Flugzeug zu steuern, obgleich ich nie eines geflogen habe, oder Sprachen fließend zu sprechen, die ich kaum kenne. Und vor allem glaube ich in meiner Eigenschaft als Künstler, Gedichte schreiben und Bilder malen zu können, von denen ich in meinem normalen Zustand nicht einmal zu träumen imstande wäre. Während dieser Perioden totaler und uneingeschränkter Freiheit will ich mich von niemandem zurückhalten lassen. So empfinde ich in einem ungehemmten manischen Rauschzustand. Wenn ich mich dann später in einem Intervall oder in einer Depression befinde, weiß ich, daß ich vorher nicht zu einem klaren Urteil fähig war. Ich weiß, daß ich in meiner Hochstimmung eine Gefahr für mich selbst und für andere war. Wenn ich mir später die Bilder aus solchen Perioden betrachte, dann gefallen sie mir nicht, obgleich ich doch, während ich daran arbeitete, in einen derart ekstatischen Zustand geriet, daß ich glaubte, mit Gott selbst in Verbindung treten zu können.«

Im nächsten Jahr findet die zehnte größere Ausstellung der Werke dieses Künstlers statt, aber diese Ausstellung wird den Charakter einer Erstausstellung haben. Sie wird die Gemälde der letzten drei Jahre enthalten, in denen der Künstler unter Lithiumtherapie stand. Er selbst hat diese drei Jahre seine »Lithiumperiode« genannt.

Gemütslage, Schaffenskraft und Kreativität sind also unauflöslich miteinander verbunden. Abnorm gehobene oder deprimierte Stimmungs- oder Antriebsphasen beeinträchtigen das kreative Schaffen des Künstlers. Soll er also Hilfe suchen oder nicht? Welche Art von Hilfe soll er fordern? Von welchem Psychiater? Ich habe versucht, diese Fragen für Künstler mit schweren, jedes kreative Schaffen verhindernden Stimmungsschwankungen zu beantworten: Meiner Ansicht nach bedürfen sie einer mit Fingerspitzengefühl ausgearbeiteten Therapie mit Antidepressiva und einer Stabilisierung mit Lithium. Alle Ergebnisse weisen darauf hin, daß das Lithium die gesamte kreative Leistung reguliert und die Qualität des Geschaffenen nicht beeinträchtigt. Künstler mit schweren Depressionen, aber nur mäßigen Hochphasen könnten unter Umständen nur ihre Depressionen mit Antidepressiva behandeln lassen. Sind die Symptome der manisch-depressiven Krankheit nicht ernstlich destruktiv, so ist eine Therapie mit Lithium und Antidepressiva vielleicht nicht ratsam.

Dem Psychiater obliegt es, sorgfältig abzuschätzen, inwieweit sich seine Patienten im Laufe ihres Lebens an eine chronische, immer wiederkehrende Gemütserkrankung adaptiert haben, vor allem, wenn es um solche Patienten geht, die gerade während ihrer gemäßigt hypomanischen Phasen ihre Chancen, Geld zu verdienen, optimal ausnützen können. Zieht die Hochstimmung Erfolg und Wohlbefinden nach sich, ohne andere ernstlich zu belästigen, so muß er sich entscheiden, ob es nicht die beste Therapie ist, gar nichts zu tun. Die für jedermann, aber besonders für den Patienten lästige Depression kann als eine Krankheit für sich behandelt werden. Der Psychiater muß jeden einzelnen Patienten individuell beobachten, um entscheiden zu können, ob eine prophylaktische Therapie mit Lithiumkarbonat wirklich zum Besten des Patienten ist. Manche Künstler gewöhnen sich so an ihre milden Hoch- und Tiefphasen, daß sie diese Episoden als grundlegende Bestandteile ihrer Persönlichkeit betrachten und eigentlich gar keine Veränderung in ihrer Lebensweise wünschen. Diese Patienten sollte man in Ruhe lassen. Man sollte ihnen weder Lithium noch Antidepressiva geben.

Der Maniker liebt das Spiel, die Erregung, die es ihm verschafft. Die Rennbahn, die kreisende Scheibe des Rouletts, Karten, Spielautomaten – welches Spiel auch immer, der Maniker genießt die Hektik, die Spannung tut ihm wohl, er hat das Gefühl, daß diese Form der schnellen Befriedigung genau seinem ungeduldigen Temperament entspricht. Auf seine Lohntüte muß er eine ganze Woche warten, auf den Ausgang eines Pferderennens nur zwei Minuten. Der Maniker hat sein System, mit dem er den Karten, der Spielbank, dem Rennplatz oder dem Spielautomaten überlegen zu sein glaubt. Er manipuliert unablässig, aus reiner Freude am Manipulieren, vierundzwanzig Stunden am Tag. Auf seiner rücksichtslosen Jagd nach dem Erfolg kann es passieren, daß er betrügt, lügt und stiehlt, ohne sich ganz bewußt zu sein, was er da eigentlich tut. In der Tat geht er beim Spiel so in seinen listigen Manövern auf, wird er vom Kreisen des Glücksrads, dem Fall der Karten so mitgerissen, daß er andere Leute damit ansteckt, sie infiziert mit seinen Träumen von schnellen Millionengewinnen und der Midasgabe, alles durch bloße Berührung in Gold zu verwandeln.

Gewinnt er, so fühlt er sich wie in einem Rausch. Er ist überzeugt davon, die Dinge nach seinem Willen lenken zu können. Kein Wunder, daß andere Spieler sich um seinen Tisch scharen und der Raum vor Erregung vibriert. So entsteht der Mythos, der den Spieler weiterspielen läßt: Seine Glückssträhne treibt ihn an, das Spiel ständig fortzusetzen. Das Geld ist dabei oft nur Nebensache. Manche Spieler spielen um der Erregung des Gewinnens willen und nicht unbedingt der finanziellen Ausbeute wegen. Geld ist für den Spieler nur ein Symbol, ein Medium des Wechsels, oder ein untrügliches Zeichen dafür, daß sein Rausch für ihn arbeitet. Die meisten Spieler behaupten, sie spielten um des Geldes willen, oder weil es ihnen Spaß mache. Aber im Grunde ihres Herzens lieben sie das Hochgefühl, das sich für sie mit dem Gedanken verbindet: Jetzt wird es sich zeigen, daß ich besser bin – ich muß Sieger bleiben. Oft kommen sie bis an ihr Lebensende nicht davon los.

Fast immer liebt der Maniker auch die Macht. Da er jede Situation seines Lebens als ein Geschicklichkeitsspiel betrachtet – an den Zufallstreffer will der Spieler natürlich nicht glauben –, so spielt und probiert er unablässig weiter, um endlich das richtige System, den entscheidenden Trick zu finden, der den großen Treffer bringt. Beim echten Glücksspiel mag der Maniker wirklich im Vorteil sein, wie er ja auch im Leben unter Umständen anderen überlegen ist, die nicht seine Antriebskraft besitzen. Seine Begeisterung und sein Selbstvertrauen können ein Spiel, das Verstand und Geschicklichkeit erfordert, bisweilen wirklich zu seinen Gunsten entscheiden. Spielt er zum Beispiel Poker und fühlt sich ganz obenauf, so gelingt es ihm höchstwahrscheinlich, mit zwei Zehnen den ganzen Tisch so zu bluffen, daß alle an sein gutes Blatt glauben. Mit Leib und Seele gibt er sich dem jeweiligen Spiel hin und berechnet alle seine Chancen im voraus. Er wettet nicht wie alle anderen aufs Geratewohl – er setzt, weil er etwas zu wissen glaubt.

Zwanghaftes Spiel scheint bei Verwandten Manisch-Depressiver häufiger vorzukommen als in der Gesamtbevölkerung. Unfähig, mit dem Spielen aufzuhören, wenn er einmal angefangen hat, ruiniert der zwanghafte Spieler oft seine Finanzen, seine Ehe, seine Karriere. George Winokur, Professor für Psychiatrie an der Universität von Iowa, ist der Ansicht, daß dies auf einen genetischen Zusammenhang zwischen der manisch-depressiven Krankheit und der Spielleidenschaft hindeutet, ähnlich vielleicht dem Zusammenhang zwischen der manisch-depressiven und der Alkoholkrankheit, der das zwanghafte Spielen mit seinen »Quartalsanfällen« gleicht.

Der zwanghafte Spieler, weniger am Geld als an der Befriedigung seines Triebes interessiert, unterscheidet sich grundlegend vom Berufsspieler. Dieser – ein Croupier zum Beispiel oder ein Bankhalter – spielt mit klarem Kopf und kühler Berechnung. Er handelt überlegt und läßt sich nicht hinreißen. Bei ihm gibt es keine anfallsweisen Spieltouren. Da ihm das Spiel seinen Lebensunterhalt gewährt, ist es für ihn Geschäft, und für den zwanghaften Spieler, der sich nicht beherrschen kann, hat er meist nur Verachtung übrig.

Nicht alle Spieler sind manisch-depressiv – nicht alle Manisch-Depressiven sind Spieler. Wenn ein Spieler von seiner Manie überwältigt wird, geht er zu weit und übernimmt sich, sein Urteilsvermögen läßt ihn im Stich und er gerät in schwere Verschuldung. Dann kann die Manie in eine tiefe Depression umschlagen; der Spieler bereut bitterlich, er ist sich selbst zuwider und macht sich die schwersten Vorwürfe. Es ist schwer zu sagen, inwieweit die finanziellen Verluste zum Umschlag in die Depression beitragen. Die psychische Belastung durch den Verlust mag eine auf die Manie folgende Depression beschleunigt herbeiführen. Ursache der Ausschweifung aber ist in der Regel das mangelnde Urteilsvermögen während der Hochstimmungsphase, und die Depression folgt unweigerlich, gleichviel, ob es zu finanziellen Verlusten gekommen ist oder nicht.

In den Perioden der Verzweiflung glaubt der manisch-depressive Spieler, seine Familie in den Bankrott getrieben zu haben, selbst wenn er in Wirklichkeit bei seinem allwöchentlichen Stammtischtreffen vielleicht nur zweihundert Dollar verloren hat. Der depressive Geschäftsmann kann steif und fest davon überzeugt sein, am Rande des Ruins zu stehen, wenn sein Geschäft in Wahrheit ganz gut läuft. Diese fast schon psychotischen Wahnvorstellungen sind lediglich die Kehrseite der großartigen Wahngebilde des manischen Zustandes. Das Schreckbild der Verarmung findet man bei Depressiven und Manisch-Depressiven sogar ziemlich häufig. So ist es auch typisch, daß der Depressive nicht gern Geld ausgibt. Er will alles zusammenhalten, da er sich vor dem Bankrott fürchtet; er zieht alle seine Mittel an sich und hält verzweifelt daran fest.

Der Lebensstil des Manisch-Depressiven in einer Hochphase dagegen zeugt oft von rückhaltloser Vergeudung. Er ist stets auf der Suche nach neuen verlockenden Möglichkeiten, Geld auszugeben. Aus reiner Freude am Geldausgeben unternimmt er seine Einkaufstrips. Zeitweise ist er nahe daran, die Verbindung zur Wirklichkeit zu verlieren. Ein extremes Beispiel bietet der Mann, der mitten in Manhattan 50000 Dollar aus dem Fenster warf und bei seiner Bank telephonisch Nachschub anforderte. Solche Fälle sind selten, aber sie kommen vor. Das andere Extrem ist der Depressive – und dabei kann es sich durchaus um den gleichen hochgemuten Menschenfreund in einer depressiven Phase handeln –, der drauf und dran ist, sich die Pulsadern aufzuschneiden, wenn er an seine Extravaganzen denkt und selbst seine normalen Ausgaben für so unverzeihlich hält, als beginge er mit ihnen ein unaussprechliches Verbrechen. In diesem Zustand wünscht er sich, ein wohlgezielter Blitz aus heiterem Himmel möge ihn niederstrecken. Es kommt vor, daß sich Menschen in dieser Lage wegen echter oder eingebildeter Katastrophen eine Kugel durch den Kopf jagen. Zwischen diesen beiden Extremen steht der mäßig Manische, der Hypomaniker. Er verliert die Verbindung mit der Wirklichkeit nicht – im Gegenteil, er hat einen besseren Instinkt als die meisten anderen Menschen. Der Hypomaniker kann einen sechsten Sinn für das Spiel entwickeln, weil er bisweilen ein Gespür für die unzähligen wichtigen, kleinen Faktoren hat, die über Gewinnen und Verlieren entscheiden. Er wird mit allem fertig; Hals über Kopf stürzt er sich in jede neue Situation, die zu meistern ihn gerade reizt. Wissen bedeutet ihm Macht. Sein Wahrnehmungsvermögen ist ebenso wie sein Aggressionstrieb und seine Aktivität abnorm gesteigert. Er hat ein Gespür für das, was sich hinter den Kulissen abspielt. Er ist allen anderen weit überlegen, solange er sich nicht übernimmt und in überschäumender Hochstimmung sein Urteilsvermögen verliert. Solange er sich jene milde Hochstimmung bewahren kann, ist er ein Spieler par excellence, und wenn es ihm darauf ankommt, kann er auch im Geschäftsleben außerordentliche Fähigkeiten entwickeln.

Oft genug sagt man, in Amerika hätten extrem erfolgreiche geschäftliche Transaktionen eine gewisse Ähnlichkeit mit dem Glücksspiel. Im Lande der schnell gemachten Supervermögen führt der kürzeste Weg oft über einen gewagten Versuch. Schon vor hundertfünfzig Jahren hatte Alexis de Tocqueville durchaus das richtige Gefühl, wenn er die Amerikaner für ein Volk von Spielern hielt: »Der Amerikaner verbringt sein ganzes Leben, als wäre es ein Glücksspiel, ein revolutionärer Umsturz oder eine Schlacht.« Das Spiel ist aus dem Leben des Amerikaners nicht wegzudenken. Und es ist auch eine Tatsache des amerikanischen Geschäftsgebarens.

Vergleiche wurden insbesondere zwischen dem Glücksspiel und dem Rückgrat unserer Wirtschaft, dem Aktienmarkt, gezogen. Die Ähnlichkeiten sind so augenfällig, daß man sie wohl nicht nochmals aufzählen muß. Richard Ney schrieb in »The Wall Street Jungle«: »Manche Leute behaupten, ›Investitionsberater‹ – das ist mein Beruf – sei nur eine vornehme Bezeichnung für einen Berufsspieler. Ich bin ganz ihrer Meinung. Mein Beruf ist das große, unaufhörliche Spiel, das Woche für Woche in dem reichsten und exklusivsten Kasino der Welt im Gange ist: auf der New Yorker Börse.«

Die Börse ist kein weihevoller, würdiger Zufluchtsort für stille Geschäfte; sie ist ein Irrenhaus, und viele der Spieler leben in einem Rauschzustand. Sie ist eine elegante, hohe Einsätze erfordernde Version des Spielkasinos, und der ständige Besucher – vergleichbar den kleinen Spielern in Las Vegas, die an den Wochenenden aus dem ganzen Land herbeiströmen – lebt von den Launen und Stimmungen der anderen. Die Börse bietet, mehr noch als die weniger respektablen Formen des Spiels, ständig unter Überdruck stehenden manischen Persönlichkeiten die Gelegenheit zu der Schlacht, nach der sie hungern; sie stellt eine Arena dar, in der diese Leute ihrer ungeheuren Energie die Zügel schießen lassen können, während sie die läuternde Wirkung des ständigen Wechsels zwischen Anspannung und Spannungslösung genießen. Was würden sie anfangen, wenn sie nicht irgendwo ihre Energie entladen könnten? Und warum sollten sie bei dieser Gelegenheit nicht auch eine Million Dollar den Besitzer wechseln lassen?

Ich will nicht sagen, daß jeder, der mit der Börse zu tun hat, ein Spieler ist – das ist sicher nicht der Fall. Es besteht ein Unterschied zwischen demjenigen, der langfristig investiert – kaum je kauft oder verkauft, sondern sich auf Wertzuwachs und Dividenden als Quelle seines Einkommens verläßt –, und dem Spekulanten. Ersterer reduziert einfach das Risiko des Spiels auf ein Minimum; er ist nur stiller Teilhaber eines gutgehenden Geschäfts. Wer dagegen je nach der Marktlage seine Dispositionen ständig ändert und nur auf einen schnellen Profit aus ist, der ist genauso ein Spieler wie der Mann, der auf Pferde wettet.

Einer meiner Patienten, ein manischer Börsenmakler, ist von der Schlacht an der Börse so gefesselt, daß er Tag für Tag schon um fünf Uhr früh aufsteht, begierig, sich erneut in den Kampf zu stürzen, obgleich die Börse nicht vor zehn Uhr ihre Tore öffnet. Während einer Hausse fand ihn seine Frau eines Morgens, wie er sich in dem mit voller Kraft sprudelnden Wellenbad über das Telephon mit anderen Frühaufstehern unterhielt. Da saß er, schrie ins Telephon und plante seine Abschlüsse, während das Wasser lärmend um ihn herumwirbelte. Die meisten seiner Kollegen schliefen sicher noch. »Das mache ich jeden Morgen«, erklärte er mir. »Das macht mich fit für das Gefecht, das später einsetzt.«

In der Wallstreet kann die Stimmung manisch, normal oder depressiv sein. Die Analogie zwischen den Hoch- und Tiefphasen der Menschen und denen der Börse sollte sicherlich zu denken geben, denn die Stimmung der Nation hat ja ohne Zweifel einen Einfluß auf den Markt. Vielleicht ist die Börse deshalb so außerordentlich launenhaft, weil sie auf der Basis menschlicher »Furcht und Gier« funktioniert, wie ein abgebrühter Börsianer einmal meinte. Doch die Zusammenhänge zwischen den Launen der Börsenleute und denen des Marktes sind noch ungeklärt.

Wenn die Finanzwelt irgendwo einer Beeinflussung zugänglich ist, dann auf dem Gebiet der großen Konzerne. Noch nie zuvor im Laufe der Geschichte ist so großer Reichtum aus so geringen Anfängen entstanden. Man könnte in der Tat den Mischkonzern als Tribut an die Macht der Suggestion bezeichnen. Was sind sie denn anderes als riesige Machtbereiche, entstanden aus Spielleidenschaft und Begehren? In gewissem Sinn stellt der Mischkonzern einen Abriß der »manischen Kunstform« dar. Er verkörpert in vollkommener Weise die Liebe des Manikers zu Geld und Manipulationen. Er ist der institutionalisierte manische Größenwahn und die perfekte Kombination aus Liebe zum Spiel und Kaufbesessenheit. Der vielfältige Prozeß des Zusammenraffens ist hier bis zur Vollendung entwickelt. In der Tat ist der Erwerbstrieb die einzige Erklärung für seine Existenz.

Diese nicht durch den Geldmangel motivierte Liebe zum Spiel um des Spieles willen ist ein klassisches Symptom der Manie. Zu meinen Patienten gehören äußerst erfolgreiche Geschäftsmänner, Börsenmakler und Finanzleute. Wird ihr Stimmungshoch zu ausgeprägt, so macht es ihnen Spaß, eine hochangesehene Anwaltsfirma in einen endlos langwierigen Prozeß gegen eine andere zu hetzen. Diese Maniker wollen ihren Kopf, wenn nötig, auf legalem Weg durchsetzen. Sie amüsieren sich köstlich, wenn zwischen den Seniorpartnern zweier konkurrierender Anwaltsfirmen, die nicht selten erst am Abend zuvor zusammen an einem Tisch saßen, die Fetzen fliegen. Sie können es sich leisten, ihrem Anwalt sein gesetzliches Honorar von 500 Dollar pro Stunde zu bezahlen. Vielleicht sieht sich der manische Unternehmer als eine Art korporativen Torero,

der die alteingesessenen Makler- und Anwaltsbüros der Wallstreet mit seinem roten Tuch reizt. Wie der manische Spieler ist auch der manische Geschäftsmann seinen Konkurrenten gegenüber im Vorteil, solange seine Manie nicht zu stark wird. Seine abnorm gesteigerte Energie und Wahrnehmungsfähigkeit erlauben es ihm, Dynastien und Weltreiche zu gründen, eben weil er energischer und rascheren Geistes ist als alle anderen.
In seiner Hochstimmung findet der manische Geschäftsmann die vielen Details der Betriebsleitung heraus und spürt von der Regierung geheimgehaltene Informationen auf. Er ist – um sieben Uhr morgens und mit klarem Kopf – der erste am Arbeitsplatz; Abend für Abend geht er als letzter nach Hause. James Ling, der »Fusionskönig«, trimmt sich jeden Morgen in einem speziell für ihn eingerichteten Gymnastikraum, bis die übrige Welt sich endlich aus dem Schlaf erhebt. Harold Geneen, Präsident der International Telephone and Telegraph Company (ITT), begnügt sich nicht damit, seine Leute den ganzen Tag mit Marathonkonferenzen zu strapazieren, sondern kehrt, wenn alle anderen um zehn oder elf Uhr abends am Ende ihrer Kräfte dankbar alles stehen und liegen lassen, in sein Büro zurück und beginnt, sich energisch durch die zehn zum Platzen vollen Koffer zu wühlen, die ihm als Aktentaschen dienen. Manische Geschäftsleute haben eine geradezu krankhafte Angst vor Ferien. Begreiflich, denn die aufgezwungene Muße ist für ihre übersteigerte Energie eine Qual. Charles Bluhdorn, Präsident der Gulf & Western Industries, ist ein gutes Beispiel dafür. »Meine Frau hält mich für verrückt, weil ich mich nicht entspannen kann«, beklagt er sich. »Aber wenn man etwas aufbaut, dann spinnt man gewissermaßen ein Netz, und nur allzu leicht findet man sich schließlich selbst darin gefangen.« Nicht einen Zentimeter weit will er sich von seinem Netz entfernen. Vor Ferien hat er eine geradezu panische Angst. Als es seiner Frau einmal gelungen war, ihn nach Mexiko zu schleppen, kehrte er am nächsten Tag auf dem schnellsten Weg zurück, weil die Telephonverbindungen in die Staaten so schlecht waren. Ein andermal rutschte er in St. Moritz im Schnee aus und brach sich ein Bein, ehe er auch nur die Skier angeschnallt hatte. Und als er sich mit einer Orgie von Telephongesprächen trösten wollte, bekam er eine Halsentzündung. »Es war ein jammervoller Anblick«, seufzte einer seiner Freunde, »Charlie Bluhdorn, ein Bein in Gips und ohne Stimme.«
Manische Geschäftsleute leiden oft an einer deutlich ausgeprägten »Telephonitis«; wenn nicht sechs oder sieben Gespräche aus Übersee auf sie warten, fühlen sie sich nicht wohl. Sobald sie ins Büro kommen, gilt ihr erster Griff dem nächstbesten Telephon und sie fangen an zu wählen. Manche von meinen Patienten kamen in meine Sprechstunde und griffen nach dem Telephon auf meinem Schreibtisch, um ein Überseegespräch anzumelden oder Chikago oder Los Angeles anzurufen. Sie können ein-

fach nicht anders. Die Frau von William Zeckendorf Senior soll einmal gesagt haben: »Von dem Augenblick an, wo er morgens aufsteht, hängt er am Telephon – beim Anziehen, beim Frühstück, im Auto, im Büro und sofort nach dem Nachhausekommen – bis zu dem Moment, wo er zu Bett geht.«

Das unaufhörliche Telephonieren ist nur ein Symptom des bekannten Redebedürfnisses des Manikers. Klinisch hat es seinen Ursprung in der »Gedankenflucht und Ablenkbarkeit«, in seiner extremen Form bezeichnet man es als »Redefluß«; der Maniker ist einfach unfähig, mit dem Reden aufzuhören. Ist der Betroffene jedoch nur Hypomaniker, so kann sein stetiges Geplauder eine gefesselte Zuhörerschaft durchaus bezaubern. Lediglich aufgrund seines Verkaufsangebotes könnte er ja auch unmöglich seine fabelhaften Abschlüsse erzielen.

Es wäre ein Fehler, nun alle erfolgreichen, betriebsamen Geschäftsleute und Multimillionäre für Maniker zu halten – so ist das natürlich nicht. Manche sind lediglich sehr ehrgeizige, zwanghaft handelnde, möglicherweise auch unter neurotischem Druck stehende Männer, die sich oft selbst mit ihrer Arbeit zu Tode hetzen. Zugegeben, manche sind auch ganz gewöhnliche Durchschnittsmenschen, obgleich viele von ihnen wohl beleidigt wären, würde man sie als gewöhnlich bezeichnen. Immerhin ist es doch recht wahrscheinlich, daß Menschen, die sich nur unter erhöhtem Arbeitsdruck wohl fühlen, zumindest eine leichte Manieform haben. Und wer solchen Menschen die Verwaltung seines Vermögens anvertraut, muß darauf gefaßt sein, daß sie ihn entweder zum reichen Mann machen oder in den Konkurs treiben.

Das Golfspiel ist den meisten Manikern zu langweilig, wenn sie auch hin und wieder, um ein gutes Geschäft abschließen zu können, so tun, als ob sie gerne spielten. Es ist ihnen unerträglich, acht Stunden lang einen kleinen Ball in ein Loch zu treiben und sich dabei auf das Tempo eines Partners einstellen zu müssen. Ihrem Geschmack entspräche es viel eher, ein paar schnelle Sätze Tennis zu spielen, auf Tontauben zu schießen oder auch am Punchingball zu trainieren. Und natürlich sind sie auch nervös: Ihr Stoffwechsel arbeitet wahrscheinlich um 30 bis 50 Prozent schneller als der anderer Menschen. Genau wie ein Kind mit seinem beschleunigten Stoffwechsel unruhig wird, wenn man ihm befiehlt stillzusitzen, so wird auch dem Maniker eine aufgezwungene Ruhe schneller unerträglich als anderen Menschen. Für ihn fliegt die Zeit; er hat nie genug davon, solange er beschäftigt ist. Frage ich einen Maniker, was er sich im Leben am meisten wünscht, so antwortet er in der Regel: »Mehr Zeit.« Sogar jene Maniker, die an der Oberfläche ruhig erscheinen, laufen darunter auf Hochtouren; oft zeigt sich das an ihrer Vorliebe für körperlich anstrengende Sportarten.

Der sehr erfolgreiche Geschäftsmann ist oft sehr eingleisig nur auf seinen Erwerbstrieb ausgerichtet. Er handelt aus einem inneren Zwang heraus und will stets der erste sein. Am liebsten würde er alle Arbeit selbst tun. Harold Geneen zum Beispiel gibt sich alle Mühe, den Milliardenkonzern ITT wie ein Ein-Mann-Unternehmen zu führen. Der extrem erfolgreiche Geschäftsmann ist wahrscheinlich sehr extrovertiert; zumindest oberflächlich gesehen neigt er sehr wenig zur Selbstbetrachtung. Oft allerdings ist er ein Einzelgänger, der für den Gelderwerb lebt wie der Spieler für das Spiel; vermutlich bedeutet ihm das Geldverdienen das, was andere Leute »Leben« nennen.

William Zeckendorf hat Denver um einen halben Kilometer von der Stelle gerückt, wie er stolz von sich behauptet. Und trotz der wirtschaftlichen Katastrophe, die sein Reich zum Einsturz brachte, konnte er einem Reporter sagen: »Was wollen Sie denn: Kommen nicht Bauten im Wert von drei Milliarden Dollar in Nordamerika auf unser Konto? Und noch sind wir nicht tot und begraben!« Natürlich übernahm sich Zeckendorf zuweilen – so mit dem Projekt, die Rennbahn von Yonkers aufzukaufen, um sie in ein Sportstadion umzuwandeln. Mit der geplanten 135 m hohen Kuppel wäre diese Arena das größte überdachte Gebäude der Welt gewesen. Dieses Vorhaben kam nicht zur Ausführung, aber sein Rathausplatz in Denver für fünfundsiebzig Millionen Dollar wurde tatsächlich gebaut. Die Energie des Manikers ist von unschätzbarem Wert. Sie leistet Großes darin, die Menschen aufzurütteln und Dinge ins Rollen zu bringen. Das Schlimme ist nur, daß der Maniker nicht immer weiß, wo er aufhören muß. Oft übernimmt er sich, um dann um so tiefer zu fallen. Genau das war bei Zeckendorf der Fall: Er scheiterte an der Finanzierung eines Immobilienprojektes von schwindelerregenden Ausmaßen. Die Rückfinanzierung klappte nicht.

Ob solche Menschen Erfolg haben oder scheitern, hängt oft einzig und allein davon ab, ob der manische Geschäftsmann einsichtig genug ist, sich nicht mit Jasagern, sondern mit den erforderlichen vorsichtigen Beratern zu umgeben. Zeckendorf hatte keine solchen Ratgeber; sein Unternehmen war fast ein Ein-Mann-Unternehmen. Charles Bluhdorn andererseits, allgemein als »Exzentriker« der Wallstreet bekannt, hat genügend Distanz, sich mit »brillanten jungen Assistenten zu umgeben, Experten auf Gebieten, auf denen er selbst sich seines abgrundtiefen Unwissens bewußt ist«. In seinem Drang, Geschäfte zu machen, schießt Bluhdorn, wie ein Reporter berichtete, zuweilen über das Ziel hinaus. »Während eines Fluges überkam ihn einmal die unstillbare Begierde, die betreffende Fluglinie zu kaufen. Ganz erpicht auf dieses Geschäft hetzte er nach New York zurück. ›Nein, Charlie‹, meinten seine Jungen, ›die Linie ist zu klein und hat zuviel Konkurrenz.‹«

Charlie Bluhdorn ist der typische, unter Hochspannung stehende Maniker. Als Schuljunge in Wien benahm er sich so unmöglich, daß sein Vater ihn auf eine Schule nach England schickte. Mit sechzehn Jahren kam er nach New York und arbeitete dort für fünfzehn Dollar die Woche bei einer Baumwollmaklerfirma. Dann nahm er für sechzig Dollar pro Woche einen Job bei einer Export-Import-Firma an, deren Büro aus einem einzigen schäbigen Zimmer bestand. Als sein Chef nach Europa reiste und ihm die Leitung übertrug, dauerte es nicht lange, und Bluhdorn verkaufte Speck nach Brasilien und Spaghetti und Malz nach Italien. Im ersten Jahr erreichte er einen Umsatz von einer Million Dollar. Er war erst einundzwanzig, als er nach Washington fuhr und den Handelsminister überredete, die Exportbeschränkungen für Malz fallenzulassen. Mit dreiundzwanzig Jahren stieg er selbst ins Geschäft ein und importierte schon bald täglich für eine Million Dollar Kaffee. Er begann mit Waren zu spekulieren – bald mit Gewinn, bald mit Verlust. Später verlegte er sich auf Automobilersatzteile, kaufte die Firma Michigan Bumpers auf, fusionierte mit einer Ersatzteilfirma in Houston und gab der Gesellschaft den neuen Namen »Gulf & Western«. In der Folge verkaufte er jährlich für hundert Millionen Dollar Autoersatzteile. Mit dieser soliden Grundlage im Rükken begann er nun, Firmen aus ganz anderen Bereichen aufzukaufen – Hunderte von Firmen. Als er zum Beispiel die New Jersey Zinc kaufte, war er imstande, innerhalb von wenigen Tagen einen Kredit von dreiundachtzig Millionen Dollar auf die Beine zu bringen, einen der höchsten Kredite, von denen man jemals gehört hatte, dreimal so hoch wie der damalige Nettowert der Gulf & Western. Sein spektakulärstes Geschäft war der Kauf der Paramount Pictures. Er finanzierte die Filme »Der Pate« und »Der Pate, II. Teil«.

Bluhdorn ist nicht imstande, sein Tempo zu mäßigen, er läuft immer auf Hochtouren. Einer seiner Partner meint, er sei wie ein Rennpferd. »Führt ihn an den Start und er liefert ein großartiges Rennen. Aber er braucht jemanden, der ihn in den Stall zurückbringt, ihm eine Decke überwirft und ihm sein Futter vorsetzt.«

»Er ist nicht aufzuhalten, und oft wird er sehr heftig. In der Wallstreet heißt er wegen seiner manischen Phasen der ›verrückte Österreicher‹. Man mißtraut ihm, vielleicht aus dem Gefühl heraus ... daß seine Launen unberechenbar sind.«

»Was passiert, wenn er sich plötzlich einbildet, so gescheit zu sein, daß er auf niemanden zu hören braucht, und dann den Boden unter den Füßen verliert?« fragte sich ein Marktanalytiker. »Die Wallstreet behält ihn nach wie vor im Auge, und sowie er wankt, werden Aktien in solchen Massen auf den Markt geworfen werden, wie es die Welt noch nie gesehen hat.«

Eine Manie kann Spaß machen und außerdem noch Geld einbringen. Aber bedeutet »manisch« nicht immer auch, daß der Betreffende eigentlich manisch-»depressiv« ist? Kommt nicht immer einmal der Augenblick, wo er seine großartigen Maniephasen teuer bezahlen muß? In der Regel ist das tatsächlich der Fall. Es kommt nur selten vor, daß eine Person mit außergewöhnlich starken Gemütsschwankungen nur manisch ist.
Für fast jeden Maniker kommt schließlich einmal der Augenblick, in dem er aus seinem Höhenflug abstürzt. Handelt es sich um einen Spieler, so wird er dann wahrscheinlich einfach den Spielkasinos fernbleiben, bis seine manische Phase wieder einsetzt. Das mag der Grund sein, warum die meisten Menschen sich von Orten wie Las Vegas in der Regel nur während ihrer Hochstimmungsphasen angezogen fühlen. In der depressiven Phase einer Gemütsschwankung verspürt man keine Lust auf strahlendhelle Lichter, lärmende Menschenmengen, zufällige Glückssträhnen und erregende Spannung.
Handelt es sich aber um einen Geschäftsmann, dann ist die Lage ernster. Auch bei ihm fällt das Stimmungsbarometer in einer Depression rapide ab, aber er kann es sich nicht leisten, alles stehen und liegen zu lassen und einfach nicht mehr zur Arbeit zu gehen. Auch bei ihm kommt es zu schwerwiegenden Persönlichkeitsveränderungen. Seine frohe Laune und seine Redelust sind dahin, er beginnt, über wirklichen und eingebildeten Verlusten zu brüten. Vielleicht kommt es sogar zu Wahnvorstellungen: Er kann sich einbilden, kein Geld mehr zu haben oder demnächst alles zu verlieren; also zieht er alle seine Mittel zusammen und gibt nichts mehr aus. Er wagt nichts mehr und vermeidet sogar die für den normalen Geschäftsablauf notwendigen Risiken. Jedes Geschäft ist per definitionem ein Risiko, mit Ausnahme vielleicht des ungeheuerlichen Mischkonzerns, der sämtliche Risiken ausschaltet, da er Markt, Zulieferbetriebe, Angestellte, Rohstoffe, die Konkurrenz und sogar den Verbraucher so fest in der Hand hat, daß sie alle nach seiner Pfeife tanzen müssen.
Wenn der Chef einer kleinen Firma in eine Depression verfällt, wenn er zu Stimmungsschwankungen neigt, wird er übertrieben vorsichtig, reizbar und knauserig. Sein auffallender Mangel an Großzügigkeit kann ruinös für die Firma werden, die er in einer überschwenglichen Stimmungsphase mühelos aufgebaut haben mag.
Eine hochangesehene und gewinnbringende neue Computerfirma, die sich auf Datenverarbeitungsprogramme spezialisiert hatte, stellt anderen Firmen im Bedarfsfall Berater zur Verfügung. Im Grunde ist sie ein Ein-Mann-Unternehmen: Der Präsident, normalerweise ein Bündel geballter Energie, prüft und unterzeichnet sämtliche Beraterverträge eigenhändig. Meist hat er eine geradezu unheimliche Fähigkeit, seine Angebote so auszubalancieren, daß sie vom Markt akzeptiert werden und seiner Firma

trotzdem einen Gewinn einbringen. Seine Gewinne in diesem hartumkämpften Bereich sind also von der Treffsicherheit seines Urteils abhängig. Als leicht Manisch-Depressiver jedoch neigt er zu Knauserigkeit, wenn seine Stimmung gerade depressiv ist. Selbst seine loyalsten Angestellten schütteln nur mit dem Kopf, wenn er sich in dieser Gemütsverfassung mit Angebotsberechnungen befaßt. Sie tun ihr Bestes, um ihn mit vernünftigen Argumenten zu überzeugen, aber trotzdem verliert er Klienten, Berater und Verträge. Sein Personal erklärt, seine Angebote stiegen und fielen in so regelmäßigen Zyklen von drei bis sechs Monaten, daß sie sich fast schon daran gewöhnt hätten; sie bemühen sich, die Kontrakte dementsprechend zu staffeln.

Oft liest man in der Zeitung von fabelhaft erfolgreichen Geschäftsleuten, die sich plötzlich, ohne jeden Grund, das Leben nehmen. »Er war sehr deprimiert«, sagte der Bruder eines leitenden Angestellten, der sich erschossen hatte. Man liest fast jeden Monat von solchen Fällen. Warum nimmt sich ein derart reicher Mann das Leben? Er hat Millionen gemacht. Er saß im Aufsichtsrat von vier größeren Unternehmen. Er besaß ein Haus in der Stadt und ein Landhaus auf Long Island.

Die Psychoanalyse hat es in Mode gebracht, solche Selbstmorde in der Überflußgesellschaft folgendermaßen zu interpretieren: Männer, die unter einem zu starken Erfolgszwang stehen, suchen den Ausweg der Selbstzerstörung aus einer neurotischen Furcht vor dem Erfolg oder infolge einer neurotischen Depression, die auf den Erfolg und dessen symbolische Bedeutung zurückzuführen ist. Ihr Verhalten ist angeblich nur Kompensation und eine Folge neurotischen Ehrgeizes. Wenn es ihnen nicht gelingt, sich selbst in einen Herzinfarkt zu treiben, gehen sie aufs Ganze.

In manchen Fällen mag das ja zutreffen, aber wie oft sind Selbstmorde und tiefe Depressionen schon neurotische Reaktionen auf Erfolg? Ich bin überzeugt davon, daß man bei besserer Kenntnis der Familiengeschichten dieser depressiven Selbstmörder im Stammbaum oft viele Beispiele für Gemütsschwankungen finden könnte. Manchen Menschen mag eine Gemütskrankheit zwar dazu verhelfen, an die Spitze vorzudringen, andere jedoch – und mit ihnen zuweilen auch ihre Angehörigen – stößt sie tief in den Abgrund, in so tiefe Verzweiflung, daß sie letzten Endes nicht anders können, als ihrer Qual ein Ende zu machen. Diese Gemütskrankheit hat in ihren beiden Formen primär chemische und genetische Ursprünge. Einen anderen »primären« Grund – Umweltbedingungen oder ähnliches – gibt es nicht, obgleich natürlich schwere Streßsituationen die genetisch bedingte Verletzbarkeit und den für den Stimmungsumschlag verantwortlichen Mechanismus auslösen können. Depressionen, weitere Selbstmorde und Alkoholismus sind in solchen Familiengeschichten häu-

fig zu finden. Natürlich unternimmt nicht jeder fabelhaft erfolgreiche Unternehmensleiter einen Selbstmordversuch oder hat einen Bruder, der sich das Leben nimmt. Aber in den Stammbäumen von Selbstmördern scheint sich eine bezeichnende Häufung von Depressionen, Alkoholismus und Gemütsschwankungen feststellen zu lassen.
Jack Dreyfus, der Präsident des Dreyfus-Fonds, meinte, er leide an einer merkwürdigen »elektrischen« Störung. Über Jahre hinweg, in denen er seine Millionen machte, ahnte kein Mensch, daß er am liebsten gestorben wäre, um seinem Elend zu entrinnen.
»Fast immer war ich mäßig bis schwer deprimiert. Ein Gefühl der Angst war immer gegenwärtig, wenn auch zu verschiedenen Tageszeiten unterschiedlich stark ausgeprägt, und in meinem Kopf jagten sich pessimistische, oft auch böse Gedanken. Ich litt unter geringfügigen Beschwerden, chronischen Schmerzen im Nacken, leichten Magenverstimmungen. Die glücklichsten Stunden waren für mich die, in denen ich – mit Hilfe von Schlafmitteln – schlafen konnte. Morgens beim Aufwachen fühlte ich mich am besten. Meist gegen Abend senkte sich eine kleine depressive Wolke auf mich herab, und meine Hände und Füße wurden eiskalt.«
Die depressive Phase der Gemütsschwankung ist qualvoll und schwer zu beherrschen oder zu verbergen. Sie verhindert schnelles Handeln und Urteilen. Sie belastet Situationen, in denen sich solche Schwächen äußerst fatal auswirken können, mit furchtbarem Pessimismus und mit Selbstzweifeln. Die Karikatur des Wallstreet-Bankiers, der sprungbereit auf seinem Fensterbrett steht, ist seit 1929 und 1930 hinlänglich bekannt. Ihr Hintergrund ist jedoch real genug, um ernsthafte Aufmerksamkeit zu verdienen, und zwar vor allem während tatsächlicher Rezessionszeiten. In den dreißiger Jahren, als Banken und Geschäftshäuser bankrott gingen, gab es viele Selbstmorde. Auch heute noch kommt es nicht allzu selten vor, daß ein ungewöhnlich erfolgreicher Geschäftsmann an Selbstmord denkt, wenn er sein Vermögen verliert. Man mag sich fragen, wie er – nur wegen des Geldes – sich so niederdrücken lassen kann. Gibt es nicht viele Männer, die ein Vermögen nach dem anderen gemacht und wieder verloren haben? Der moderne Psychiater mag sich fragen, was bei einem Selbstmord aus finanziellen Gründen an erster Stelle stand, der chemisch bedingte Stimmungsumschlag in eine tiefe Depression oder der tatsächliche finanzielle Verlust. Ich behaupte, daß die Hochstimmung oft zu Verlusten auf Grund unbesonnenen Verhaltens führt; zum Selbstmord kommt es dann infolge einer Kombination aus der Depression, die ohnehin eingetreten wäre, und der Reaktion auf den Verlust.
Große finanzielle Verluste sind für die meisten Menschen schwer zu ertragen, aber muß man deswegen gleich Selbstmord begehen? Das scheint die Sache denn doch nicht wert zu sein. Haben die Gefühle von Nutzlosig-

keit, Hoffnungslosigkeit und Verzweiflung etwa gar nichts zu tun mit der finanziellen Katastrophe? Ein depressiver Millionär, der sich bankrott glaubt und kein Lebensziel mehr vor sich sieht, hat meist noch mehr Geld flüssig, als jeder von uns je gehabt hat.

Ob eine Depression nun chemisch bedingt, reaktiv oder eine Kombination aus beidem ist, hängt ganz von dem Betroffenen und seiner persönlichen Situation ab. Eine reaktive Depression ist eine normale Reaktion auf einen Verlust; in der Regel geht sie von selbst wieder vorbei. Ihr Schweregrad ist proportional der Bedeutung des Verlustes; sie führt nur selten zu Selbstmord. Die unipolare, rekurrierende Depression und die bipolare, manisch-depressive Krankheit folgen anderen Regeln. Auch unter solchen Depressionsformen leidende Patienten suchen nach Erklärungen. Da sie nicht auf den Gedanken kommen, ihre Depression könne eine physiologische Grundlage haben, suchen sie nach äußeren Ursachen und finden auch geeignete Gründe. Von allen psychiatrischen Krankheitsbildern beinhaltet die chemisch bedingte Depression das größte Selbstmordrisiko.

Als die Zeitungen berichteten »PRÄSIDENT EINES MILLIARDENKONZERNS STÜRZT SICH 60 STOCKWERKE TIEF IN DEN TOD«, sagten seine Partner aus, der Mann habe in den letzten Wochen sechzehn bis achtzehn Stunden am Tag gearbeitet und sei »infolge der ständigen Anspannung sehr deprimiert gewesen«. In Wirklichkeit litt er vielleicht an einem folgenschweren Versagen seiner Hirnchemie.

1960 begann ich mit der Behandlung eines im 48-Stunden-Rhythmus manisch-depressiven Geschäftsmannes. Vierundzwanzig Stunden lang befand dieser Patient sich in bester Stimmung; er konnte seinen Wagen fahren, die ganze Nacht aufbleiben, ununterbrochen reden und über das Telephon seine Geschäftsabschlüsse tätigen. In den folgenden vierundzwanzig Stunden schlug seine Laune in eine pessimistische, depressive Stimmung um, er konnte sich dann kaum dazu überwinden, sein Büro aufzusuchen. Bei der Arbeit ging er seinen Partnern aus dem Weg, nahm keine Telephongespräche an und schob jede Verantwortung von sich. Diese Stimmungsschwankungen blieben sich über Jahre hinaus gleich – seine Sekretärin hielt sie getreulich fest. Sie hatte buchstäblich ihr ganzes Leben der Aufgabe gewidmet, diesen stimmungslabilen Menschen vor den katastrophalen Folgen seiner rapiden Gemütsschwankungen zu schützen. An seinen guten Tagen riß er das ganze Büro mit sich und brachte Bewegung in die Konten seiner Klienten. An den schlechten Tagen ließ er sich gute Geschäfte entgehen und versetzte jedermann durch seine Verschlossenheit in Erstaunen. Sein 48-Stunden-Zyklus ließ sich mit so großer Genauigkeit vorhersagen, daß die Sekretärin die Hoch- und Tiefphasen vorausberechnete, auf seinem Terminkalender die Anknüpfung neuer Geschäftsverbindungen und problematische Abschlüsse für gute Tage vormerkte und ihn an schlechten Tagen vor allen Anforderungen von außen abschirmte. Weil sie ihn an depressiven Tagen schützte, an euphorischen aber bestärkte, war es ihm gelungen, in seinen Unternehmungen erstaunliche Erfolge zu erzielen. Seine Klienten bekamen ihn nur zu Gesicht, wenn er, gesellig und von überzeugender Beredsamkeit, in guter Stimmung war.
Maniker wie der eben angeführte 48-Stunden-Unternehmer denken und handeln im typischen Fall so klug und geschickt, daß man einfach nicht anders kann als lächeln und mitmachen. Den Harmlosen, der gern alles glaubt, was er hört, überreden sie, und oft erreichen sie auch ihre Ziele. Und doch hinterläßt die manische Begeisterung häufig das Gefühl, als seien die zu diesem Zweck eingesetzten Mittel zu oberflächlich oder sogar höchst eigenartig, und als müsse die Sache irgendeinen Haken haben.
An einem seiner guten Tage kam dem 48-Stunden-Unternehmer der Gedanke, Antidepressiva könnten eigentlich ganz nützlich sein, um ihm über seine depressiven Tage hinwegzuhelfen. Er glaubte, durch eine Stabilisierung seiner Gemütslage könne er seine Produktivität noch steigern.

Daher arrangierte er in seinem Klub in der Wallstreet ein Essen, zu dem er mehrere führende Persönlichkeiten der pharmazeutischen Industrie einlud. Bei dieser Zusammenkunft schlug er vor, die Stimmungszyklen von Unternehmensleitern durch Drogen zu kontrollieren. Er meinte, man könne auf diese Art indirekt eine Drogenkontrolle von Wirtschaftszyklen und damit auch der Marktlage erreichen. »Aus entscheidungsscheuen Zauderern Führungspersönlichkeiten zu machen« war sein erklärtes Ziel, das er mit Hilfe eines nicht suchterzeugenden, ungefährlichen Antidepressivums anstrebte. Die Stimmung der Unternehmensleiter sollte an deren depressiven Tagen auf ein normales Niveau angehoben werden. So phantastisch dieses Projekt auch schien, gelang es ihm doch irgendwie, einen der Gäste – den Präsidenten einer pharmazeutischen Gesellschaft, der selbst leicht manisch veranlagt war –, dazu zu bestimmen, ihm einige zehntausend Gratisproben eines wohlbekannten Antidepressivums zu einer »kontrollierten Versuchsreihe« zu überlassen. Diese Proben behielt er und behandelte sich selbst damit. An depressiven Tagen nahm er seine Pillen und jeden zweiten Tag verfiel er in seine gewohnte manische Phase. Unglücklicherweise übersah er bei diesem Arrangement, daß die meisten Antidepressiva nicht nur die depressive Phase eines Stimmungszyklus abschwächen, sondern daneben auch die manische Phase verstärken. In seinem Fall verschwanden die Depressionen, aber die Manieepisoden gerieten in gefährliche Nähe einer manischen Psychose. Es war nicht nur eindeutig gesetzeswidrig, daß er sich die Antidepressiva durch einen Trick und nicht auf Verordnung des Arztes verschafft hatte – ihre Anwendung ohne ärztliche Kontrolle war außerdem gefährlich.

Zu diesem Zeitpunkt sah ich den Patienten zum ersten Mal. Seine eigenmächtige Berg-und-Tal-Medikation hatte ihn zu einem manisch-psychotischen Grenzfall werden lassen. Wie die meisten Maniker kam auch er nicht freiwillig. Seine Angehörigen hatten ihn gezwungen, mich aufzusuchen; sie drohten mit der Zwangseinweisung ins Krankenhaus, wenn er weiterhin eine Behandlung verweigerte.

Als ich in mein Sprechzimmer trat, saß er an meinem Schreibtisch und führte Ferngespräche. Er entschuldigte sich wegen dieser Eigenmächtigkeit und setzte sich, um mir seine Geschichte in der dritten Person so zu erzählen, als ob er über einen anderen spräche. Er gab sich charmant und redete sehr schnell. Er sprach zu mir wie zu einem Geschäftsfreund, nicht wie zu seinem Arzt. Ganz offensichtlich gefiel ihm der Gedanke, seinen »Pillenbetrieb« selbst zu leiten und Herr über seine Stimmung zu sein. Er war sehr zufrieden, daß es ihm gelungen war, die Tiefs seines 48-Stunden-Zyklus mittels seines Do-it-yourself-Behandlungsprogramms zu dämpfen. Noch glücklicher war er darüber, daß seine Hochs noch ausgeprägter geworden waren. Die Notwendigkeit, mich als Arzt zu konsultieren, sah er durchaus nicht ein. Seiner Ansicht nach war alles in bester Ordnung; er war einzig und allein gekommen, um seine Angehörigen zu beschwichtigen. Er wollte meine Frau und mich zum Essen einladen und bemerkte, er habe ein paar gute Börsentips für mich, die ich allerdings höflich ablehnte.

Solche Versuche, sich den Arzt durch Bestechung vom Leibe zu halten, sind nicht selten bei Manikern, die, wenn irgend möglich, die Rolle des Patienten vermeiden wollen. Nur weil seine Familie und ich darauf bestanden, erklärte er sich endlich dazu bereit, Lithium einzunehmen.

Im Verlaufe der Lithiumbehandlung schwächte sich der 48-Stunden-Zyklus ab. Die enthusiastische Stimmungslage allerdings blieb erhalten. Es handelte sich hier um den Typ einer manisch-depressiven Krankheit mit kurzer Phasendauer (vier und mehr Episoden im Jahr), die auf Lithium nicht schon nach ein oder zwei Wochen anspricht, wie das bei den anderen Formen der Fall ist. Zuweilen dauert es vier bis zwölf Monate, eine solche kurzphasige manisch-depressive Krankheit zu stabilisieren. Ehe sich die Zyklen abschwächten, brachte der Patient mir seine zukünftige Frau zur Begutachtung mit. Der damals Zweiundfünfzigjährige hatte sich schon viermal wegen »Unvereinbarkeit der Temperamente« scheiden lassen. In Wirklichkeit waren seine Frauen nicht imstande gewesen, seine manischen Phasen zu ertragen. Diesmal bestand er darauf, die Zustimmung aller fünfzehn Familienmitglieder und seines Psychiaters einzuholen. Indem er diese Zustimmung erbat, wollte er uns allen schmeicheln und zugleich beweisen, daß er ein gesundes Urteilsvermögen besaß.

Obgleich ein solcher 48-Stunden-Zyklus eine Seltenheit ist, hat doch jeder von uns Tage, an denen ihm alles gelingt, und andere, an denen alles schiefgeht. Stimmungen und Verhaltensweisen ändern sich von Tag zu Tag und von Woche zu Woche, oft auch in längeren Zyklen von einem Monat oder einem Jahr. Üblicherweise deutet man solche Stimmungsschwankungen als direkte Folge angenehmer oder widriger Umstände des täglichen Lebens. Zweifellos beeinflussen äußere Ereignisse tatsächlich unsere Stimmung. Allerdings fällt es nur wenigen von uns ein, darüber nachzudenken, ob es nicht zuweilen umgekehrt ist. In der Hochstimmungsphase einer chemisch bedingten Gemütsschwankung erleben wir eine produktive Zeitspanne, in der uns alles zu gelingen scheint. In Tiefphasen sind wir negativ eingestellt, und fast alles mißlingt uns. Diese unumstößliche Tatsache sollten Personalchefs und Industriepsychologen nicht aus dem Auge verlieren.

Wenn wir uns Zeit nähmen, unsere Stimmungen schriftlich festzuhalten, ließe sich dann in unseren guten und schlechten Zeiten eine gewisse Regelmäßigkeit erkennen? Wir alle kennen Menschen mit eingebauten »biologischen Uhren«, die sie am besten als »Tagmenschen« funktionie-

ren lassen, während andere, die »Nachtmenschen«, nachts hellwach, am Tag dagegen langsam und träge sind. So gibt es viele chemische Uhren im Menschen, die erst jetzt allmählich entdeckt werden.
Der 24-Stunden-Zyklus scheint ein bedeutsames Organisationsprinzip unserer Physiologie zu sein; denn Körpertemperatur, Blutdruck, Atmung, Herzfrequenz, Blutzucker, Hämoglobin- und Aminosäurengehalt des Blutes und der Körperflüssigkeiten verändern sich in diesem Rhythmus. Körperkraft und -schwäche wechseln mit der Tageszeit. An Düsenflugzeugpiloten durchgeführte Tests zeigen, daß die geistige Leistungsfähigkeit zwischen zwei und vier Uhr nachmittags ihren Höhepunkt erreicht; die Reaktionszeit ist dann am kürzesten, die psychomotorische Koordination am besten. Die schlechtesten Leistungen werden zwischen zwei und vier Uhr nachts erbracht.
In der Regel bestimmt der Wechsel zwischen Schlaf- und Wachzustand die Steigerung oder Verminderung des Stoffwechsels, der Darm- und Nierentätigkeit, der Körpertemperatur und vieler anderer, in enger Wechselbeziehung stehender Körperfunktionen. Verschieben wir unsere Schlafenszeit, so verschieben sich auch diese Funktionen. Da nun unglücklicherweise nicht alle Teile unseres Körpers gleich schnell reagieren, kann es geschehen, daß Herz, Nieren, Leber und Nebennieren (Adrenalin!) sich verschieden schnell an die Zeitverschiebung anpassen. Diese mangelnde Synchronisation ist auch die Ursache der unangenehmen verzögerten Anpassung unseres Körpers an den neuen Tagesrhythmus nach einem längeren Düsenflug. Daß in uns allen eine innere Uhr auf den 24-Stunden-Rhythmus eingestellt ist, wird an diesem Phänomen ganz besonders deutlich. Der Schlaf-Wach-Zyklus wird bei Manikern, die weniger Schlaf brauchen, und bei Depressiven, die entweder überhaupt nicht schlafen können oder übermäßig viel Zeit im Schlaf verbringen, besonders einschneidend gestört.
Täglich ablaufende Körperrhythmen können durch Drogen, Streßsituationen und sogar durch übermäßige Lärmbelästigung gestört werden. Hat eine milde Gemütsstörung mit ihren aus dem Gleichgewicht geratenen Rhythmen einmal eingesetzt, so besteht die Gefahr, daß sie sich selbst immer weiter aufrechterhält; denn Depressionen und Angstzustände beeinträchtigen den 24-Stunden-Rhythmus meist noch weiter. Verschlimmert werden diese Krankheitszustände noch durch eine unregelmäßige Lebensweise. Die inzwischen aus der Mode gekommenen Ruhekuren in Sanatorien wirkten sich bei »nervösen« Störungen nicht zuletzt deswegen so heilsam aus, weil sie dem Patienten einen geregelten Tagesablauf mit Schlaf, Mahlzeiten und körperlicher Betätigung vorschrieben.
Biologische Uhren sind auch durch äußere Faktoren wie Wetterlage, Wechsel von Licht und Dunkelheit und die Tageslänge beeinflußbar. Lie-

fert die Umwelt keine Anhaltspunkte für die Tageszeit, so neigen verschiedene Körperfunktionen zur Dissoziation.
Psychische Erkrankungen folgen zuweilen inneren Uhren, die von der Umwelt beeinflußt werden. Das älteste bekannte Beispiel dafür ist die Mondsüchtigkeit (Mond – lat. luna, daher »lunacy«, englisch für Wahnsinn). Eskimos, Lappen und Finnen leiden unter einer alljährlichen arktischen Psychose, dem »Winterkoller«. Manche können für ein paar Tage geradezu klinisch krank sein; sie haben Halluzinationen und paranoide Wahnideen. Eine Erklärung dafür wäre der Mangel an Kalzium, das für das Nervensystem lebenswichtig ist: Kalziummangel entsteht unter Einwirkung von Vitamin D, welches infolge der ungenügenden Sonnenstrahlung nicht in ausreichenden Mengen gebildet wird.
Der Menstruationszyklus der Frau folgt einer mondabhängigen 28-Tage-Uhr. Der Menstruationszyklus ist ein gutes Beispiel für einen normalen Zyklus, in dem schon geringfügige Abweichungen vielfältige und deutliche Symptome nach sich ziehen. Wohl 60 Prozent aller Frauen machen im Laufe ihres Zyklus Stimmungsschwankungen durch, vor allem in den vier oder fünf Tagen vor und während der Menses. Früher erklärte man diese prämenstruellen Symptome gern mit einem Widerstreben gegen die sexuelle Rolle oder mit einer Ablehnung der Weiblichkeit. Heute dagegen vermuten wir, daß viel eher ein gestörtes endokrines Gleichgewicht die Ursache ist. Die menstruellen Stimmungsschwankungen könnten Folge von Störungen des Wasser- und Natriumhaushaltes sein, die mit den abrupten hormonalen Veränderungen in der Mitte des Zyklus in engem Zusammenhang stehen. Einige wenige Frauen leiden unter so schweren prämenstruellen Spannungszuständen, daß sie allmonatlich für ein paar Tage geradezu psychotisch werden. Da man dem Lithium eine Einwirkung auf die zyklischen Wesenszüge der Gemütskrankheiten zuschreibt – es soll den Wasser- und Elektrolyt-(Salz-)haushalt regulieren –, hat man es experimentell gegen schwere prämenstruelle Spannungszustände eingesetzt. Schon früh konnten mit Lithium positive Ergebnisse sogar bei hartnäckig therapieresistenten Patientinnen erzielt werden, die vorher nicht einmal auf Antidepressiva oder Elektroschocks angesprochen hatten.
Ann, eine achtundzwanzigjährige, verheiratete Frau, Mutter dreier Kinder, wurde im Koma von der Notfallstation aufgenommen; sie hatte während der Menstruation eine Überdosis von Barbituraten eingenommen. Ihre Vorgeschichte berichtete von ungewöhnlich schweren prämenstruellen Depressionen und von drei früheren, ebenfalls während der Menstruation vorgenommenen Selbstmordversuchen. Einmal hatte sie sich die Pulsadern aufgeschnitten, zweimal hatte sie je hundert Aspirintabletten geschluckt. Alle früheren Selbstmordversuche waren als akute

medizinische Notfälle behandelt worden; danach hatte man die Patientin auf eine psychiatrische Station überwiesen. Ihre Depressionen verschwanden jedesmal einige Tage nach dem Ende der Menses, und sie wurde in ihr normales Leben entlassen.

Nach der ersten Schwangerschaft hatte sie eine Wochenbett-Depression durchgemacht, die sich durch fehlendes Interesse an ihrem Kind, Appetit- und Gewichtsverlust, Weinkrämpfe und Selbstmordgedanken äußerte. Sie hatte sich eingebildet, ihr Mann liebe sie nicht mehr. Diese Depression war so schwer, daß eine Elektroschockbehandlung notwendig wurde. In dem Jahr nach dieser Wochenbett-Depression blieb die Patientin weinerlich und reizbar und litt unter milden rekurrierenden, regelmäßig mit der Menses zusammenfallenden Depressionen. Monat für Monat wiederholten sich diese Spannungszustände, die mit Gewichtszunahme und einem Spannungsgefühl im Unterleib einhergingen; mehrere Tage vor und während der Menses wollte sie am liebsten keinen Menschen sehen. Diese menstruellen Depressionen fesselten sie oft zwei bis drei Tage lang ans Bett. Je älter sie wurde, desto stärker schienen sie aufzutreten. Nach jeder Menses gingen die Symptome zurück, und etwa zwanzig Tage lang fühlte sie sich dann ganz gesund.

Anns Gemütsschwankungen wurden vermutlich durch den Mechanismus einer biologischen Uhr ausgelöst, der mit der Biochemie des Menstruationszyklus in engem Zusammenhang stand. Sie wurde schließlich mit Lithium behandelt, und nach einem Jahr waren die monatlichen Depressionen und Perioden der Reizbarkeit verschwunden.

Zwar hat schon eine ganze Reihe von Patientinnen mit schweren prämenstruellen Depressionen auf eine Lithiumbehandlung gut angesprochen, aber bisher sind noch nicht genügend Untersuchungen durchgeführt worden, die die Wirksamkeit des Lithiums bei diesen Zuständen eindeutig beweisen könnten.

Zuweilen treten mäßig ausgeprägte Gemütsschwankungen unter der Maske körperlicher Symptome auf, als Migräne, Rückenschmerzen oder als simple Erschöpfungszustände. Es gibt extreme psychiatrische Krankheitsbilder, etwa die periodische Katatonie (zum schizophrenen Formenkreis gehörig), bei der der Betroffene aus dem Normalzustand schlagartig in einen gewalttätigen Erregungszustand oder in lähmungsartige Starre verfällt. Die Ursachen der periodischen Katatonie sind noch nicht geklärt; sie mögen in fehlerhaft ablaufenden Stoffwechselvorgängen liegen.

Die Stimmungsschwankungen bei der manisch-depressiven Krankheit gehen Hand in Hand mit Schwankungen der Körperchemie, vor allem der Flüssigkeits- und Salzmengen in den Zellen und deren Umgebung. In Stoffwechselkliniken durchgeführte Untersuchungen an depressiven Patienten zeigten ausnahmslos, daß der Flüssigkeits- und Salzgehalt ausschließlich während der depressiven Phase erhöht ist. Man weiß zwar, daß das Lithium vorwiegend den Salzhaushalt (Natriumchlorid) beeinflußt, den Mechanismus der biologischen Uhr jedoch, die die biochemischen Schwankungen des manisch-depressiven Zustands reguliert, kennt man noch nicht.

Die meisten Manisch-Depressiven sind in ihren Stimmungsschwankungen nicht so pünktlich wie der 48-Stunden-Unternehmer. Es gibt keine Regel, nach der sich die Anfallszeit vorausberechnen ließe. In den meisten Fällen werden mit zunehmendem Alter die freien Intervalle kürzer und die Krankheitsepisoden länger, zuweilen setzen letztere jedoch auch ganz plötzlich für Monate oder Jahre ganz aus. Die weitverbreitete Anwendung von Antidepressiva und antipsychotischen Drogen erschwert die Beurteilung des natürlichen Verlaufes dieser periodischen Krankheit. Mitunter ist ein angeblich neurotisches Problem, das auf eine Psychotherapie nicht ansprach, in Wirklichkeit durch eine biologische Stimmungsuhr verursacht. Ein Beispiel dafür konnte ich bei einer jungen Schriftstellerin mit einer Denkhemmung beobachten.

Judith, eine sechsunddreißigjährige Kriminalschriftstellerin, die zehn Bücher geschrieben und veröffentlicht hatte, war jahrelang einem im voraus berechenbaren Zwei-Monats-Zyklus unterworfen gewesen. Einen Monat lang war sie manisch, den nächsten depressiv. Man hatte sie an mich verwiesen, einmal zur Behandlung ihrer Gemütsschwankungen, außerdem aber auch wegen ihrer Denkhemmung, die alle zwei Monate ihre Arbeit zyklisch unterbrach. Um ihre Stimmungsschwankungen wirklich genau verfolgen zu können, bat ich sie, mich jede Woche einmal aufzusuchen.

Wenn sie in die Sprechstunde kam, erkannte ich sofort, in welcher Stimmung sie sich gerade befand. Im Monat ihrer Hochstimmung hörte ich sie schon draußen im Wartezimmer hastig und eifrig mit den Schwestern und den anderen Patienten reden. Sie benahm sich wie die Leiterin einer Gruppentherapiesitzung, lief eilig hin und her und sprühte vor Energie. Sie plauderte angeregt über ihre Projekte und ihr neuestes Buch. Sie kleidete sich attraktiv und genoß es geradezu, an dem »Experiment mit ihrer biologischen Zwei-Monats-Uhr« teilzunehmen.

Glücklicherweise hielten sich ihrer Hochphasen in Grenzen und waren ihrer schriftstellerischen Arbeit förderlich. Die Stoffe, die ihr in dem euphorischen Monat nur so zuflogen, waren wirklich neu und ungewöhnlich gut. Kritiker, denen wir Beispiele ihrer mäßig manischen Arbeitsphase vorlegten, lobten den glatten Fluß der Ideen, die sehr gut herausgearbeiteten Charaktere und die spannende Handlung. Einmal wurde ihre Hochstimmung zu stark – was sie in diesem Monat schrieb, wirkte wirr und bruchstückhaft.

Jeden zweiten Monat verfiel sie schlagartig in einen depressiven, reizbaren und ängstlichen Gemütszustand. Sie kam zu spät zu unseren Sitzungen oder vergaß sie ganz. Sie klagte darüber, daß sie, anstatt wie sonst nach fünf Stunden Schlaf um sechs Uhr früh aufstehen zu können, jetzt immer verschlafe und am liebsten den ganzen Tag im Bett verbringe. Jeder Versuch, sie während der Tiefphase zum Schreiben zu zwingen, bewirkte nur, daß sie nach allen möglichen Ausreden griff, um sich nicht an die Schreibmaschine setzen zu müssen. Begann sie dennoch zu schreiben, so starrte sie bald wieder ins Leere. In diesen depressiven, gehemmten Phasen hielt sie sich als Schriftstellerin und als Frau für einen Blender und Versager. Die guten Sachen, die sie vorher geschrieben hatte, erschienen ihr jetzt minderwertig. Sie machte einen müden und ungepflegten Eindruck. Ihre einzige Hoffnung galt dem Beginn ihrer angenehmen und kreativen Hochphase, die auch regelmäßig wieder eintrat.
Da sie wie der 48-Stunden-Unternehmer an einer kurzphasigen Form der manisch-depressiven Krankheit litt, mußte ich ihr sagen, daß zur Stabilisierung ihrer Gemütsschwankungen eine vier- bis zwölfmonatige Behandlung mit Lithium erforderlich sei. Infolge ihrer manischen Ungeduld wurde sie aber schon sehr bald der Behandlung überdrüssig und beschloß während einer Hochphase, kein Lithium mehr zu nehmen. Leider habe ich seitdem nichts mehr von ihr gehört.
Stimmungen dieser Art sind in manchen, jedoch nicht in allen Fällen in ihrem Ablauf von biologischen Uhren bestimmt; sie sind die interessantesten und am leichtesten erkennbaren Formen der Gemütsschwankung.

6 *Alkohol und Drogen: Die Selbstbehandlung von Depressionen und Angstgefühlen*

Zu den häufigsten Anzeichen einer Depression gehört eine zunehmende Abhängigkeit von Alkohol, Schlafmitteln und anderen Drogen, die wenigstens die mit der Depression verbundene oberflächliche Angst und Antriebslosigkeit kurzfristig mildern können.
Der Alkohol ist wohl das älteste dem Menschen bekannte Beruhigungsmittel, und er ist auch heute noch die am weitesten verbreitete beruhigende Droge. Andere Kulturen bedienten sich neben dem Alkohol noch einer Vielzahl anderer Drogen; den unbedingten Vorrang als Rauschmittel hat er nur in der westlichen Hemisphäre. Doch die Versuche, Angstgefühle und depressive Stimmungen mit Alkohol selbst zu kurieren, sind fast immer erfolglos. Anstatt die Schwierigkeiten zu beseitigen, vergrößert und kompliziert er sie nur. Wir betrachten Alkohol und Nikotin im allgemeinen nicht als Drogen, und doch fallen sie ebenso unter diesen Begriff wie Heroin, Kokain, Barbiturate und Amphetamine. Mit all diesen stimmungsändernden Drogen ist die Gefahr physischer und psychischer Abhängigkeit verbunden. In den Vereinigten Staaten ist heute das größte Suchtproblem die Nikotinabhängigkeit, das zweitgrößte der Alkoholismus. Daß schwer Alkohol- und Drogenabhängige zu einem ganz großen Teil depressive Menschen sind, mag überraschen. Wir haben da unsere vorgefaßten Meinungen: Der Heroinsüchtige ist im Ghetto aufgewachsen, seine Überfälle und Einbrüche begeht er, um seine Sucht befriedigen zu können. Oder wir denken an den rebellierenden Jugendlichen, der, stets auf der Suche nach neuen Sensationen, seine Aufputschmittel schluckt, Marihuanazigaretten herumreicht oder auf den LSD-Trip geht. Und schließlich gibt es noch die Ausgeflippten. Kaum bekannt, aber weit häufiger ist jedoch, daß ganz gewöhnliche Durchschnittsmenschen – so etwa eine mir bekannte junge Hausfrau – davon überzeugt sind, daß »Drogen es einem ermöglichen, weiterzuleben, wenn man eigentlich alles satt hat – sie betäuben die Qual, die den Menschen kaputtmacht. Drogen können eine große Hilfe sein.«
Drogen in der einen oder anderen Form nehmen in der amerikanischen Gesellschaft eine zentrale Stellung ein. Der Amerikaner geht zum Arzt und fühlt sich betrogen, wenn er nicht ein Rezept für Tabletten, Kapseln oder ein Tonikum bekommt. Die Ärzte schreiben jährlich über 800 Millionen Rezepte aus, ein Viertel davon für stimmungsändernde Drogen. Neben den vom Arzt verschriebenen Drogen ist in jedem beliebigen Drugstore eine Riesenauswahl von chemischen Mitteln rezeptfrei erhält-

lich. Tag für Tag versprechen uns Werbeslogans in Zeitschriften und im Fernsehen schnelle Erlösung von wirklichen und zuweilen auch nur eingebildeten Übeln. Einige Drogen, nämlich der Alkohol, das Koffein im Kaffee und das Nikotin, haben sich so eingebürgert, daß man sie überhaupt nicht mehr als solche betrachtet.

Das Drogenschlucken ist für einen ansehnlichen Teil der Bevölkerung gewissermaßen zum Ritual geworden. Beim leisesten Anzeichen von Schmerz oder Unbehagen greift man nach einer Pille. Der Glaube des Amerikaners an sofortige Erleichterung – ein Nebenprodukt des schnellen technologischen Fortschritts – verlangt nach umgehend wirksamen Heilmitteln. So schluckt denn die ganze Nation ihre Pillen, um einschlafen zu können, um wach zu werden, um abzunehmen, um Magenverstimmungen zu vertreiben, um die Fruchtbarkeit zu erhöhen, um die Empfängnis zu verhindern, um Spannungsgefühle zu lösen, um der Erschöpfung Herr zu werden, um die Stimmung zu heben.

Soll man sich dann wundern, wenn der Depressive zu Alkohol und Pillen greift? Er ist besonders anfällig, denn er braucht die Hilfe viel notwendiger als andere. Und meist findet er sie nicht – er weiß nicht, wo er sie suchen soll – er weiß ja nicht einmal, daß es Hilfe für ihn gibt. Verzweifelt, niedergeschlagen und entmutigt verfällt er in immer tiefere Angst und Enttäuschung. Er kann dem Teufelskreis nicht entkommen, denn er begreift nicht, was eigentlich mit ihm los ist.

Allzuoft verkennen auch andere den bedrohlichen Ernst seines depressiven Zustands. Die Familie spielt sein Problem herunter mit Phrasen wie: »Kopf hoch!«, »Das bildest du dir alles nur ein!« oder »Das sind nur die Nerven!« Der Arbeitgeber bekrittelt die mangelnde Arbeitsleistung, spürt jedoch nur selten, daß ihr eine Depression zugrunde liegt. Der Arzt übersieht das Problem oder, was wahrscheinlicher ist, er stellt nicht die richtige Diagnose und verschreibt anstelle eines spezifischen Antidepressivums aufs Geratewohl ein mildes Beruhigungsmittel. So ist es nur zu begreiflich, daß der Depressive im Alkohol Zuflucht sucht und – ganz natürlich und voraussehbar – sehr viel schneller als unter anderen gegebenen Umständen zum Alkoholiker wird.

Stimmungsändernde Substanzen – neben dem Alkohol – sind keineswegs etwas Neues. Seit jeher hat sich der Mensch einer Vielzahl chemischer Mittel bedient, um Veränderungen des Verhaltens, der Stimmung und der Wahrnehmungsfähigkeit herbeizuführen, und selbstverständlich waren die ältesten psychoaktiven Drogen natürlich vorkommende Substanzen. Der Mohn zum Beispiel, aus dessen Samen die Narkotika Opium, Morphium, Codein und Heroin gewonnen werden, wurde schon 5000 Jahre vor Christus von den Sumerern angebaut. Im Westen bedienten sich im 16. Jahrhundert die europäischen Ärzte des Opiums bei der

Behandlung einer ganzen Reihe von Krankheiten, zum Beispiel bei Taubheit, Asthma, Gelbsucht, Frauenleiden und Depressionen (damals Melancholie genannt).

Eine andere natürlich vorkommende, stimmungsändernde Droge mit langer Vorgeschichte stammt von der Kokapflanze. Obgleich die aktive Substanz, das Kokain, erst 1844 isoliert wurde, wird diese Pflanze schon seit dem Jahre 1000 in den Peruanischen Anden in großem Umfang angebaut. Von den Inkas vor allem bei religiösen Zeremonien angewandt, wurde sie besonders deswegen hoch geschätzt, weil sie Ermüdungserscheinungen mindert, Energie und Ausdauer steigert und die Wahrnehmungsfähigkeit erhöht. Nach der Eroberung des Inkareiches verbreitete sich die Verwendung von Kokain auch in Europa. Die katholische Kirche stand solchen Experimenten ablehnend gegenüber, bis Papst Leo XIII. gegen Ende des 19. Jahrhunderts selbst einen Versuch mit der Droge machte und einen »asketischen« Zustand erreichte. Daraufhin wurde Koka für religiöse Zwecke offiziell freigegeben.

Das Kokain fand zunächst als Lokalanästhetikum Anwendung, denn die Droge blockiert die Weiterleitung von nervösen Impulsen. 1884 bemerkten der Ophthalmologe Carl Koller und kein Geringerer als der Psychoanalytiker Sigmund Freud seine Auswirkungen auf das Zentralnervensystem. Freud trat für den Einsatz von Kokain zur Heilung der Morphiumsucht ein. Im Gegensatz zum Opium, welches dämpfend auf das Zentralnervensystem wirkt, hat das Kokain einen stimulierenden und erregenden Effekt. Bei den Intellektuellen und den gebildeten Ständen wurde das Kokain schnell beliebt. Ärzte und Dichter zählten zu seinen begeistertsten Anhängern. Morphiumsüchtige merkten, daß sie mit Kokain das gleiche Rauscherlebnis erzielen – und ebenso süchtig werden konnten. Bis 1906 das Gesetz über Nahrungs- und Arzneimittelreinheit in Kraft trat, war Kokain ein häufiger Zusatz in alkoholfreien Getränken, Stärkungsmitteln und freiverkäuflichen Arzneien.

Auch die Geschichte des Marihuana zeigt eine lange und enge Verbindung mit dem Menschen und seinen Stimmungen. Seine Anwendung ist zum ersten Mal im Jahre 2737 v. Chr. belegt. Ein chinesisches Handbuch der Medizin führt es als Heilmittel für Gicht, Rheumatismus, Malaria, Beri-Beri, Schwächezustände bei der Frau, Verstopfung und Zerstreutheit an. Um das Jahr 400 v. Chr. glaubten die Hindus, die Pflanze sei die Wohnstätte des Engels der Menschheit; ihre Verwendung war streng auf religiöse Zeremonien beschränkt. Nachdem die Pflanze sich über den arabischen Kulturkreis verbreitet hatte, gelangte sie über die Handelswege auch nach Europa, Afrika und – über den Sklavenhandel – schließlich in die Neue Welt. Heute ist sie in den Vereinigten Staaten die am weitesten verbreitete gesetzlich verbotene Droge.

Opium, Kokain und Marihuana stellen nur einen Bruchteil der natürlich vorkommenden und synthetischen Drogen dar, deren sich der Mensch bedient, um in einen Rauschzustand zu gelangen und sich selbst, seinen depressiven Stimmungen und seiner Umwelt zu entkommen. Offenbar hat jeder Kulturkreis eine Pflanze entwickelt, mit deren Hilfe der geistige Standpunkt zu verändern ist. Obgleich diese drei Drogen jahrhundertealt und relativ leicht verfügbar sind, verhindern ihr in unserem Land illegaler Status und ihr suchterzeugendes Potential, daß Erleichterung suchende Depressive sich ihrer ebenso oft und gern bedienen, wie sie zu Alkohol, Barbituraten und Amphetaminen greifen. Der Alkohol nimmt in der Geschichte eine einzigartige Stellung als die älteste Droge des Menschen ein. Da zur Alkoholgewinnung nichts weiter nötig ist, als daß man eine gesüßte Flüssigkeit einige Tage lang an einem warmen Ort stehen läßt, nehmen Archäologen und Anthropologen eine zufällige Entdeckung an; primitive Menschen fanden heraus, daß Beerensaft, den man in seinen Behältern längere Zeit in den dunklen, warmen Höhlen stehen ließ, sich in ein ziemlich stark wirkendes Getränk verwandelte. Eine formelle Anerkennung der stimmungsändernden Eigenschaften des Alkohols findet sich schon sehr früh. Die Bibel, die Literatur der alten Griechen, Römer, Inder und Perser, die Werke deutscher Dichter und französischer Romanciers sowie die Theaterstücke und Gedichte Shakespeares sind gespickt mit Hinweisen auf die körperlichen und geistigen Folgen des Trinkens.
»Laß ihn trinken und seiner Armut vergessen, und er wird seines Elends nicht mehr gedenken«, meint die Bibel. Horaz schreibt: »Welche Wunder wirkt nicht der Wein! Er... befreit den furchtsamen Geist von seiner Bürde.« Und Milton: »Wein badet den ermatteten Geist in Entzücken, weit wirksamer als alle glückseligen Träume.«
Hundert Millionen Amerikaner trinken; für zehn Prozent von ihnen, das heißt für zehn Millionen, stellt der Alkohol ein Problem dar. Meist sind diese Leute keine hoffnungslosen Alkoholiker, sondern Durchschnittsmenschen Mitte der Dreißig oder Vierzig, mit guter Stellung, intaktem Heim und Familienleben. Mindestens sechseinhalb Millionen unserer Werktätigen gehören zu dieser Gruppe. Sie kosten die Wirtschaft durch Abwesenheit und verminderte Leistungsfähigkeit über zehn Milliarden Dollar im Jahr.
Statistiken machen das ungeheure Ausmaß des amerikanischen Alkoholproblems einigermaßen deutlich. Zweihunderttausend Beamte und Angestellte sind regelrechte Alkoholiker. Die Hälfte aller tödlichen Autounfälle des vergangenen Jahres waren auf Alkohol zurückzuführen (dreißigtausend); wiederum an der Hälfte davon war ein Alkoholiker beteiligt. 60 Prozent der in staatliche Heilanstalten eingewiesenen Männer sind Alkoholiker, und eben diese Patienten weisen eine Rückfall-(und

Wiedereinweisungs-)quote von 100 Prozent auf. Vierzig Prozent aller Fälle, die vor dem Scheidungsrichter landen, hängen ebenfalls mit Alkohol zusammen. Dreißig Prozent aller Selbstmörder sind Alkoholiker; das heißt, die Selbstmordrate der Alkoholiker liegt 58mal so hoch wie die der Gesamtbevölkerung. Diese letzte statistische Angabe läßt unberücksichtigt, daß der Alkoholgenuß an sich schon eine Art »chronischen Selbstmords« darstellt, wie Karl Menninger gesagt hat. Die Hälfte aller Mordfälle in den Vereinigten Staaten kommt ebenfalls auf das Konto des Alkoholgenusses.

Es ist paradox, daß gerade die Droge, mit deren Hilfe der Depressive seine Stimmung heben will, an sich ein dämpfendes Mittel ist. Und doch scheint die anfängliche Wirkung des Alkohols eher eine stimulierende zu sein. Er scheint Energie und Impulse freizusetzen, Triebe zu enthemmen und Hemmungen abzubauen. Der erste Drink – oder die ersten Drinks – erzeugen eine Euphorie. Letztlich jedoch führt das Trinken, wenn genügend Zeit vergangen ist oder übermäßige Alkoholmengen konsumiert wurden, zu Stumpfheit, Trägheit und endlich zu Niedergeschlagenheit, zum Einschlafen oder zu Betäubung, ganz zu schweigen von den Kopfschmerzen und der Müdigkeit des verkaterten nächsten Morgens. Diese gegensätzlichen Eigenschaften des Alkohols, das Auf und Nieder waren es, die einen guten Beobachter veranlaßten, ihn als den »großen Betrüger« zu bezeichnen.

Der konsumierte Alkohol wird sehr schnell durch die Schleimhäute des Magens und des Darmes in den Blutstrom aufgenommen. Da kein Verdauungsprozeß stattfindet, ist im Blut in verhältnismäßig kurzer Zeit ein sehr hoher Spiegel erreicht, und der Alkohol zirkuliert durch den Körper und durch alle Organe, einschließlich des Gehirns.

Alkohol wird zwar schnell aufgenommen, aber ziemlich langsam wieder ausgeschieden; noch achtzehn Stunden nach der Aufnahme können Spuren im Blut nachgewiesen werden. Ein Teil der genossenen Menge wird mit dem Urin und mit dem Schweiß durch die Haut wieder abgegeben. Der größte Teil jedoch wird im Körper in Kohlendioxyd, Wasser und Energie umgesetzt. Der Oxydationsprozeß beginnt in der Leber. Pro Stunde setzt eine Person mit 70 kg Körpergewicht 7 bis 9 Gramm reinen Alkohol um, das heißt, der Abbau geht verhältnismäßig langsam vor sich. Daher verbleiben Restmengen von Alkohol noch eine erhebliche Zeit im Körper und können hier ihre Wirkung ausüben.

Dem Anthropologen Donald Horton zufolge, der bei zahlreichen primitiven Sozialgemeinschaften Untersuchungen über Alkoholgenuß durchgeführt hat, sind Verbreitung und Bedeutung des Alkohols in fast jeder Gesellschaft unmittelbar auf seine angstlösenden Eigenschaften zurückzuführen:

»Das ist offensichtlich die einzige universell gültige Erklärung, die es möglich macht, den Konsum alkoholischer Getränke, die Trinksitten und die Einstellung der Menschen jeder beliebigen Gesellschaft zum Alkohol zu verstehen. Diese Erklärung gilt für hochentwickelte und zivilisierte Gesellschaften ebenso wie für die primitiven Gesellschaftsformen der Jäger oder Körner- und Beerensammler.«

Karl Menninger betrachtet den Alkoholismus als »einen unheilvollen Versuch der Selbstbehandlung«. Jeder Psychiater, der einmal mit depressiven Patienten zu tun hatte, kann diese Behauptung nur bestätigen. Wer sich mit Depressionen beschäftigt, ist – genau wie der Erforscher des Trinkverhaltens – mit diesem Syndrom ganz besonders vertraut: Der Patient bedient sich des Alkohols, um sich damit selbst zu behandeln.

Ich denke da auch an meine eigenen Patienten, die zunächst im Alkohol Hilfe suchten. In jedem einzelnen Fall war der Griff zum Glas unglücklicherweise nur der Auftakt zu späteren schwerwiegenden Komplikationen.

Harry, 45 Jahre alt, stellte fest, daß sein Geschäft nicht mehr gut ging. Als Kleiderfabrikant war er von der rückläufigen Marktentwicklung, von Materialknappheit, steigenden Kosten und der schwindenden Kauffreudigkeit der Kunden hart betroffen. Laufende Kosten und Hypothekenraten auf sein Haus in einem wohlhabenden Vorort hatten im Verein mit einer extravaganten Frau und zwei Kindern auf dem College schon den größten Teil seiner Ersparnisse aufgezehrt. Als das Geschäft weiter flau blieb, reagierte er mit einer Depression. Ein Drink vor dem Mittagessen diente der Entspannung, ein weiterer bei Büroschluß bereitete ihn auf seine Familie vor. Wenn er nach Hause kam, trank er mit seiner Frau zusammen ein paar Gläser, und einen letzten Drink nahm er, ehe er zu Bett ging. Es dauerte nicht lange, und er brauchte alle paar Tage eine ganze Flasche.

Jennifer war eine neunundzwanzigjährige Patientin, die eine Woche nach dem Tod ihres Mannes stark zu trinken begann. Während seiner langen, qualvollen Krankheit hatte sie mit den Fragen der Kinder, ihrer eigenen Angst vor dem drohenden Verlust und ihrer zunehmenden Sorge um die Zukunft fertig werden müssen. Sie blieb in guten Verhältnissen zurück, aber darum ging es offenbar gar nicht. Eigentlich war alles in Ordnung, nur hatte sie sich beim Trinken nicht mehr in der Hand, vor allem an jenen gefürchteten Abenden, die sie allein zu Hause verbrachte. Wenn die Kinder eingeschlafen waren, wurden Anspannung und Depression bei ihr so stark, daß nur noch der Alkohol eine Linderung brachte.

Woher die Depression stammt, spielt kaum eine Rolle. Die Apathie, der Mangel an Selbstvertrauen, der verminderte Appetit und Sexualtrieb des Patienten können durch chemische Abweichungen in den Zellen des Gehirns verursacht sein – die gleichen chemischen Abweichungen, die auch Ursache der manisch-depressiven Krankheit oder der rekurrierenden metabolischen Depression sind. Nicht immer muß ein bestimmtes äußeres Ereignis oder eine Streßsituation erkennbar sein. Andererseits ist es durchaus möglich, daß die Depression aus ganz bestimmten Streßzuständen hervorgeht, mit denen der Betreffende nicht fertig wird. Finanzielle Verluste, ein Todesfall in der Familie, Zurückweisung durch oder Trennung von einem geliebten Menschen, eine – echte oder eingebildete – körperliche Krankheit, Versagen im Beruf oder in der Schule können eine Depression auslösen. Was immer die Ursache sein mag, das Ergebnis bleibt das gleiche: Der Patient beginnt zu trinken, weil er glaubt, auf diese Weise seine Verzweiflung und Enttäuschung lindern oder wenigstens vergessen zu können. Vergebliche Hoffnung – anstatt seine Stimmung zu heben, kann ihn der Alkohol noch tiefer in den Abgrund der Verzweiflung stürzen. Der Patient reagiert darauf unter Umständen so, daß er immer mehr Alkohol zu sich nimmt; zum Schluß hat er dann nicht nur eine Depression, sondern dazu noch ein handfestes Alkoholproblem. Der Alkoholismus kann sogar das Grundproblem der Depression vollständig überdecken. Der Arzt, der den Patienten zu diesem Zeitpunkt zu sehen bekommt, stellt vielleicht die Diagnose »Alkoholabhängigkeit« und richtet seine gesamte Behandlung darauf aus, das Alkoholproblem in den Griff zu bekommen. Die darunter versteckte Depression, die einer Therapie mit antidepressiven Medikamenten bedürfte, nimmt er möglicherweise gar nicht wahr.

John, 34 Jahre alt, stellte sehr hohe Anforderungen und war als Perfektionist bekannt. Er war sehr ordentlich und in seinem Denken und Verhalten von inneren Zwängen bestimmt. Seine Freunde sagten im Scherz, er plane jeden Tag wie einen Feldzug. Seine Angehörigen meinten, über seiner Haustür müßte eigentlich geschrieben stehen: »Jedes Ding an seinem Platz, einen Platz für jedes Ding!« Seine Pedanterie, über die sich seine Arbeitskollegen oft köstlich amüsierten, war für seine Frau und seine Kinder, die unter seiner Strenge und Fühllosigkeit litten, durchaus nicht amüsant. Und schließlich zeigten sich die Folgen der stetigen Anspannung und Mühe, die Familie und die Mitarbeiter seinen strengen Maßstäben anzupassen und es zu ertragen, daß sie immer wieder hinter seinen Erwartungen zurückblieben. Er wurde müde, unlustig, mutlos und zuletzt depressiv. Aus einem Abendtrunk, der ihm das Einschlafen erleichtern sollte, wurden schnell fünf oder sechs Gläser, die er brauchte, um den Tag durchzustehen.

Diese alltäglichen und ziemlich typischen Fallgeschichten zeigen, wie das Trinken zum Problem werden kann. Ein echter Alkoholiker, der vielleicht, wie Harry, Jennifer oder John angefangen hat, trinkt schließlich, weil er nicht anders kann. Sein Problem ist die chemische oder metabolische Reaktion seines eigenen Körpers auf Äthylalkohol. Wenn er die chronische Alkoholaufnahme, mit der er einen bestimmten Blutspiegel aufrechterhält, nicht weiterführt, kommt es zu Entziehungserscheinungen.

Das in diesen Fallgeschichten dargestellte Trinken nennt man »sekundären Alkoholismus«, das heißt Trinken zu dem Zweck, einen primär vorhandenen emotionellen Krankheitszustand, zum Beispiel eine Depression, zu überspielen. Diese Form des Alkoholismus ist nicht immer Symptom einer maskierten Depression oder ein sogenanntes depressives Äquivalent; sie kann auch für schwerere geistige Störungen – etwa eine Paranoia oder eine manisch-depressive Krankheit – symptomatisch sein. Ist jedoch eine unterschwellige Gemütserkrankung erkannt und einer Behandlung mit Lithium und Antidepressiva zugeführt worden, so wird sich mit großer Wahrscheinlichkeit auch das Alkoholproblem bessern, wenn es nicht schon den Zustand einer chronischen Alkoholabhängigkeit erreicht hat. Und selbst dann werden die Exzesse unter Umständen weniger ausgeprägt sein, wenn die Depression unter ständiger Lithiumkontrolle bleibt. Liegt dem Alkoholismus eine heilbare Depression zugrunde, dann ist seine Prognose besonders günstig.

Der primäre Alkoholismus oder die chronische Alkoholabhängigkeit ist ein viel komplizierteres und schwereres Krankheitsbild. Der Alkoholabhängige ist unheilbar. Mit oder ohne Behandlung bleibt er bis zu seinem Tod ein Alkoholiker, genauso, wie ein Diabetiker trotz der Insulinbehandlung ein Diabetiker oder der Manisch-Depressive mit seiner Lithiumtherapie ein Manisch-Depressiver bleibt.

Manche Fachleute sind der Meinung, der primäre Alkoholismus sei *soziologisch* bedingt. Sie weisen darauf hin, daß in bestimmten Kulturen die Alkoholismusquote niedrig liegt (bei Italienern, Chinesen, orthodoxen Juden, Griechen, Portugiesen und Spaniern), in anderen dagegen hoch (bei Nordfranzosen, Amerikanern und Irisch-Amerikanern). Diese soziologische Schule stellt heraus, daß bestimmte Kulturen den Alkoholismus zwar fördern, unkontrolliertes Trinken jedoch scharf verurteilen. In manchen Kulturen, so etwa bei den orthodoxen Juden, übt die Gruppe eine Kontrollfunktion aus, andere wiederum kennen eine solche Kontrolle nicht. Soziologen sind der Ansicht, der Alkoholismus sei in der Hauptsache erlerntes Verhalten. Kinder von Alkoholikern werden oft ebenfalls zu Alkoholikern. Allerdings könnte diese Tendenz ebenso gut auf eine biologische Determinante hinweisen.

Möglicherweise ist der primäre Alkoholismus auch auf *psychologische* Ursachen zurückzuführen; in diesem Fall wäre der alkoholgefährdete Persönlichkeitstyp ein Ergebnis früher psychischer Spannungen. Die

meisten Psychoanalytiker neigen zu dieser Deutung. Diese Alkoholiker sind wahrscheinlich Angstgefühlen und Depressionen gegenüber weniger widerstandsfähig und suchen einen Ausweg im Alkohol.
Die meisten Menschen mit Trinkproblemen weisen deutliche Anzeichen physiologischer Abhängigkeit auf, und eine dritte Deutung des Alkoholismus ist dann auch die *biochemische*. Als biologisch orientierter Psychiater neige ich wie viele meiner Kollegen am ehesten dieser Erklärung zu. Wir vertreten die Hypothese, daß die schwersten Formen des Alkoholismus aus einer genetisch vererbten metabolischen Störung herrühren, aufgrund deren der Körper seine eigenen, eine Abhängigkeit fördernden Substanzen produziert. Diese Deutung würde auf eine gemeinsame physiologische Basis aller Formen der Drogenabhängigkeit hinweisen, und sie würde auch erklären, warum Alkoholiker oft eine Toleranz nicht nur gegenüber dem Alkohol, sondern auch gegenüber Schlafmitteln und anderen Drogen entwickeln.
Die meisten Fachleute neigen dazu, alle drei Theorien zu einem experimentellen, mehrschichtigen Arbeitsmodell zu kombinieren; sie gehen davon aus, daß der Mensch, der zum Alkoholiker wird, auf Alkohol auf eine ganz bestimmte Art und Weise reagiert, die vermutlich sowohl physiologisch determiniert als auch genetisch vererbt ist. Das Trinken verschafft ihm Erleichterung und Entspannung; außerdem weist er ganz bestimmte Persönlichkeitsmerkmale auf: Es fällt ihm schwer, mit Depressionen, Frustrationen und Angstgefühlen fertigzuwerden. In der Regel gehört er einer Kultur an, in der das Trinken in Gesellschaft nahezu ein Zwang ist, während gleichzeitig kulturell induzierte Schuldgefühle sowie eine Unsicherheit hinsichtlich des angemessenen Trinkverhaltens vorhanden sind.
Beim Alkoholabhängigen kommt es schließlich dahin, daß er nur noch für den Alkohol lebt; sein ganzes Leben dreht sich um die Beschaffung und den Konsum von Alkohol, und meist hält er diesen Zustand vor aller Welt geheim. Fast immer wird er gezwungen sein, zu lügen und zu betrügen, er entfernt sich innerlich von Freunden und Familie und es kommt zu schweren Persönlichkeitsveränderungen. Einst ein durchaus sympathischer Mensch, kann er durch seine Trunksucht zu einer unangenehmen und sogar wirklich gefährlichen Person werden. Er kann sich unheilbare Hirn- oder Leberschäden zuziehen. Endlich wird er ganz offenkundig zum Trinker, und mit fast hundertprozentiger Wahrscheinlichkeit wird er bei aller Willenskraft nicht mehr fähig sein, mit dem Trinken aufzuhören, wenn ihm nicht jemand dabei hilft.
Barbiturate und Sedativa sind dem Alkohol insofern ähnlich, als sie das Zentralnervensystem dämpfen. Diese Mittel sind synthetisch hergestellte Drogen. Barbitursäure, die Stammsubstanz, wurde 1864 synthetisiert,

der erste handelsfähige Abkömmling kam jedoch erst nach der Jahrhundertwende auf den Markt. Obgleich über 2500 verschiedene Derivate synthetisiert und untersucht worden sind, sind heute nur etwa 50 von ihnen im Handel.

Im Lauf der vergangenen Jahrzehnte sind zahlreiche andere synthetische Substanzen entwickelt worden. In ihren suchterzeugenden Eigenschaften gleichen sie im allgemeinen den Barbituraten. Mit zunehmender Dosis kommt es wie beim Alkohol zum Phänomen der Toleranz, das heißt, man braucht immer mehr, um die gleiche euphorische Wirkung zu erzielen. Arzneimittelabhängigkeit ist in Amerika sehr häufig, vor allem bei solchen Menschen, die zunächst wegen einer mit ihrer Depression einhergehenden Schlaflosigkeit Sedativa nahmen.

Sedativa können zwar gegen eine Depression nichts ausrichten, werden jedoch gegen die Begleitsymptome Spannung, Angst und Schlaflosigkeit verordnet. In kleinen Dosen führen Barbiturate und andere Schlafmittel zu einer Beruhigung des Patienten, größere Dosen lassen ihn einschlafen. Genügt die größere Dosis nicht ganz, um den Schlaf herbeizuführen, so kommt es zu Euphorie, Desorientiertheit, motorischer Unsicherheit und verwaschener Sprache. Der Patient kann den Eindruck erwecken, als habe er getrunken; in Wirklichkeit ist er nur halb wach und durch die Schlafmittel verwirrt. Es besteht also äußerste Gefahr, daß der depressive Patient zu einem Mißbrauch der Sedativa gelangt; auch sie gehören zu den Drogen, die wahrscheinlich in jeder Hausapotheke zu finden sind und die man in immer größeren Dosen einnehmen kann, bis man schließlich abhängig wird. In der Tat besagen Untersuchungen über Barbiturate und andere Schlafmittel wie zum Beispiel Chloralhydrat und Paraldehyd, daß auch sie einen Rauschzustand herbeiführen, dem Alkoholiker den Alkohol ersetzen und seine Gier fast völlig stillen können.

Neuerdings sind Barbiturate besonders bei Frauen sehr beliebt. Vielleicht entspricht das den Zuständen im 19. Jahrhundert: Damals war es üblich, daß die Männer ausgingen und in den Saloons tranken, während die Frauen züchtig zu Hause blieben und Opiate (Laudanum) nahmen. Im neunzehnten Jahrhundert, vor dem Verbot der Opiate, waren zwei Drittel der Konsumenten Frauen. Daß die Frauen heute dazu neigen, bei Barbituraten und nicht im Alkohol Trost zu suchen, mag vielleicht auch erklären, daß es bedeutend weniger weibliche (33 Prozent) als männliche (66 Prozent) Alkoholiker gibt. Früher glaubte man, die Frauen scheuten sich, ihre Trunksucht offen zuzugeben und Hilfe zu suchen. Aber vielleicht ist es wirklich so, daß sie weniger trinken und statt dessen Tabletten nehmen. In der Tat wurden 63 Prozent aller im Jahre 1967 verordneten Barbiturate, 66 Prozent aller nicht aus Barbituraten bestehenden Schlafmittel und Hypnotika und 68 Prozent aller angstlösenden Drogen, zu denen auch die leichteren Tranquilizer Librium, Valium und Miltaun gerechnet werden, an Frauen ausgegeben. 68 Prozent aller psychoaktiven Drogen, 71 Prozent aller Antidepressiva und 80 Prozent der Amphetamine gingen ebenfalls an Frauen.

Gallup-Umfragen ergaben, daß 1968 insgesamt 35 bis 40 Millionen Amerikaner, also ein Viertel aller Erwachsenen, angstlösende und stimmungsändernde Drogen nahmen. Die Gesamtzahl aller Amerikaner, die irgendwann im Laufe ihres Lebens eine psychoaktive Droge eingenommen haben, wird auf 80 bis 90 Millionen, das heißt, auf zwei Drittel der Gesamtbevölkerung von 1967, geschätzt.

Im Bereich der stimulierenden harten Drogen wird der schlimmste Mißbrauch mit den Amphetaminen, synthetisch hergestellten Stimulantien, getrieben. Diese wurden 1930 zunächst als Vasopressoren entwickelt, das heißt als Substanzen, die durch eine Engerstellung der Blutgefäße den Blutdruck erhöhen; heute gibt es über siebzig verschiedene Amphetamine und amphetaminähnliche Verbindungen. Die bekanntesten sind wohl das Benzedrin, das Dexedrin und das Methedrin (in der Drogenszene als »Speed« bekannte Aufputschmittel).

Amphetamine stimulieren das Zentralnervensystem, sie bereiten den Körper auf verstärkte geistige und körperliche Anstrengung vor und steigern die Energiereserven; ihre Wirkung ähnelt der des Adrenalins. Sie bewirken vor allem eine Steigerung der Wachheit, Munterkeit und Konzentrationsfähigkeit, daneben aber auch eine Verminderung der Ermüdbarkeit und eine Zügelung des Appetits. Der Konsument ist in gehobener Stimmung, gut gelaunt und fühlt sich »einfach fabelhaft«. »Dr. Feelgood« nennt man daher in Amerika gewisse Ärzte, die im Widerspruch zu Gesetz und ärztlicher Ethik Amphetamine mißbräuchlich zur Behandlung von Fettleibigkeit und Depressionen einsetzten und aus ihren Patienten Kapital schlugen, indem sie sie in die Drogenabhängigkeit trieben. Solche Patienten müssen dann auf unbestimmte Zeit wöchentlich oder sogar täglich den Arzt aufsuchen, nur um ihre Sucht nach Amphetaminen zu befriedigen.

Als sich die Nebenwirkungen dieser Stimulantien herumsprachen, kam es schnell dazu, daß verschiedene andere Gruppen die Amphetamine zu nichtmedizinischen Zwecken verwendeten. Unzählige Studenten nehmen Aufputschtabletten, um die ganze Nacht wachbleiben und für ihre Abschlußexamen pauken zu können; Lastwagenfahrer bedienen sich ihrer auf nächtlichen Überlandfahrten, um am Steuer wachzubleiben, Sportler nehmen Amphetamine vor Fußballspielen, Wettschwimmen oder Rennen, um ihr Durchhaltevermögen zu erhöhen und ihre Leistung zu steigern. Die Wirkung ist nur kurzfristig. Das Bedürfnis nach Schlaf oder Ruhe wird durch die Amphetamine nur hinausgeschoben, nicht aber

aufgehoben. Läßt der Rausch nach, so bricht der Betreffende oft völlig erschöpft zusammen und der künstlich erzeugte Reizzustand schlägt abrupt in eine Depression um. Die furchtbaren Folgen des Amphetaminmißbrauchs im amerikanischen Leben bedürfen keiner näheren Schilderung. »Speed« ist vor allem bei den Jugendlichen zu einer Form des Lebens – und des Sterbens – geworden, und jeder von uns hat an Freunden oder Kindern von Freunden beobachten können, welche Verheerungen diese Droge anrichtet. »Speed« ist nur die schnelle amerikanische Methode, einen Rauschzustand herbeizuführen, und viele Amerikaner wünschen sich offenbar nichts dringender als einen permanenten Rauschzustand.
Der Amphetaminmißbrauch ist kaum weniger bedenklich als das Alkoholproblem. Ungefähr fünf Milliarden Tabletten werden jährlich allein in den Vereinigten Staaten hergestellt, und nur die Hälfte davon wird nach ärztlicher Verordnung eingenommen. Der Rest kommt ohne Rezept über den illegalen Drogenmarkt unter die Leute. 1972 wurde dieser Untergrundmarkt durch strengere Vorschriften für die Ärzte, die diese Drogen verabreichen, teilweise unter Kontrolle gebracht.
Die Amphetamine sind eine besonders stark wirkende und bei Mißbrauch besonders gefährliche Gattung von Drogen, da der Konsument in den meisten Fällen genau wie beim Alkohol eine Toleranz für eine bestimmte Dosis entwickelt. Um die gleiche Wirkung zu erzielen, muß er die Dosis erhöhen. Bei hohen Konzentrationen kommt es dann schließlich zu toxischen Reaktionen. Die Überdosierung äußert sich in Unruhe, Schwindel, Reizbarkeit, Desorientiertheit, Delirium, Halluzinationen, panischer Angst und sogar Mord- und Selbstmordversuchen. Langanhaltender Amphetaminmißbrauch führt zu der sogenannten Amphetaminpsychose, die von einer paranoiden Schizophrenie oft nicht zu unterscheiden ist. Der Abhängige leidet unter Wahnvorstellungen, hat visuelle und akustische Halluzinationen, wird hyperaktiv und hat kein Schlafbedürfnis mehr. Der bei Entzug schließlich eintretende Zusammenbruch zieht in der Regel eine tiefe Depression nach sich, die oft tödlich endet.
Stimulantien sind besonders bei der Altersgruppe der unter Dreißigjährigen beliebt, Tranquilizer bei Vierzig- und Fünfzigjährigen, Sedativa und Hypnotika bei den Sechzigern. Die Drogenkultur der Jugendlichen war berüchtigt, doch nimmt heute bei vielen Heranwachsenden der Alkohol die Stelle der Drogen ein. Der Alkohol, den die meisten Eltern für harmloser als Drogen halten, wird sich möglicherweise in den nächsten zehn Jahren zum sozialen Problem Nummer eins der Jugendlichen auswachsen. Man hat schon viele verschiedene Erklärungen für diesen Wandel vorgebracht, doch greifen wahrscheinlich junge Anhänger der Alkoholkultur einfach deshalb zu diesem Mittel, ihre Depressionen zu kurieren, weil es am leichtesten zu beschaffen ist.

Für den Depressiven jeden beliebigen Alters jedoch gilt, daß der Einsatz von Alkohol oder Drogen zur Selbstbehandlung das ursprüngliche Problem lediglich erschwert und verdeckt. Die Depression klingt nicht ab, sondern wird immer tiefer; die neue, schwerere Erkennung verwirrt und kompliziert das Bild. Natürlich greifen nicht alle depressiven Menschen zu Alkohol oder Pillen, und es leidet auch nicht jeder Trinker oder Tablettenschlucker unter einer Depression.

Die Psychiatrie hat gelernt, daß eine positive Familiengeschichte des Patienten in puncto Alkohol- oder Drogenabhängigkeit ein deutlicher Hinweis darauf sein kann, daß eine Depression vorliegt. Eine Tante oder ein Vater mit einem Alkoholproblem, eine Kusine oder ein Bruder mit einem Drogenproblem sind frühe Warnzeichen, die bei der Diagnostizierung einer Depression zu beachten sind. Die Häufung von depressiven Erkrankungen bei Personen mit alkohol- oder drogenabhängigen Verwandten hat eine Reihe weiterer Fragen aufgeworfen, die noch erforscht werden müssen. Sind Depression, Alkoholismus und Drogenabhängigkeit vererbbare Wesenszüge? Auf welche Weise wird eine Prädisposition zu diesen Erkrankungen genetisch weitergegeben?

Die Forschung hat die Ähnlichkeiten zwischen akuten alkoholischen Exzessen und manisch-depressiven Gemütsschwankungen erkannt. Die manisch-depressive Krankheit ist ein bipolares Syndrom, da sie zweiphasig abläuft. Während der manischen, euphorischen und hyperaktiven Phase gleicht der Patient in vielen Einzelheiten dem Alkoholiker im Rauschzustand. Und schließlich schlägt sowohl der manische wie auch der alkoholische Rausch in eine tiefe Depression um, die mit dem Verlust von Energie, Interesse und Selbstvertrauen Hand in Hand geht. Ebenso wie der Manisch-Depressive in seiner depressiven Phase kann auch der Alkoholiker nach seinem Exzeß an Selbstmord denken oder sich tatsächlich das Leben nehmen. Der alkoholische Exzeß gleicht daher dem jähen Umschlag von der Hochstimmung in die Depression, der das Hauptmerkmal der manisch-depressiven Krankheit ist. Die auf die anfängliche Stimulierung folgende Depression ist bei beiden Krankheitsbildern zu beobachten.

Mein Patient Robert, ein vierundfünfzigjähriger Geschäftsmann, stand wegen seiner Gemütsschwankungen unter Lithiummedikation. Im Laufe der Jahre hatte er eine zunehmende Alkoholabhängigkeit entwickelt; seine Exzesse wurden immer schwerer und bedrohten sein Leben. Er überredete seinen Hausarzt, ihm gegen Schlaflosigkeit – ein Symptom seiner Depression – eine ganze Anzahl verschiedener Schlafmittel zu verschreiben. Neben den Lithiumtabletten und dem Alkohol nahm er Tag für Tag noch zwei bis sechs Schlaftabletten. Beim Trinken vergaß er dann, wieviel Lithium- oder Schlaftabletten er schon eingenommen hatte, ehe

er zu Bett ging. Am Morgen nach einem alkoholischen Exzeß wachte er dann mit einem Katzenjammer und in einem toxischen, durch die Drogen hervorgerufenen Zustand halber Betäubung auf.
In den letzten fünf Jahren hatten seine Alkoholexzesse die Lithiumstabilisierung ernstlich beeinträchtigt; wiederholt war es zu Black-outs gekommen, die eine Noteinweisung ins Krankenhaus erforderlich machten. Er wurde gegen ein drohendes Delirium tremens behandelt und bekam krampflösende Medikamente, die Anfälle während des Alkoholentzugs verhüten sollten. Nach solchen Krisen mußte er jedesmal erneut auf Lithium eingestellt werden. Um einen Rauschzustand zu erzielen, hatte er auch Versuche mit Kokain und Marihuana angestellt, aber mit Alkohol kam er leichter zum Ziel. Nach wiederholten Exzessen war er nicht mehr in der Lage, sich in sein Büro zu begeben. Er blieb zu Hause und weigerte sich, ein psychiatrisches Krankenhaus aufzusuchen. Er wollte nicht eingestehen, daß er alkoholabhängig oder depressiv war.
Mehrere Male hatte man ihn gezwungen, sich mit den Anonymen Alkoholikern in Verbindung zu setzen, aber er war fest davon überzeugt, daß er sie nicht nötig hätte. Er könnte allein mit seinen Schwierigkeiten fertigwerden. Da er sein Lithium nur unregelmäßig einnahm, kam es auch weiterhin zu manisch-depressiven Rückfällen. Auf seiner letzten ausgedehnten Sauftour wurde er unglücklicherweise von einem Auto angefahren, als er nachts die Straße überquerte. Er starb im Krankenwagen auf der Fahrt ins Krankenhaus.
Kann ein depressiver Alkoholiker unbeschadet trinken, während er unter Lithiummedikation steht? Aus dem oben angeführten Fall geht klar hervor, daß Alkohol die Lithiumbehandlung sabotiert. Die manisch-depressive Krankheit kann nicht erfolgreich behandelt werden, wenn der Alkoholismus unbehandelt bleibt. Umgekehrt führt auch eine Behandlung des Alkoholismus nicht zum Erfolg, wenn der manisch-depressive Zustand nicht als selbständiges Phänomen betrachtet und entsprechend mit Lithium stabilisiert wird.

7 *Große Männer und ihre Launen*

ABRAHAM LINCOLN

Es ist eine erstaunliche Tatsache, daß Abraham Lincoln während der Jahre, in denen er in Illinois als Rechtsanwalt tätig war, und auch später als Präsident der Vereinigten Staaten, wiederholt depressive Phasen durchmachte. Seine Depressionen sind durch seine Briefe, durch zeitgenössische Zeitungen und durch Tagebücher und Briefe vertrauter Freunde belegt. Seine Biographen haben vermerkt, daß Melancholie ein hervorstechender Wesenszug Abraham Lincolns war, und die meisten Menschen, die ihn kannten, haben diese Tatsache ebenfalls erwähnt. Niemand konnte die Ursachen feststellen, und nur wenige haben seine abwechselnd erfolgreichen und depressiven Perioden unter dem Gesichtspunkt der modernen biochemischen Theorie der manisch-depressiven Krankheit betrachtet.

Ich würde Lincolns rekurrierende Verzweiflungs- und Erschöpfungszustände, denen immer wieder Perioden harter Arbeit und hoher Leistungsfähigkeit folgten, als eine milde Form der bipolaren manisch-depressiven Krankheit, zumindest aber der nahe verwandten unipolaren rekurrierenden Depression betrachten. Die bipolare manisch-depressive Krankheit setzt in der Regel in den frühen Zwanzigern ein und ist durch lebenslang immer wieder auftretende Schwankungen der Gemütslage zwischen Hoch- und Tiefphasen gekennzeichnet. Die unipolare rekurrierende Depression dagegen beginnt erst gegen Ende der Dreißig oder Anfang der Vierzig und ist charakterisiert durch wiederholte Depressionen, denen jeweils eine Periode normaler Leistungsfähigkeit folgt; auch sie begleitet den Betroffenen sein ganzes Leben lang.

Es ist merkwürdig, daß über Lincolns Depressionen nicht eingehender gesprochen oder geschrieben worden ist. Das Problem psychischer Behinderung in hohen Staatsämtern war für die Öffentlichkeit offenbar von nur geringem Interesse – bis Senator Thomas Eagleton 1972 von den Demokraten für das Amt des Vizepräsidenten nominiert wurde und die Öffentlichkeit von schweren Depressionen und Elektroschockbehandlungen erfuhr.

Psychologen haben Lincolns Melancholiezustände im klassischen Freudschen Sinn zu erklären versucht; sie behaupten, jeder seiner depressiven Phasen müsse irgendein wirklicher oder eingebildeter Verlust vorangegangen sein. Seine Depressionen wurden auch den Folgen eines Sturzes in seiner Kindheit zugeschrieben, bei dem er möglicherweise einen Schädelbruch und infolgedessen eine Hirnverletzung erlitten habe. Natürlich konnte, wenn solch ein Ereignis wirklich stattgefunden hat, keine sichere Diagnose gestellt werden, weil damals die modernen Röntgenmethoden noch nicht entwickelt waren und man um das Jahr 1800 noch recht wenig über die Neurophysiologie des Gehirns wußte. Andere sahen in Lincolns Depressionen lediglich einen Aspekt seines einzigartigen Genies; der Geist großer Männer, so meinen sie, widersetze sich jeder Sondierung, selbst wenn sie posthum vorgenommen wird.

Eine ausreichende Dokumentierung von Depressionen oder psychiatrischen Störungen in Lincolns Verwandtschaft gibt es nicht. Immerhin wissen wir aber, daß Lincolns Vater in seiner Jugend unzufrieden und rastlos, in mittleren Jahren launisch und impulsiv war. In der Adoleszenz und den frühen zwanziger Jahren durchlebte Lincoln eine redselige, ungestüme und möglicherweise hypomanische Phase und war in zahlreiche Schlägereien verwickelt. Als er zu einer Hochzeit nicht eingeladen wurde, schickte er dem Bräutigam und der Braut ein langatmiges, ungehöriges und kränkendes Gedicht. Ein andermal schrieb er für das »Sangamon Journal« einen kurzen Artikel über den Selbstmord.

Mit 29 Jahren, nach dem Tod Ann Rutledges, seiner ersten Liebe, verfiel Lincoln in eine schwere Depression. Er wurde gesehen, wie er am Fluß entlangwanderte oder durch die Wälder streifte, geistesabwesend und in unbeschreiblichem Kummer. Seine Freunde nahmen ihm Messer und Rasiermesser weg, da sie fürchteten, er werde sich das Leben nehmen. Als Ann starb, hielten ihn, wie seine damalige Wirtin berichtete, alle für verrückt; er sei aber nicht verrückt, sondern nur lange Zeit sehr verzweifelt gewesen.

Zieht der Kummer über den Tod eines geliebten Menschen eine so langanhaltende und tiefe Depression mit körperlichen Symptomen wie Appetit- und Gewichtsverlust, Schlaflosigkeit und Selbstmorddrohungen nach sich, so würde ich mich fragen, ob es sich nicht um etwas Gewichtigeres handelt als um eine reaktive Depression infolge von Verlust und Kummer. Ich würde vielmehr eine Depression biologischen Ursprungs und ein autonomes Phänomen vermuten, die von der akuten Streßsituation nach dem Tod eines geliebten Menschen unabhängig sind, mit anderen Worten: die depressive Phase einer schon vorhandenen manisch-depressiven Krankheit. Die Depression könnte sich auch ohne das Streßereignis entwickelt haben, welches oft rein zufällig mit den manisch-depressiven Episoden zeitlich zusammenfällt. Obgleich bewiesen ist, daß Lincoln in der Adoleszenz und den frühen zwanziger Jahren eine hyperaktive Phase durchmachte und depressive Perioden erlebte, ehe er neunundzwanzig Jahre alt war, haben sich die meisten seiner Biographen dabei beruhigt, seine erste tiefe Depression dem Tod von Ann Rutledge zuzuschreiben. Der biochemisch orientierte Psychiater allerdings kann mit gutem Grund annehmen, daß Lincolns erste schwere Depression nicht nur umweltbedingte, sondern auch stoffwechselbedingte Ursachen hatte. Meiner Ansicht nach spricht dafür auch die Tatsache, daß sie nach Anns Tod noch viele Monate anhielt und Lincolns Tatkraft zunächst völlig lähmte. Später konnte er sich dann wieder in seine juristischen Bücher vertiefen, bei der Ernte helfen und zum Studium der Rechte zurückkehren, obgleich er auch dann noch lange über eine normale Trauerzeit hinaus düster gestimmt war.

Schließlich suchte Lincoln seinen Arzt, Dr. Anson Henry, auf, der ihm in Anbetracht seines depressiven Gemütszustands, seines Energiemangels, seiner fixen Ideen und seiner Unentschlossenheit mitteilte, daß er an einer nervösen Erkrankung leide. Der dreißigjährige Lincoln wird als introvertierter und zurückhaltender, zeitweise jedoch auch energischer und ehrgeiziger Mensch geschildert. Er galt als erstklassiger Strafverteidiger und kühler Politiker, andererseits jedoch als etwas schüchtern, unsicher und scheu gegenüber dem weiblichen Geschlecht.

Wie es meiner Erfahrung nach bei leicht depressiven, eher gedämpft gestimmten Menschen häufig vorkommt, wählte auch Lincoln als zweite Liebe eine Frau, deren Persönlichkeit der seinen diametral entgegengesetzt war. Mary Todd war voller Energie, impulsiv, extrovertiert und ehrgeizig. Eine gesellschaftlich dominierende Frau, suchte sie Vergnügen und Anregung, ganz anders als Lincoln zu jener Zeit.

Als im Januar 1841 die Hochzeit stattfinden sollte, wartete man auf Lincoln vergebens. Freunde fanden ihn bei Tagesanbruch; allein, ruhelos, verzweifelt und schwer deprimiert lief er ziellos umher. Wieder einmal befürchtete man einen Selbstmord und bewachte ihn Tag und Nacht; Messer, Rasiermesser und alle anderen zur Selbstzerstörung tauglichen Instrumente wurden aus seiner Umgebung entfernt. Laut William H. Herndon, Lincolns Geschäftspartner und Biograph, sah Mary Todds Schwester, Mrs. Edwards, in deren Haus Lincoln lebte, dessen seltsames Benehmen als das eines Geisteskranken an, und Mary äußerte sich ebenfalls in diesem Sinne, um die Peinlichkeit ihrer Lage zu verschleiern. Die Symptome der damaligen Depression Lincolns waren mangelndes Interesse an seiner Umgebung, Kopfschmerzen, nervöse Verdauungsstörungen, Angst, Verzweiflung und Erschöpfung.

Wenn auch nicht alle Einzelheiten der Krankengeschichte einwandfrei belegt sein mögen, so weiß man doch, daß Lincoln 1841 erneut eine schwere Depression durchmachte; er selbst schreibt, daß sie »an jenem unheilvollen ersten Januar« einsetzte. Mary Todd hielt trotz ihrer demütigenden Erfahrung an Lincoln fest und heiratete ihn schließlich auch. Mehrere Biographen Lincolns, zu denen auch Carl Sandburg gehörte, erklärten den Ausbruch seiner Krankheit mit mangelhafter Ernährung, einem Unwetter, das er ungeschützt habe überstehen müssen, und mit Überarbeitung. R. P. Randall führt Lincolns Depression auf eine Grippe zurück und darauf, daß die Familie Edwards die Ehe mit Mary Todd wegen seiner bescheidenen Herkunft und seiner mangelhaften Bildung für unangemessen hielt. Alle diese »Erklärungen« jedoch rechtfertigen weder die Schwere der Depressionen noch die Tatsache, daß sie – wie heute wohl feststeht – wiederholt auftraten, biologischen Ursprungs waren und irgendeine chemisch bedingte Anfälligkeit anzeigten. Natürlich sind rückblickende Analysen und Diagnosen historischer Persönlichkeiten immer mit äußerster Vorsicht zu behandeln; als biologisch orientierter Psychiater mit psychoanalytischer Ausbildung und Erfahrung jedoch würde ich aus dem, was ich über Lincoln gelesen habe, seine Gemütserkrankung als milde Form einer bipolaren manisch-depressiven Krankheit diagnostizieren, da die historischen Berichte Phasen der Hochstimmung zwischen den Attacken tiefer Depression erkennen lassen.

Die akute Phase der Depressionsattacke Lincolns im Januar 1841 dauerte länger als eine Woche. Lincoln war zu erregt und unausgeglichen, um arbeiten zu können, litt aber nie an Einbildungen und Wahnvorstellungen hinsichtlich seiner persönlichen Verhältnisse. Die meisten modernen Psychiater hätten in einem solchen Fall keine Bedenken, den Patienten wegen seiner Unfähigkeit, den Gerichtssitzungen beizuwohnen, und wegen der Besorgnis seiner Amtskollegen, er könne einen Selbstmordversuch unternehmen, zu einer stationären Behandlung ins Krankenhaus einzuweisen. Ich würde unter diesen Bedingungen auf Hospitalisierung, Beobachtung wegen Selbstmordgefahr, antidepressiven Medikamenten und späterer Lithiumgabe bestehen.

Obgleich man sich alle Mühe gab, Lincolns Erkrankung geheimzuhalten, war sie doch allgemeines Gesprächsthema in Springfield. Sein Partner beklagte sich während dieser Zeit, er sei zu langsam und in einem bestimmten Fall nicht energisch genug. Jahre später, nachdem Lincoln Präsident geworden war, fiel die für ihn typische Langsamkeit besonders auf, wenn er sich auch in dringenden Fällen gegen jeden Zwang zu hastigen Entscheidungen wehrte.

Er war zurückhaltend, und nur wenige Menschen lernten ihn je richtig kennen; andererseits konnte er sich, wenn sich gesellschaftliche Kontakte nicht vermeiden ließen, gesellig und gesprächig zeigen. Er erzählte dann Anekdoten, scherzte, lachte und paßte sich der Lage an. Seine Stimmung war starken Schwankungen unterworfen; zuweilen schlug sie unvermittelt von extremer Gesprächigkeit in Schweigsamkeit und Verschlossenheit um.

Sein Rivale in Illinois war Stephen A. Douglas, der als faszinierende Persönlichkeit, als ein Mensch, der sehr viele Freunde anzog, geschildert wird. Der neunundvierzigjährige Lincoln dagegen war kein Mensch, der auf viele Anhänger Wert legte. Ihn umgab ständig eine Aura der Melancholie. Trotz seiner Bescheidenheit war er sich in den großen Lincoln-Douglas-Debatten durchaus seiner geschichtlichen Bedeutung bewußt. Damals ließ er, wie viele abwertende Kommentare in den demokratischen Zeitungen feststellten, eine ungewöhnliche nervöse Energie erkennen. Die Ausarbeitung seiner insgesamt fünfzig Reden im Wettstreit um den Sitz im Senat erforderten außergewöhnliche Anstrengungen; ich neige dazu, diese Periode als die Endphase eines milden manischen Stimmungszyklus zu deuten.

Nach seiner einzigartigen Rede in den Debatten von Quincy brach er aufgewühlt und erschöpft zusammen. Ich möchte annehmen, daß dieser Umschlag in ein Stimmungstief den Beginn der depressiven Phase seines milden manisch-depressiven Zyklus anzeigte. Seine Freunde brachten ihn in ein Hotelzimmer, wo er erklärte, er sei so erschöpft, daß er das Rennen möglicherweise werde aufgeben müssen; nach einer Nacht ungestörten Schlafes jedoch schien er sich wieder zu erholen.

Douglas, sein kleinwüchsiger, arroganter und ehrgeiziger Rivale, gewann schließlich die hartumkämpfte Senatswahl; manche Historiker schreiben ihm sogar den Sieg in der Debatte zu. Lincoln blieb guter Stimmung, obgleich er diese entscheidende Senatswahl verloren hatte; der Streß des Verlierens hatte anscheinend nicht die geringste Andeutung einer reaktiven Depression zur Folge. Dieser Umstand stützt meine Hypothese, daß Lincolns Depressionen hauptsächlich chemisch oder metabolisch bedingt waren. In manchen Fällen mag ihr Eintritt wohl durch Streß beschleunigt worden sein, meist jedoch scheinen sie wie die Mehrzahl der metabolischen Depressionen unabhängig von Verlusten und widrigen Umständen aufgetreten zu sein.

Daß Lincoln nach der aufsehenerregenden Niederlage im Kampf um den Senatssitz im Jahre 1858 nicht in eine Depression verfiel, war für seine Freunde und Kritiker eine Überraschung. Obgleich er verloren hatte, sagte Lincoln: »Die Entscheidung ist noch längst nicht gefallen. Unsere Gegner werden bald unter neuen Spaltungen und Uneinigkeiten zu leiden haben – dann kommen wieder bessere Zeiten für uns.« Lincoln ließ also deutlich erkennen, daß er nicht aufgeben, sondern weiterkämpfen würde; er arbeitete die Strategie aus, mit deren Hilfe es ihm 1860 schließlich gelang, von den Republikanern als Präsidentschaftskandidat aufgestellt zu werden.

Während der ersten achtzehn Monate seiner Präsidentschaft machte Lincoln mehrere Perioden ununterdrückbarer Depressionen durch, die durch viele der schon früher beobachteten Symptome gekennzeichnet waren und gerade dann zu Handlungs- und Entscheidungsunfähigkeit führten, wenn eine starke Führung dringend notwendig gewesen wäre. Am schlimmsten war es, als sein Sohn Willie im Weißen Haus starb und Lincoln jeden Donnerstag der einsamen Trauer um seinen verlorenen Sohn widmete. Alles, was wir – aus persönlichen Briefen aus jenen Monaten, aus Biographien und aus verschiedenen, nachträglichen psychiatrischen Beurteilungen – über diese Zeit wissen, läßt klar erkennen, daß Lincoln damals unter einer schweren Depression litt.

Meine Hypothese, daß Lincoln in Wirklichkeit unter einer milden Form der bipolaren manisch-depressiven Krankheit litt, stützt sich teilweise auf verschiedene kritische Berichte, denen zufolge es in Lincolns persönlichem Leben auch Perioden milder Gehobenheit gegeben hat, die einen Ausgleich für seine melancholischen Zeiten schufen. Allerdings gibt es keine Belege dafür, daß diese milde Gehobenheit je in pathologische manische Aktivitätsausbrüche ausgeartet wäre. Den Familienstammbaum einer historischen Persönlichkeit kann man nicht mit der gleichen Genauigkeit zusammenstellen, wie wir das heute bei depressiven Patienten und deren Angehörigen tun. Der moderne, auf die manisch-depressive Krankheit spezialisierte Psychiater befragt alle erreichbaren Verwandten persönlich, wenn er in der Familiengeschichte nach Depression, manisch-depressiver Krankheit, Alkoholismus oder Selbstmorden sucht, die seine Diagnose einer manisch-depressiven Krankheit stützen könnten. Aber die Tatsache, daß Lincolns Depressionen in den frühen zwanziger Jahren einsetzten, stimmt mit dem Auftreten der manisch-depressiven Krankheit wie auch mit den Ergebnissen der meisten modernen, von der genetischen Anlage ausgehenden Untersuchungen über diese Erkrankungen überein.

Die milden Hochstimmungsphasen, die aus den historischen Berichten über Lincoln nur so mühsam zu entnehmen sind, sind bei den großen Männern unserer Zeit ebenfalls nur unter Schwierigkeiten festzustellen, wenn man nicht weiß, wonach man suchen muß. In der Regel ist es die depressive Phase des Leistungsabfalls, die die Aufmerksamkeit von Familie, Ärzten und Nachrichtenmedien erregt. Eine milde Manie und hohe Leistungsfähigkeit verschmelzen oft miteinander. Dieser Bereich des menschlichen Verhaltens ist noch unerforscht, und gesteigerte Leistungsfähigkeit ist im Hinblick auf die manisch-depressiven Stimmungsschwankungen noch ungenügend definiert. Der Depressive sucht in der Regel Hilfe, aber während der milden manischen Hochstimmungsphase betrachtet die bipolare Persönlichkeit sich nicht als krank. Wie aus den verschiedenen vorher angeführten Fallgeschichten hervorgeht, ist sie oft sogar äußerst leistungsfähig. Viele Manisch-Depressive sind daher unter Umständen leistungsstark, kraftvoll und energisch – als krank gelten sie nur in ihren depressiven Phasen.

Obgleich dieser Aspekt seines Temperaments zu Lincolns Lebzeiten nicht allgemein bekannt geworden ist, gab es doch zweifelsfrei belegte Phasen, in denen seine Melancholie und Apathie in exzessive Energie umschlug. So hielt er einmal in vierzehn Tagen zwanzig Reden. Während solcher Perioden fiel es ihm oft sehr schwer, sein Tempo zu drosseln, so daß er schließlich völlig erschöpft war – ein Zustand, der für den Hypomaniker typisch ist.

Der Sprung von den ärmlichen Anfängen in der Blockhütte in Illinois zur Präsidentschaft der Vereinigten Staaten läßt sich zum Teil aus der starken Antriebskraft erklären, die Lincoln trotz seiner tiefen Depressionen besaß. Seinen Biographen blieb die manisch-euphorische Seite seiner Persönlichkeit verborgen. Obgleich sein Einfallsreichtum, seine Schlaflosigkeit, seine Impulsivität und seine wechselnden Stimmungen uns durchaus gewisse Merkmale des hypomanischen Persönlichkeitstyps liefern, gewinnt man doch nicht den Eindruck, daß Lincoln der klassische Maniker mit dem gewinnenden, zündenden und bezaubernden Wesen war, der freilich oft übers Ziel hinausschießt.

Lincolns Depressionen mögen die gleichen wie die Senator Thomas Eagletons gewesen sein. Da jedoch Eagleton in einer Zeit lebt, in der moderne psychiatrische Behandlung verfügbar ist, bekam er antidepressive Medikamente und Elektroschocks. Lincoln konnte nicht in dieser Weise behandelt werden, weil es diese Therapie noch nicht gab. Statt dessen bekam er Kalomel. Vorausgesetzt, daß Zeitungen, öffentliche Aufzeichnungen und Biographien die Tatsachen unverfälscht wiedergegeben haben, müßte Lincoln auf eine Erhaltungstherapie mit Lithiumkarbonat und eine intermittierende Behandlung mit Antidepressiva gut angesprochen haben; als Präsidentschaftskandidat jedoch hätte ihn die Macht der öffentlichen Meinung in unserer Zeit nicht toleriert.

THEODORE ROOSEVELT

Nach Lincoln war Theodore Roosevelt der erste, der als ganz außergewöhnlich begabter Inhaber des Präsidentenamtes unsere Aufmerksamkeit auf sich zieht. Im Gegensatz zu Lincoln war Roosevelt überwiegend gehobener Stimmung. Das Leben bedeutete ihm einen ständigen Kampf. Er war unentwegt tätig. Seine überwältigende Persönlichkeit unterschied sich grundsätzlich von der seiner Vorgänger im Weißen Haus. Nach Thomas Jefferson gab es dort bis zur Kennedy-Ära niemals so viele faszinierende Männer und eine so hektische Aktivität wie damals.

Roosevelt galt in den Augen seiner Zeitgenossen als interessantester Mann der Gegenwart, und seine ununterdrückbare Lebensfreude spiegelte sich in einer optimistischen, milden Hochstimmung der ganzen Nation wider. Seine enorme Leistungsfähigkeit und seine ständige Bereitschaft, sich mit neuen Projekten zu beschäftigen, riß Millionen von Durchschnittsmenschen mit sich. Henry Cabot Lodge schrieb, daß »er durch seine bloße Anwesenheit ein geradezu ansteckendes Gefühl der Lebenskraft und Energie verbreitete und allen, die mit ihm ritten oder gingen, die Gabe oder vielmehr die Atmosphäre höchster Lebensfreude zu vermitteln schien«.

Schon als Knabe war Theodore Roosevelt trotz seiner schwachen Gesundheit überaktiv und frühreif. Immer war er an der Natur, an der Welt, die ihn umgab, interessiert. Im Kindesalter gingen seine Hochstimmungsphasen mit übersteigerter Gesprächigkeit einher – einem hypomanischen Wesenszug, der fast sein ganzes Leben lang zu beobachten war und sich mit der Zeit verstärkte. 1869, als er elf Jahre alt war, zog die Familie von Manhattan nach Oyster Bay auf Long Island, und als sie 1870 in das Haus in der Zwanzigsten Straße zurückkehrte, richtete man dort einen Turnsaal ein, um seine schwache Gesundheit zu stärken. Infolge seines eifrigen Muskeltrainings wurde er mit siebzehn Jahren Sieger im Weit- und Stabhochsprung und war ein guter Boxer.

Seine Studienzeit in Harvard verlief unauffällig; Hinweise auf zukünftige Größe sind ihr kaum zu entnehmen. In seinen ersten Semestern rauchte und trank er nicht. In Harvard galt es als schlechter Stil, zu viel Begeisterung oder zu großen Ehrgeiz erkennen zu lassen, zu viel Interesse am Studium an den Tag zu legen oder auch nur zu schnell zu gehen. Und Roosevelt »rannte immer«, wie einer seiner Studienkollegen bezeugt. Sein vieles Reden und nervöses Gehabe machten ihn unbeliebt und zu einer Art Witzfigur. Er hatte auf dem College nur wenige Freunde und soll zeitweise deprimiert gewesen sein. Auf der Examensliste stand er unter den hundert Angehörigen seines Jahrgangs an 21. Stelle. Er war tüchtig, aber keine Führerpersönlichkeit.

Im Hinblick auf die überstarke Betonung des Männlichen, die er später an den Tag legte, ist es recht interessant, daß er eine Abhandlung über die Gleichberechtigung von Mann und Frau mit dem Titel »Die Durchführbarkeit der gesetzlichen Gleichstellung von Mann und Frau« schrieb und darin den feministischen Standpunkt vertrat. Allerdings mag er dabei unter dem Einfluß von Alice Lee gestanden haben, die er 1878 kennengelernt hatte und die er trotzig in den Porcellian-Klub mitnahm, den noch nie zuvor eine Frau betreten hatte. Alice dämpfte sein Ungestüm, was ihn zuweilen sehr verärgerte. Aber bei vielen Gelegenheiten hat sie ihn vermutlich davor bewahrt, sich zu sehr zu verausgaben.

Roosevelts Zuneigung zu diesem stillen Mädchen zeigt erneut die Tendenz des Hypomanikers, gerade solche Partner anziehend zu finden und zu heiraten, die sie beherrschen können, die ihre Pläne nicht stören und ihre Ziele und Wünsche nicht durchkreuzen, die sich jedoch gerade wegen ihres gemäßigteren und gleichmäßigeren Tempos und ihres realistischeren Urteils oft segensreich auswirken.

Roosevelt heiratete Alice in dem Jahr, in dem er von Harvard abging. Vier Jahre später, am 14. Februar 1884, starb Alice nach der Geburt einer Tochter. Zwölf Stunden danach starb auch Roosevelts Mutter. Sein Kummer war tief, ging aber nach der normalen Trauerperiode nicht wie Lincolns Trauer nach Ann Rutledges Tod in eine anhaltende Depression über. Roosevelt kam weiterhin seinen neuen politischen Pflichten im Parlament nach, und 1886 heiratete er seine zweite Frau Edith Kermit Carow, mit der er fünf Kinder hatte.

1882 hatte er in Albany den Ruf eines so reizbaren und ungeduldigen jungen Politikers, daß seine Karriere ernstlich gefährdet war. Trotzdem stieg er, wie er selbst es ausdrückte, »gleich einer Rakete auf«, und zwar zunächst im Repräsentantenhaus des Staates New York und später als Gouverneur. Die Wesenszüge des unwiderstehlichen Hypomanikers waren dabei unverkennbar: Er arbeitete zuviel und redete zuviel. Während dieser Jahre machte er sowohl leicht depressive als auch mild gehobene Stimmungsperioden durch, ließ sich aber dadurch nicht vom Arbeiten abhalten. Zur Selbstbetrachtung neigte er nicht, und seinen Depressionen gab er immer nur für kurze Zeit nach.

1887 geriet er nach einer kurzen melancholischen Phase wieder in einen hypomanischen Gemütszustand. Als er 1883 zum ersten Mal den amerikanischen Westen erlebt hatte, war ihm dieser als ein Ventil für seine Rastlosigkeit erschienen, und er hatte sich eine Ranch aufgebaut. Der Westen regte ihn genauso an wie das öffentliche Leben. In dieser Zeit hatte er vielerlei verschiedene Interessen, denen er jeweils mit einem unersättlichen Hunger nach Wissen und Erfahrung nachging. Niemals langweilte er sich und nur selten war er körperlich oder geistig untätig. Die meisten Psychoanalytiker würden in einer solchen hektischen Aktivität einen Abwehrmechanismus gegen Depressionen sehen. Ich möchte sie als milde manische Aktivität vorwiegend chemischen oder metabolischen Ursprungs deuten, die nicht so ausgeprägt ist, daß eine Behandlung in Betracht zu ziehen wäre. In seinem Fall war sie produktiv, in vielen anderen Fällen wirkt sie kreativ. Schöpferisches Talent muß, wie ich festgestellt habe, in der Anlage vorhanden sein; wenn solch ein menschlicher Dynamo diese Anlage besitzt, dann kann sie sich auf ganz außergewöhnliche Weise äußern.

Schon bald begann Roosevelts unbezähmbare Persönlichkeit das neue amerikanische Selbstverständnis zu prägen – hier zeigte sich jene Tatkraft und Energie, die die zukünftige, expansive Außenpolitik bestimmte.

Glückliche Maniker, die nicht zu paranoischen Wesenszügen neigen, sind liebenswerte und amüsante Menschen. Solange ihnen nichts in die Quere kommt, sammeln sie viele Anhänger um sich. Artet ihre Hochstimmung aus, so handeln sie ohne Maß und Ziel, und die Menschen verlieren den Glauben an ihre Berufung. Roosevelt wurde bald zum Mitglied der Civil Service Commission der Vereinigten Staaten ernannt. Er widmete seine enorme Leistungsfähigkeit der Bekämpfung der Korruption im Staatsdienst und erlangte Berühmtheit, als in den Zeitungen Schlagzeilen über die heftigen Auseinandersetzungen erschienen, denen niemand entging, der sich ihm entgegenzustellen wagte.

1895 wurde er zum Polizeipräsidenten von New York City gewählt; wie die meisten hypomanischen Chefs soll auch er wenig Rücksicht auf die Gefühle seiner Mitarbeiter genommen haben. In seiner Amtsperiode kam es ständig zu Reibereien und Streitigkeiten, denn ein Hypomaniker muß nun einmal seinen Kopf durchsetzen und geht dabei oft sehr taktlos vor. Am Tage, an dem er sein Amt antrat, stürzte er in das Polizeipräsidium, ließ sich zum Vorsitzenden wählen und fragte im gleichen Atemzug: »Und was tun wir jetzt?«

Diese Zeit als Polizeipräsident machte ihn berühmt, denn als Hypomaniker konnte er nachts wachbleiben und in den Straßen von New York umherwandern. Er hoffte, einen Polizisten zu finden, der im Dienst schlief, sich mit einer Prostituierten unterhielt oder in einer Kneipe seines Reviers ein Gläschen trank. Frühmorgens kehrte Roosevelt in sein Büro zurück, um auf der Couch ein oder zwei Stunden zu schlafen; erfrischt und voller Tatendrang war er dann gegen zehn bereit, mit seinen verdutzten Untergebenen, den Opfern seiner nächtlichen Inspektionsgänge, abzurechnen.

Diese durchwanderten und schlafarmen Nächte sind ganz eindeutige diagnostische Hinweise auf Roosevelts überschüssige manische Energie. Viele Maniker arbeiten die ganze Nacht hindurch und können tage-, wochen- oder monatelang mit wenig Schlaf auskommen. Ich erkundige mich regelmäßig nach den Schlafgewohnheiten eines Patienten, die bei der Diagnostizierung einer manisch-depressiven Krankheit eine entscheidende Rolle spielen.

Roosevelts Reformpolitik wie auch sein Benehmen machten ihn oft recht unbeliebt. 1895 schrieb Roosevelt an seinen Freund Cabot Lodge, er möge ihm raten, was er gegen seine Fehler unternehmen könne, denn keine einzige New Yorker Zeitung und kein Politiker stünden auf seiner Seite. Lodge riet Roosevelt, so wenig wie möglich zu reden, aber Roosevelt blieb so geschwätzig wie eh und je.

Im gleichen Jahr sagte Roosevelt zu Lodge, das »Land brauche einen Krieg«. Diese Haltung verärgerte Charles W. Eliot, den Präsidenten der

Universität Harvard; er nannte sie herausfordernd, unentschuldbar, gefährlich und anstößig. Roosevelt schien unfähig, sich Plänen zu verschließen, die eine Demonstration der amerikanischen Rüstungsstärke verlangten. Voller Begeisterung griff er die Idee auf, Kubas wegen einen Krieg mit Spanien zu beginnen; er erklärte: »Ich bin dafür«, und es ist durchaus möglich, daß seine manische Energie ein ausschlaggebender Faktor für den Ausbruch des spanisch-amerikanischen Krieges war.
Roosevelt selbst nahm als Colonel am spanischen Krieg teil. Er übernahm die Organisation und schließlich das Kommando eines in vorderster Linie eingesetzten Kavallerieregimentes, der sogenannten Rauhreiter. Er konnte es kaum abwarten, nach Kuba zu kommen, wo er die berühmte Kavallerieattacke in der Schlacht um San Juan Hill anführte. Von seinen Männern wurde er verehrt, sie folgten ihm blindlings. Diese Fähigkeit, Führer zu sein und anderen Begeisterung einzuflößen, ist typisch auch für andere manische Führerpersönlichkeiten, denen es oft gegeben ist, ihre Anhänger zu den unglaublichsten Taten anzustacheln. Seine Verluste waren im Vergleich zu denen der anderen fünf Regimenter außerordentlich hoch, und Roosevelts Leistung in Kuba war nicht gerade imponierend.
1899 war Roosevelt Gouverneur von New York, und seine Energie und sein Enthusiasmus waren größer als je zuvor. Um ihn loszuwerden, ließ Thomas C. Platt, Führer der Republikaner im Staate New York, Roosevelt als Kandidaten für das Vizepräsidentenamt aufstellen. Roosevelt wäre eigentlich gerne noch für eine weitere Amtsperiode Gouverneur geblieben, begann jedoch mit dem für ihn charakteristischen Elan seinen Wahlfeldzug für die Vizepräsidentschaft. In den nächsten Monaten schien er von messianischem Sendungsbewußtsein getrieben, wie es bei Manikern häufig zu beobachten ist; der Wahlkampf wurde infolgedessen so anstrengend, daß selbst er ihn als einigermaßen ermüdend empfand. Mitte Oktober hatte er fast keine Stimme mehr, und man beanstandete, daß er seine Pflichten als Gouverneur von New York vernachlässige.
Der Lohn für den mit so viel manischem Eifer durchgeführten Wahlkampf war denn auch der Sieg; gegen das Gespann McKinley–Roosevelt kam Bryan nicht an. Im September 1901 wurde McKinley ermordet. Als Roosevelt mit 43 Jahren die Präsidentschaft übernahm, war er der jüngste Präsident, den die Vereinigten Staaten je gehabt hatten.
Theodore Roosevelts Kritiker sind der Ansicht, daß er damals seinen Höhepunkt erreicht habe – in der Politik und, wie ich hinzufügen möchte, auch im emotionalen Bereich. Mark Hanna, der Vorsitzende der Republikaner, nannte ihn einen »Irren«. Henry Adams schrieb: »Es gibt nichts Gefährlicheres als die Macht, die von einer abnormen Energie ausgeübt wird«, und alle Freunde Roosevelts erkannten, daß seine rastlose und

kämpferische Energie etwas sehr Abnormes war. Sein Aufstieg ins Präsidentenamt versetzte manche Leute in Unruhe, und nicht wenige fürchteten, dieser von seinen Stimmungen abhängige Mann könne durch impulsives Handeln das Land in Gefahr bringen. Für die große Mehrheit des Volkes jedoch war sein Charakter so interessant und faszinierend, daß sie sich mehr für seine Person als für seine Reden und Taten interessierten.
Um halb acht Uhr morgens saß er schon an seinem Schreibtisch, und zum Frühstück, zum Mittagessen und zur Abendmahlzeit empfing er Besucher. Viele Leute prophezeiten seinen Zusammenbruch, aber die Karikaturisten waren begeistert von dieser neuartigen, impulsiven und undiplomatischen Figur im Weißen Haus. Oft genug artete seine Hochstimmung aus, er steigerte sich in Zornausbrüche hinein und verdrehte die Tatsachen. Wie vollständig er den Kopf in einem manischen Wutanfall verlieren konnte, zeigte sich, als er eine Verleumdungsklage gegen die *New York World* und die *Indianapolis News* führte. Er geriet dermaßen in Zorn, daß er sich wiederholt in Widersprüche verwickelte. Trotz seines hohen Ansehens erlitt er bei dem Versuch, das Gericht einzuschüchtern und die Pressefreiheit zu beschneiden, eine Niederlage.
Ich habe eine ganze Reihe von manischen Patienten behandelt, denen solche Rechtsstreitigkeiten Spaß machten, und ihre selbstbewußten, anspruchsvollen Persönlichkeiten sind Politikern in Washington und Seniorpartnern mächtiger Anwaltsfirmen oft wohlbekannt. In den meisten Fällen sind ihre großartigen Projekte juristisch solide untermauert. Da Rat und Tat des Anwalts sich ausschließlich auf den juristischen Aspekt beschränken, kann er nicht feststellen, ob ein Anliegen aus einer manischen oder depressiven Stimmung herrührt; er kann seinen Klienten auch nicht an einen Psychiater verweisen, wenn nicht ganz offenkundig eine schwerwiegende Störung vorliegt. Und selbst dann riskiert er, daß man ihn hinauswirft.
Die gemischte Mannschaft, die Roosevelt im Weißen Haus um sich versammelte, beunruhigte nicht wenige Menschen. Getreu seiner demokratischen Tradition ließ er die Privilegierten oft links liegen. Das Weiße Haus wurde zu einem wahren Hexenkessel. Beim Mittagessen redete er unaufhörlich mit den Besuchern, die sich um seinen Tisch scharten. Nach dem Essen begab er sich im Eiltempo in sein Büro, wo er Senatoren, Minister, Abteilungsleiter, Kongreßmitglieder und einen endlosen, stetigen Strom einfacher Bürger empfing. Später ging er spazieren, ritt aus oder schwamm – manchmal auch alles zusammen –, ehe er sich zum Abendessen begab. Zu Roosevelts Zeiten war die Abendtafel des Präsidenten ein einziges großes Palaver, und Theodore dominierte – er sprach ohne Punkt und Komma, und nicht eben leise.
Noch lange nach Mitternacht war sein Tag nicht zu Ende; er saß und ver-

schlang zeitgenössische Literatur, griechische Klassiker oder biologische Werke. Wenn er am nächsten Tag irgendeine Kapazität zum Essen erwartete, unterrichtete er sich über deren spezielle Fachgebiete. Spezialisten staunten immer wieder über den Umfang seines Wissens.

Er schlief sehr unregelmäßig, aber der kurze Schlaf nach seinem achtzehnstündigen Arbeitstag war tief und erfrischend – eine Grundbedingung des hypomanischen Zustands. Nach diesem unglaublichen Stundenplan teilte er sich sein Leben ein. Ein reisender Brite meinte einmal, die beiden größten Naturwunder der Vereinigten Staaten seien der Niagarafall und der Präsident im Weißen Haus. Theodore Roosevelt beschrieb er als »interessante Kombination aus Sankt Veit und dem heiligen Paulus«.

Einige Biographen Roosevelts sind der festen Überzeugung, daß er keine ungewöhnlichen Gaben besessen habe. Die Tatsachen jedoch beweisen, daß seine körperliche Leistungsfähigkeit und die erstaunliche geistige Energie des Manikers sich in ihm vereinten. Nachdem er Senatoren und Kongreßmitglieder mit Worten bekämpft hatte, boxte er gelegentlich ein paar Runden mit einem bekannten Champion, den er dafür bezahlte und der ihn schließlich niederschlug. Psychoanalytiker mögen vielleich behaupten, daß ein Mann, dessen Leben von so viel Aktivität beherrscht wird, lediglich gegen eine unter der Oberfläche lauernde Depression ankämpft. Manche Biographen sind der Ansicht, Roosevelt habe unter ständigem, selbstauferlegtem Zwang seine Tage nur deswegen bis zum Bersten mit Aktivität angefüllt, weil ihm sein Leben sonst »unerträglich« gewesen wäre.

Einer seiner Sekretäre berichtet, daß Roosevelt während seiner Amtszeit als Gouverneur und Präsident 150000 Briefe geschrieben habe. Wie viele Maniker, die ich kannte und behandelte, war auch Roosevelt ständig mit Telephonieren, Reden und Briefeschreiben beschäftigt. Glaubt man der Schätzung, daß er im Laufe seines Lebens achtzehn Millionen Wörter geschrieben hat, dann entspricht das vierzig Arbeitsjahren eines Schriftstellers. Eine Ausgabe seiner aus Büchern und Artikeln, kurzen Abhandlungen und Reden bestehenden Schriften zählt insgesamt zwanzig Bände, und von seinen Briefen sind mindestens hunderttausend erhalten.

1908 wählte Roosevelt William Howard Taft, einen vergleichsweise langsamen Mann, als seinen Nachfolger aus. Theodore Roosevelt war damals fünfzig Jahre alt. Er brachte es nicht fertig, sich zurückzuziehen. »Ich liebe mein Amt«, sagte er. »Ich werde diese Bürde nur mit großem Bedauern abgeben.« Nun stand er vor dem Problem, was er mit sich und seiner manischen Energie anfangen sollte. Als im gleichen Jahr der Präsident der Universität Harvard zurücktrat, bewarb auch Roosevelt sich um dieses Amt. Einer der Vorstände jedoch, Henry Higgenson, schrieb: »Wir brau-

chen einen Mann mit gutem Urteilsvermögen; ich frage mich, ob das bei einem Mann mit so unbändiger Energie zu finden ist.« Das Amt wurde Roosevelt nicht angeboten. Seine körperliche Widerstandskraft war immer noch groß. 1909, mit einundfünfzig Jahren, ritt er hundertfünfzig Kilometer weit, um einige Mißvergnügte in der Armee zu beschämen, die sich dem Befehl widersetzt hatten, eine gewisse Entfernung zu Pferd zurückzulegen. Um sich zu beschäftigen, begab er sich auf eine lange und gefährliche Afrikareise. Viele waren davon überzeugt, er würde nicht lebend heimkehren – ein Mann in mittleren Jahren, auf einem Auge blind und übergewichtig. Fasziniert verfolgte die Nation die Zeitungsberichte über seine Erlebnisse bei Löwenjagd und Abenteuersuche.
In gehobener Stimmung unternahm er dann eine Reise durch Europa; er schrieb nach Hause, daß er sich prächtig amüsiere. Die Gebräuche und Persönlichkeiten europäischer Monarchen entzückten und belustigten ihn. Großspurig schrieb er aus Kairo an Lodge: »Ich habe dem Papst und dem Kaiser Nachhilfestunden in Ethik beziehungsweise Etikette gegeben.« Gelegentlich eines feierlichen Banketts, das König George VI. den zum Begräbnis König Eduards VII. angereisten Monarchen gab, befürchtete man, Roosevelt werde möglicherweise darauf bestehen, seine Rauhreiteruniform zu tragen, die ihn durch ganz Europa begleitet hatte. Als er schließlich wieder heimkehrte, empfingen ihn riesige Menschenmengen – darunter Badeschönheiten, 2500 Politiker, Generäle und andere –, ein schlagender Beweis dafür, daß Roosevelt immer noch als erster Bürger der Welt galt, obwohl jetzt William Taft im Weißen Haus saß.
1912 entschloß sich Roosevelt, ein drittes Mal für die Präsidentschaft zu kandidieren. Ich habe den Eindruck, daß an diesem Punkt seiner Laufbahn Roosevelts Stimmungsbarometer nach oben ausschlug, und zwar ganz extrem stark, wie manche seiner Biographen berichten, und wie auch aus seinen Bemühungen, Vergangenes zu wiederholen, hervorgeht. Unter Umständen hat er zu jener Zeit eine offenkundigere manische Attacke durchgemacht. Dr. Morton Prince, damals ein überzeugter Anhänger der Freudschen Psychologie, postuliert einen unbewußten Wunsch Roosevelts, nicht als Kandidat aufgestellt oder gewählt zu werden – eine Deutung, die zu der modernen, auf biologischen Grundlagen basierenden Psychiatrie im Widerspruch steht. Ich bin der Meinung, daß Roosevelt unter einer rekurrierenden Gemütsschwankung litt und daß diese letztlich auch bei seinem Mißerfolg eine Rolle spielte.
In einer abschließenden Würdigung Roosevelts meinte Senator Nelson Aldrich, Roosevelt sei zwar nicht der größte Staatsmann, vermutlich aber der größte Politiker seiner Zeit gewesen. Reaktionäre beschuldigten ihn jedes erdenklichen Verbrechens, rechtschaffene Bürger hielten ihn für wahnsinnig. Auf jeden Fall jedoch scheint er wohl der glücklichste

Mensch gewesen zu sein, der je im Weißen Haus gelebt hat. Und diese glückliche Zufriedenheit, die oft mit manischer Gehobenheit Hand in Hand ging, hat zweifellos ihren Einfluß auf die Geschichte ausgeübt.

WINSTON CHURCHILL

In den frühen sechziger Jahren hatte ich das Glück, einen Abend mit Sir Winston Churchills einzigem Sohn Randolph verbringen zu dürfen, dem Schriftsteller und Journalisten, der 1968 gestorben ist. Randolph war damals fünfzig Jahre alt, er stand in dem Ruf, sehr launenhaft zu sein, zuviel zu trinken und es mit der ehelichen Treue nicht allzu genau zu nehmen; im Vergleich zu seinem Vater galt er in so gut wie allen seinen Unternehmungen als ziemlicher Versager. Zu jener Zeit schrieb Randolph gerade an einer Biographie seines Vaters.

Dieses Zusammentreffen fiel in eine Zeit meines eigenen Lebens, in der ich gerade meine psychiatrische Ausbildung beendet hatte und schon ernstlich daran zu zweifeln anfing, ob die Psychotherapie oder Psychoanalyse bei der Behandlung der verschiedenen rekurrierenden Depressionsformen oder der manisch-depressiven Krankheitszustände sinnvoll sei. Ich hatte gerade begonnen, nach einer annehmbaren therapeutischen Alternative für diese Erkrankungen zu suchen.

Randolph Churchill erzählte mir, daß er während längerer Abschnitte seines Lebens schwer unter Depressionen gelitten habe; wenn er zum chronischen Alkoholiker geworden sei, beruhe das zum Teil darauf, daß er versucht habe, seine Depressionen mit Alkohol zu überwinden. Er sprach über die schweren und langanhaltenden Depressionen seines Vaters. Und er berichtete, sein Vater habe Zeiten hoher Energie gehabt, in denen er unermüdlich, voller Kraft und Schwung gewesen sei und sehr wenig Schlaf gebraucht habe. Zu diesen Zeiten sei ihm offenbar alles gelungen, was er sich vornahm, er sei jeder noch so ausweglosen Situation Herr geworden und habe als Schriftsteller, Politiker, Soldat und Premierminister glänzende Erfolge errungen. Mein Gespräch mit Randolph Churchill lieferte mir aus erster Hand einige Kenntnisse über die Familiengeschichte der Churchills: Aufgrund des Einblickes, den man infolge der Erkenntnisse der letzten fünfzehn Jahre heute in die genetischen Ursprünge der manisch-depressiven Krankheit hat, würde ich rückblickend schließen, daß es sich hier in der Tat um eine Familie handelte, in der Gemütsschwankungen eine ganz ausschlaggebende Rolle spielten und von Generation zu Generation weitergegeben wurden.

Winston Churchill wurde 1874 im Hause seines Großvaters, des Herzogs von Marlborough, geboren. Er war der älteste Sohn Randolph Churchills, der 1895 starb, und Jennie Jeromes, einer reichen und schönen Amerikanerin. Lord Randolph war ein bekannter und recht einfallsreicher Politiker, der den Höhepunkt seiner politischen Karriere 1886 mit seiner Wahl zum Schatzkanzler erreichte.

Churchills Vorfahren sowohl väterlicher- wie auch mütterlicherseits waren kraftvolle Persönlichkeiten; aus jeder der beiden Linien hätte ein großer Mann hervorgehen können. Sein Großvater mütterlicherseits war ein amerikanischer Millionär; auf väterlicher Seite hatte der erste Herzog von Marlborough zu Beginn des 18. Jahrhunderts eine Reihe entscheidender militärischer Siege gegen Ludwig XIV. errungen. Er hatte als Mann gegolten, der immer der erste sein wollte.

Wie sein Vater war Winston Churchill ungeheuer ehrgeizig, aber wie der junge Roosevelt ließ auch er frühe, vielversprechende Anlagen vermissen; man schob ihn zum Militär ab. Er wurde in Harrow erzogen, und mit achtzehn Jahren trat er als Kadett in die Königliche Militärakademie in Sandhurst ein. Schon bald war er sich der Möglichkeiten bewußt, die ihm in der Welt offenstanden, und schon in sehr frühem Alter trat klar zutage, daß er sowohl Ruhm als auch Reichtum erstrebte. Als junger Mann kämpfte er in Indien an der Nordwestfront, später diente er im ägyptischen Expeditionskorps. Nachdem er über diese beiden Kriegserlebnisse je ein glänzendes Buch geschrieben hatte, nahm er als Kriegsberichterstatter am Burenkrieg teil, wurde gefangengenommen und konnte fliehen. Damit hatte er das Material für ein weiteres Buch. Seine Berichte waren mutig und offen, er beschönigte nichts. Noch ehe er fünfundzwanzig Jahre alt war, griff er die Grausamkeit der Kriege, die Unfähigkeit der Generäle und die Schwächen der Regierung an.

Seine politische Karriere begann Winston Churchill zu einer Zeit, als das britische Weltreich die einflußreichste Macht in der Weltpolitik war. Zwischen 1906 und 1922 machte er eine steile Karriere, er wurde Unterstaatssekretär im Kolonialministerium, Präsident des Handelsamtes und Innenminister. Im Ersten Weltkrieg war er Erster Lord der Admiralität, dann Rüstungsminister. Von 1918 bis 1921 war er sowohl Kriegs- als auch Luftfahrtminister. Dann wurde er zum Staatssekretär für die Kolonien ernannt. Von 1924 bis 1929 war er Schatzkanzler, aber seine aggressive Energie und seine zunehmend kritische Haltung gegenüber seinen Kollegen schwächte und isolierte ihn, so daß er eine Reihe politischer Rückschläge hinnehmen mußte.

Im Zweiten Weltkrieg erreichte Churchill einen neuen Höhepunkt seiner Karriere; er wurde Premierminister und führte England gegen Hitler. Churchill war unfähig, zur Lösung von Problemen andere als seine eigenen Methoden anzuerkennen. Das felsenfeste Selbstvertrauen, mit dem er während seiner energischen Phasen seinen Kopf durchsetzte, ist ebenso typisch für Maniker, die ich behandelt habe, wie seine Liebe zum Wort, die sich in unablässigem Reden und Schreiben äußerte.

Er war ein meisterhafter Schriftsteller und hatte die Gabe, seine eigene Version der Geschehnisse mit überwältigender Überzeugungskraft darzustellen. Seit frühester Kindheit schon hatte Churchill sich umfassende Kenntnisse der englischen Prosa angeeignet, die er liebte und hochschätzte. Reden und Aufsätze flossen ihm aus der Feder. Seine Beredsamkeit und sein ständiges Briefeschreiben erregten das Erstaunen seiner Kollegen. Ich sehe in diesen Aspekten seiner hypomanischen Persönlichkeit wiederum die bekannte und daher nicht überraschende Übertüchtigkeit des Manisch-Depressiven. Selbstverständlich trugen auch seine Intelligenz, seine Stellung und eine ganze Reihe anderer Faktoren entscheidend zu seinen eindrucksvollen Erfolgen bei.

Churchill widmete sich voll und ganz der jeweils zu Debatte stehenden Frage, gleichviel, ob es darum ging, das Problem der Armut zu lösen oder einen Lastwagen zu entladen. Er war sehr ordentlich und hegte die Überzeugung, daß man Verwaltungsakte nicht dem Zufall überlassen dürfe, sondern daß alle Anordnungen schriftlich zu geben oder, wenn sie zuerst mündlich diskutiert wurden, später schriftlich festzulegen seien.

Manche von seinen Memoranden trugen einen Aufkleber mit den Worten »Heute erledigen«; nicht zuletzt dadurch mag er jene Effizienz erreicht haben, die später so entscheidend dazu beitrug, daß England den Krieg gewann. Durch seine Reizbarkeit verletzte Churchill viele Leute, und seine genußfreudige Lebhaftigkeit, die ich als ausgeprägte hypomanische Hochstimmung bezeichnen würde, stieß viele der zeitgenössischen Politiker vor den Kopf.

Sein Leben verlief stürmisch, die eigenen Energien ließen ihn nicht zur Ruhe kommen. Nie versank er in selbstgefällige Zufriedenheit. Daß Churchill sich so leicht für jedes neue Projekt begeisterte, daß er sich so oft mit übermäßigem Eifer der Sache widmete, die ihm augenblicklich am Herzen lag, bestimmte sein ganzes Leben.

Viele Leute hatten angenommen, daß Churchill mit dreißig Jahren kaum noch einen Platz im Parlament einnehmen und mit vierzig Jahren für England vielleicht gar nicht mehr da sein werde, wenn er in diesem Tempo weitermachte; sie hielten es nicht für möglich, daß er das durchhalten könne. Schon in jungen Jahren hatte er seine Altersgenossen weit hinter sich gelassen. Um die Jahrhundertwende galt er – wie Roosevelt in Amerika – als ein außerordentlich interessanter Mensch; man erzählte sich die seltsamsten Geschichten über ihn. Stanley Baldwin, zwischen den beiden Weltkriegen der Anführer der konservativen Partei, erkannte zwar viele Talente Churchills durchaus an, meinte aber, daß es ihm in seinen hochgestimmten, hektischen Energiephasen an Urteilskraft und Einsicht fehle und man deshalb seine Ansichten nicht allzu ernst nehmen dürfe. Die berühmten Kritiker hatten natürlich recht: Churchills Stimmungsschwankungen äußerten sich wirklich in einem Mangel an Vorsicht und Ausgewogenheit. Die gleichen Vorwürfe hatte man auch Theodore Roosevelt gemacht.

Churchill nahm bekanntlich weder auf sein Leben noch auf sein Vermögen Rücksicht, er kümmerte sich nie um eventuelle Folgen. Dieser Mangel an Selbstkritik, ein charakteristisches Merkmal des Manikers, kann zur Katastrophe führen. David Lloyd George meinte, Churchills Ungestüm bedürfe der Beaufsichtigung. Männer mit seinem Temperament und seiner Mentalität brauchten einen ganz besonders wirksamen Bremsmechanismus. Der Maniker jedoch wehrt sich dagegen, daß andere ihn bremsen wollen, und Churchill behielt sein Tempo bei.

Churchills Zeitgenossen mißtrauten ihm daher, ganz so, wie Roosevelts Zeitgenossen diesem mißtraut hatten. Churchills unermüdliche Energie, so meinten sie, könne nur dann von Wert sein, wenn sie einer Kontrolle unterliege. Auch heute noch führt eine solche kritische Betrachtungsweise zu der Frage, wie man eine manische geniale Begabung in die gewünschte Richtung lenken kann, vor allem dann, wenn sich der geniale Mensch in führender Stellung befindet. Manche Leute glaubten, Churchills Zukunft hänge davon ab, ob es ihm gelingen werde, sich den Ruf eines besonnenen Mannes zu erwerben, ohne dabei seiner Energie verlustig zu gehen. Lord Beaverbrook sah in Churchill einen Mann, der reich war an neuen und fruchtbaren Einfällen, jedoch der Vorsicht ermangelte.

Churchill galt als hochbegabt, aber hitzköpfig, impulsiv – und unbestritten anmaßend und herrschsüchtig. In seinen Hochstimmungsphasen redete er unablässig und sprach aus, was ihm gerade in den Sinn kam. Er versuchte immer, zu viel auf einmal zu tun; ein einziger Ministersessel, ein einziger Krieg genügten ihm nicht. Wie Theodore Roosevelt war auch Churchill allgemeines und unvermeidliches Thema eines jeden Tischgespräches und in jeder Gesellschaftsschicht. Er hatte mehr Einfälle und legte mehr Denkschriften vor als jedes andere Kabinettsmitglied. In seinen Strategievorschlägen bot er meist mehr als der gesamte Generalstab. Harold Nicolson nannte Churchill ein »anglo-amerikanisches Wundertier«, das tausend Dinge zur gleichen Zeit tue; er schreibe Bücher, studiere Geschichte, leite das Kriegsministerium und befasse sich nebenbei noch mit allen möglichen großartigen Projekten, die sein unmittelbarer Mitarbeiterstab dann wieder zurückstutzen müsse.

Diese Schilderung entspricht genau der Beschreibung des Hypomanikers, wie sie sich in fast allen psychiatrischen Lehrbüchern findet. Für General Montgomery war Churchills hervorstechendste Eigenart seine Überle-

genheit gegenüber allen anderen: »Churchill muß immer der erste sein.« Aneurin Bevan war der Ansicht, Churchill müsse im Zaum gehalten werden, er bürde sich zu viel auf und habe keine Mitarbeiter, denen er die Verantwortung für bestimmte Aufgaben in der zentralen Leitung der Kriegführung übertragen könne. Bevan befürchtete, diese Mängel könnten sich als außerordentlich gefährlich erweisen.
Zeitweise hielten ihn seine Zeitgenossen für geradezu verrückt. Mit H. G. Wells nannten sie ihn den britischen ›Hitler‹: »Für ein umfassendes Denken oder irgendwelche wissenschaftliche oder literarische Fähigkeiten hat Churchill noch nie Anhaltspunkte geboten. Aber jetzt scheint er den Verstand völlig verloren zu haben.«
Seine enorme Leistungsfähigkeit erlaubte es Churchill, oft die ganze Nacht aufzubleiben. Nicht immer brachte er es fertig, bis zum Frühstück auf die Morgenzeitung zu warten; er ließ sie sich nachts, frisch aus der Druckerpresse, bringen. Für die meisten Maniker ist Zeit von entscheidender Bedeutung und darf keinesfalls vergeudet werden. Trotz seiner Lebensweise jedoch besaß er eine unglaubliche Fähigkeit, sich zu entspannen. Während sein Geist arbeitete, ließ er seinen Körper ausruhen. Einen großen Teil seines Lese- und Schreibpensums erledigte er im Bett.
Auch Churchill hatte neben seinen Hochstimmungsperioden Zeiten der Depression. Seine berühmten Phasen des Katzenjammers, einer tiefen Depression, sind allgemein bekannt. Sein ganzes Leben lang hatte er gegen schwere Melancholieanfälle anzukämpfen. Sein Arzt Lord Moran (Sir Charles Wilson) kommt in seiner Churchill-Biographie auf diese trüben Stimmungen zu sprechen. Er zitiert Churchill folgendermaßen:
»Als ich noch jünger war, wurde es zwei oder drei Jahre lang ganz düster um mich; ich konnte kaum noch arbeiten, nahm zwar an den Unterhaussitzungen teil, fühlte mich aber von schwarzen Depressionen heimgesucht. Gespräche mit Clemmy halfen mir. Ich stehe nicht gern an der Bahnsteigkante, wenn ein Schnellzug vorbeifährt. Ich habe lieber mehr Abstand zwischen mir und dem Zug. Ich stehe auch nicht gerne an der Reling eines Schiffes und schaue ins Wasser. In solchen Augenblicken begebe ich mich gar nicht gern in die Öffentlichkeit.«
Diese autobiographischen Hinweise auf seine depressiven Stimmungen sind von unschätzbarem Wert für die Diagnose einer manisch-depressiven Krankheit Churchills; sie machen deutlich, wie schwer und belastend seine depressiven Phasen waren, und zeigen, daß er Angst vor Selbstmord hatte.
Ein Politiker sagte einmal zu Moran, Churchill sei schon immer ein Schwarzseher gewesen, er habe das Leben immer von seiner düsteren Seite betrachtet. Moran meint in seinem Buch, Winston habe sich nach seinem fünfundfünfzigsten Lebensjahr nur noch sehr wenig Mühe gege-

ben, seine depressiven Stimmungen zu verheimlichen, auch habe er nicht mehr viel Interesse am Leben gezeigt. Die von Moran beschriebene spätere Depression Churchills läßt unter anderem eine schwere Apathie erkennen – er las nicht mehr, sprach nur noch wenig und saß stundenlang in einem Zustand da, den ich als schweren depressiven Stupor bezeichne.
Seine Tochter Sarah Churchill schildert ihren Vater in ihrem Buch »Thread in the Tapestry« folgendermaßen: »Trotz aller Lobreden, Auszeichnungen und Ehrungen gab es in Winstons Herzen, in seinem tiefsten Inneren, eine Leere, die kein Erfolg und kein Ruhm ausfüllen konnte.« Lohnte sich das alles? Das ist die Frage, die sich im Leben aller Menschen, die unter Depressionen leiden, immer wieder stellt. Schon mit 31 und 32 Jahren, als er seinen Roman »Savrola« schrieb, litt Churchill unter depressiver Erschöpfung und sehnte sich nach Frieden. Bereits aus diesem Buch geht hervor, daß er verzweifelt war und sich unsicher fühlte. Vor seinem Tod erklärte Churchill: »Ich habe viel erreicht, aber letztlich habe ich gar nichts erreicht«; ein Ausspruch, der die emotionale Erschöpfung deutlich macht, die der Manisch-Depressive in den depressiven Phasen seiner Krankheit empfindet.
Die meisten Depressionen Winston Churchills scheinen chemischen oder metabolischen Ursprungs gewesen zu sein, sie traten ohne erkennbaren Grund auf und hielten längere Zeit an. In den Jahren allerdings, in denen er um die Macht kämpfte, schienen sie durch äußere Umstände beschleunigt zu werden; zumindest fielen sie zeitlich mit einer ganzen Reihe von Enttäuschungen und politischen Niederlagen zusammen. Vor dem Zweiten Weltkrieg meinte er einmal während einer tiefen Depression: »Ich bin erledigt.«
In den dreißiger Jahren benahm sich Churchill, der für seine Grobheit, seine Anmaßung und seine enorme Energie in seinen – wie ich sagen würde – gemäßigt manischen Phasen bekannt gewesen war, plötzlich so würdevoll und untadelig wie ein Kirchenvorsteher. Der innere Funke war noch vorhanden, wurde jedoch von einer unbekannten Macht im Zaum gehalten und ließ seinen Meister nicht selten im Stich. Das war die depressive Phase des manisch-depressiven Zyklus. Churchills früheres Ungestüm und seine leichte Ablenkbarkeit sind häufige Wesenszüge manischer Persönlichkeiten.
Als Premierminister schien er seine manischen Impulse besser unter Kontrolle zu haben; er setzte seine unglaubliche Energie und seine Begeisterungsfähigkeit dafür ein, England durch den Zweiten Weltkrieg zu führen. Churchills unermüdliche Hochstimmung während seiner ersten Amtsperiode als Premierminister ist zur Legende geworden. Er war sowohl Verteidigungs- als auch Premierminister. Mit sechzig und selbst mit siebzig Jahren noch konnte er fast die ganze Nacht aufbleiben; Sekretäre,

Mitarbeiter und Berater, die oft viel jünger waren als er selbst, trieb er in äußerste Erschöpfung.

Churchills seelische Energie hat Psychologen und Psychiater jahrelang stark beschäftigt. Es besteht kaum ein Zweifel daran, daß sein launenhaftes Temperament ein Teil des Churchill-Erbes war. Seine Vitalität überstieg jedes Maß. Er wurde neunzig Jahre alt; mit achtzig hatte er einen Herzinfarkt, drei Lungenentzündungen, zwei Schlaganfälle und er hatte wie Roosevelt in seinen frühen Jahren erhebliche körperliche Behinderungen überwinden müssen.

Jung hätte Churchill als extrovertierten, intuitiven Persönlichkeitstyp eingeordnet. Die klassische Kraepelinsche Terminologie der Psychiatrie hätte ihn als zyklothym oder manisch-depressiv bezeichnet. Von den letzten sieben Herzögen von Marlborough litten fünf unter schwerer Melancholie; meiner Meinung nach stützt das die Theorie, daß solche Gemütskrankheiten erblich und hauptsächlich biologischen Ursprungs sind.

Nicht alle Psychiater wären mit dieser Deutung einverstanden; zumindest hätten sie Vorbehalte dagegen, daß ich die ausschlaggebende Komponente der schweren Gemütsschwankungen Churchills in den erblichen Determinanten sehe. Ich für meine Person bin der Meinung, daß die Höhen und Tiefen seiner Gemütslage und damit auch seiner politischen Karriere und seiner Lebensweise ganz entscheidend von seinen Erbanlagen bestimmt waren.

Nach Anthony Storr, dem Psychobiographen Churchills, beruhten Churchills aggressive Kühnheit und sein überlegenes Selbstwertgefühl nicht auf den genetischen Anlagen, die ihm seine Ahnen vererbt hatten, sondern waren Ausfluß seiner Entschlossenheit, seiner bewußten Entscheidung und seines eisernen Willens. Storr meint, daß die rein beschreibende Klassifizierung seiner Hoch- und Tiefphasen weniger aufschlußreich sei als eine zusätzliche, psychoanalytische Untersuchung seiner Kindheit, seiner Jugend und seiner zwischenmenschlichen Beziehungen. Er behauptet, daß der Depressive sich jede Ruhe oder Entspannung versage, weil er es sich nicht leisten könne zu rasten. Die hektische Aktivität sei ein Abwehrmechanismus gegen die unter der Oberfläche lauernde Depression. Erzwingen äußere Umstände eine Ruhepause, so senke sich die schwarze Wolke herab. So erklärten sich auch die meisten Menschen Churchills Depressionen, als er 1915 die Admiralität verließ, als er 1922 seinen Sitz im Parlament verlor und als er 1931 immer noch von der Regierung ausgeschlossen blieb.

Psychoanalytiker der alten Schule halten immer noch an dem alten Klischee fest, daß Depressive vom Typus Churchills nicht imstande seien, ihren Ärger abzureagieren, und aus diesem Grunde in eine Depression

verfielen. Noch heute gilt dieses Klischee als der Grundstein der psychoanalytischen und psychotherapeutischen Behandlung der meisten depressiven Patienten. Storr behauptet, daß niemand unter Depressionen zu leiden hätte, wenn man alle zu Depressionen neigenden Menschen ununterbrochen damit beschäftigen könnte, böse Feinde zu bekämpfen. Seiner Ansicht nach erschöpfen jene Menschen, die sich in die Korridore der Macht wagen – die übermäßig Ehrgeizigen und leicht Verletzbaren – letztlich ihre Energie, ihre Vitalität und ihre Antriebskraft. Diese Theorie der Depression läßt an die unbewußten Triebe und die Abwehrmechanismen der klassischen Psychoanalyse Freuds denken. Heute muß dieses psychoanalytische Konzept der Depressionen den modernen, biologisch begründeten Theorien der Manien und Depressionen sowie ihrer medikamentösen Beherrschung mit Lithium weichen.
Der Psychoanalytiker Storr bedient sich des vorgegebenen Modells der Depression im Erwachsenenalter und wendet es auf Churchills Charakter und Lebenslauf an; er kommt zu dem Schluß, daß Churchills Depression aus einer frühkindlichen Deprivation und dem Verlust eines Liebesobjekts – hier vor allem der Mutter – herrühre. Mit der gleichen Erklärung wurde herkömmlicherweise auch Lincolns Depressionskrankheit gedeutet. Ich dagegen bin der Meinung, daß die starke erbliche Belastung Churchills mit Depression, manisch-depressiver Krankheit und Alkoholismus vielmehr die Diagnose einer bipolaren manisch-depressiven Krankheit stützt, die in der Hauptsache durch seine Erbanlagen und weniger durch Umweltbedingungen verursacht war. Die Umwelt trug sicherlich dazu bei, seine Persönlichkeit zu prägen, doch sie bestimmte nicht den gnadenlosen Verlauf seiner manisch-depressiven Erkrankung
Storr gibt zu, daß die psychoanalytische Theorie manche Lücken läßt; so kann sie Churchills erstaunliche Leistungsfähigkeit nicht erklären, die ihn befähigte, im Alter über lange, ununterbrochene Zeitspannen hinweg seiner Depression Herr zu werden. Die meisten Anhänger der modernen Chemotherapie würden annehmen, daß Churchills Depressionen sich zu diesem Zeitpunkt spontan aufhellten und, wenn er lange genug gelebt hätte, später wieder aufgetreten wären.
Ich habe festgestellt, daß manisch-depressiven Menschen gewisse Wesenszüge gemeinsam sind, gleichgültig, ob sie hoch oder niedrig geboren wurden, ob sie sich für eine politische, künstlerische, kaufmännische oder wissenschaftliche Laufbahn entscheiden. Diese Wesenszüge ergeben sich zum Teil aus der Persönlichkeit des Individuums, das versucht, sich mit den ständigen Schwankungen seines Energieniveaus zu arrangieren. Ein Aufstieg zu solchen Höhen, wie er Theodore Roosevelt und Churchill gelang, ist keine spezifische Begleiterscheinung der manisch-depressiven Krankheit. Nicht alle Erfolgsmenschen besitzen innere Energie und An-

triebskraft, und nicht allen manischen Menschen ist die geistige Aufnahmefähigkeit und das Organisationstalent dieser Führernaturen mitgegeben. Vereinigen sich jedoch äußere Umstände, Intelligenz und eine Unmenge anderer sozialer und kultureller Faktoren in einem Individuum, in dem gleichzeitig die manisch-depressive Körperchemie angelegt ist, so kann dieser Mensch, wie ich glaube, zu größeren Höhen aufsteigen als andere Personen mit ähnlichen Voraussetzungen, denen der innere manische Antrieb fehlt.

Erfahrungen mit der Lithiumkarbonat-Prophylaxe der manisch-depressiven Krankheit lassen die psychoanalytischen Erklärungen und Deutungen von Churchills Krankheit ins Wanken geraten. Die Psychoanalyse des Individuums mag wohl dessen Persönlichkeit beeinflussen, seine manischen und depressiven Stimmungsschwankungen jedoch wird sie weder grundlegend ändern noch verhindern. Lithium und Antidepressiva dagegen unterdrücken meist – auch unter schwerem umweltbedingtem Streß – die abnormen Stimmungszyklen. Es wäre freilich ebenfalls eine zu starke Vereinfachung, wenn ich jegliches menschliche Verhalten ausschließlich auf innere Abweichungen der Körperchemie zurückführen wollte. Doch in unserem biochemischen Zeitalter der Psychiatrie ist es unzeitgemäß, den Menschen und seine Stimmungen mit der herkömmlichen psychoanalytischen Terminologie erklären zu wollen.

Aufgrund moderner biochemischer, genetischer und klinischer Untersuchungen möchte ich meinen, daß Churchill als Manisch-Depressiver einzuordnen ist. Eine Lithiumbehandlung hätte seine Launen vermutlich unter Kontrolle gebracht. Allerdings hätte der eigensinnige Starrkopf sicherlich auf einem Whisky mit Soda anstelle seiner Lithiumpille bestanden, und so wäre denn die Weltgeschichte auch nicht anders verlaufen.

8 *Psychiatrische Intervention in Regierung und Politik*

Begriffe wie *paranoid, schizophren, depressiv* und *manisch* gehören heute zu unserem alltäglichen Wortschatz, und wir drücken unsere Einschätzung politischer Führer nicht mehr mit den gleichen Worten aus, die noch vor fünfzig oder hundert Jahren gebraucht wurden. Die Schlagzeilen unserer Zeitungen erinnern oft an Filmdrehbücher, in denen es um militärische, politische oder wirtschaftliche Depressionen oder paranoische Phänomene geht. Gelegentlich finden sich im Fernsehen oder in den Zeitungen Andeutungen über den Nervenzusammenbruch einer bekannten Persönlichkeit Amerikas.

Zur Analyse der Persönlichkeit und der Motivation von Inhabern hoher Ämter bedienen wir uns heute der neuen psychiatrischen Prinzipien. Wir sind mißtrauisch: Für das Verhalten eines Menschen fordern wir Erklärungen. Pädagogen, Politiker, Wirtschaftsmanager und Psychopolitiker (ein ganz neuer Wissenschaftszweig) sind zu der Überzeugung gekommen, daß die Psychiatrie, wenn man sie nur richtig einsetzt, den Menschen besser machen, Probleme lösen und möglicherweise ein neues Watergate verhindern könnte. In diesem Zeitalter der Psychiatrie scheint es vielen ganz selbstverständlich, daß der Psychiater – wie der Bischof zur Zeit der Kreuzzüge – auf alle Fragen des emotionalen, politischen, kreativen, finanziellen, biologischen und sexuellen Bereichs eine Antwort bereit haben müßte.

Neulich fragte ich einen jungen Rechtsanwalt, welche rechtlichen Voraussetzungen für die Amtsenthebung eines Richters gegeben seien, der in Ausübung seines Amtes geisteskrank würde und sich zum Beispiel einbilde, man verfolge ihn mit Morddrohungen.

Der Anwalt ließ sich meinen hypothetischen Fall durch den Kopf gehen und meinte dann, die Prozedur der Amtsenthebung müsse wohl durch zwei Richter eines höheren Gerichtshofes eingeleitet werden; sie könnten eine Untersuchung durch zwei Psychiater anordnen, die beide übereinstimmend den Richter als amtsunfähig erklären müßten.

Tatsächlich gibt es mehr als eine Verfahrensweise, um Richter, deren Geisteszustand zu wünschen übrig läßt, zu überprüfen und ihres Amtes zu entheben. Diese Methoden ermöglichen eine Selbstüberwachung der Justiz, sie sind jedoch kompliziert und beschwerlich, und in keinem Fall erfordern sie, daß ein Psychiater, und sei es auch nur in beratender Funktion, zugezogen wird. Es ist ganz richtig, daß die Justiz die wirksamsten gesetzlichen Mittel zur Überwachung ihrer Mitglieder in der Hand hat, aber es ist doch sehr beunruhigend, daß diese Mittel so schwerfällig und unzureichend sind. Es gibt kein angemessenes gesetzliches Verfahren, um einen Richter des Obersten Gerichtshofes, der im Amt erkrankt ist oder unter einer geistigen Störung leidet, seines Amtes zu entheben. In Kalifornien wurde 1960 eine Judicial Qualifications Commission eingesetzt, deren Aufgabe es war, sich mit der Untauglichkeit von Richtern zu befassen. Unter den ersten zehn Fällen, die mit der Amtsenthebung von Richtern endeten, waren drei, die wegen schwerer geistiger Störung oder Labilität, launenhaften oder perversen Verhaltens, Gedächtnisschwunds oder Unfähigkeit zur Konzentration oder zum Erfassen der Aussagen entschieden wurden – ein nicht sehr ermutigendes Ergebnis. Dennoch scheint die Justiz letztlich zu dem Schluß gekommen zu sein, kein Psychiater könne einen Richter so gerecht beurteilen wie ein anderer Richter.

Vor ein paar Jahren wurde ich zusammen mit einigen anderen Ärzten zu einer Konsultation über einen Patienten in einem schweren Maniezustand herangezogen. Es handelte sich um einen in der Legislative maßgeblichen Mann, einen Endfünfziger, der sich erst vor kurzer Zeit zur Ruhe gesetzt hatte. Da er selbst erregt und unkooperativ war, erfuhr ich die Einzelheiten seiner Krankengeschichte zum größten Teil von seiner Gattin, einer unglaublich geduldigen Frau.

Er hatte sich für sein Landhaus in Virginia eigenhändig und ohne fremde Hilfe einen großartigen Swimming-pool gebaut, an dem er täglich achtzehn Stunden lang gearbeitet hatte. Dann hatte er sich entschlossen, ihn der Öffentlichkeit zugänglich zu machen und an einer Seite einen Kiosk zu eröffnen, um die hohen Kosten wenigstens teilweise zu decken. Als seine Frau andeutete, daß er doch vielleicht zu weit gehe, bekam er einen Wutanfall und drohte, sie zu verlassen und mit einer anderen Frau zusammenzuleben. Kurz danach entfernte er, als seine Frau ausgegangen war, viele Wertsachen aus dem Haus – seinen Anteil, wie er behauptete – und verkaufte oder versetzte sie. Er beschwerte sich, seine Frau sei eine Langweilerin und beschloß, rund um die Uhr eine Party zu geben, zu der er so ziemlich alle Leute einlud, die er auf der Straße traf. Dieses psychotische Verhalten dauerte wochenlang, und während der ganzen Zeit schlief er nachts nur zwei bis vier Stunden. Er fand keine Zeit, etwas zu essen, redete ununterbrochen und entwarf großartige Pläne, wie er sich sexuell austoben würde, »sobald ihm irgend jemand seine Frau vom Hals geschafft hätte«.

Von seiner still duldenden Frau erfuhr ich, wie er schließlich in ihrem Heim einen Raubüberfall vorgetäuscht habe; er hatte das Wohnzimmer auseinandergenommen, alle Schubladen ausgeräumt und zuletzt, sozusagen als Krönung des Ganzen, eine Tüte Mehl über das ganze Chaos gekippt. Als seine Frau zurückkam, rief sie den Hausarzt; der wiederum riet, die Polizei zuzuziehen. Der Politiker wurde ins Krankenhaus gebracht, er mußte mit Gewalt ruhiggehalten und von Krankenschwestern pausenlos überwacht werden.

Das Krankenhaus, in das ich gerufen wurde, war eine kleine, abgelegene Privatanstalt, die kaum in der Lage war, mit diesem Fall einer manischen Psychose fertigzuwerden. Als ich hinkam und dem Patienten vorgestellt wurde, war nicht zu verkennen, daß er seinen Aufenthalt bisher durchaus nicht als angenehm empfunden hatte. Er behauptete, er befände sich »im schwarzen Loch von Kalkutta«, das Krankenhaus starre vor Schmutz und es wimmele darin von Ratten und Insekten. Er verkündete lautstark, daß er gegen seinen Willen und ohne die erforderliche Ermächtigung festgehalten werde. Eine Gabel als Metallsäge benutzend hatte er versucht, das Gitter vor seinem Fenster durchzufeilen, war jedoch durch einen aufmerksamen Wachtposten daran gehindert worden. Hartnäckig versicherte er sich der Hilfe eines zwölfjährigen Mitpatienten und versuchte, aus dem Krankenhaus zu entkommen, indem er sich in einem Wäschekorb versteckte. Die beiden Flüchtlinge wurden von zwei Angestellten entdeckt, die an diesem Tag zufällig zu früh zur Arbeit gekommen waren.

Am Tag meines Besuches wurde der Bedauernswerte für kurze Zeit kooperativ, aber ich konnte sehen, daß er sich nur mir zu Gefallen anstrengte und mich davon überzeugen wollte, daß er völlig gesund sei. Er redete unaufhörlich und ließ eine manische Gedankenflucht und Verwirrtheit sowie einen Mangel an Urteilsvermögen und Einsicht erkennen. Er meinte, er fühle sich ausgezeichnet, »es sei ihm noch nie so gut gegangen«, und alle anderen seien einfach zu »schlapp und müde«, um mit ihm Schritt halten zu können.

Er schien mir ein typisches Beispiel für den chronischen, erfolgreichen Hypomaniker zu sein, der auf vielen Gebieten erfolgreich ist, weil er ein überdurchschnittliches Maß an Energie und Begeisterungsfähigkeit besitzt, gelegentlich jedoch den Boden unter den Füßen verliert. Durch weitere Fragen erfuhr ich, daß er in einer großen Stadt im Südwesten als jüngster Sohn zärtlich liebender Eltern geboren und aufgewachsen war. Sein Vater, ein wohl recht betriebsamer Mensch, ließ es seinem Sohn an nichts mangeln. Ein Onkel und eine Tante mütterlicherseits waren Alkoholiker, und seine Mutter mußte gegen Ende ihres Lebens wegen einer Depression hospitalisiert werden. So oder ähnlich sieht die genetische Struktur einer manisch-depressiven Familie häufig aus. In der höheren Schule war der Patient Anführer zweier Schulmannschaften, Schulsprecher und Klassenpräsident gewesen, obgleich er nur wenige vertraute Freunde hatte. Auf dem College, einer angesehenen Privatschule, hatte er ebenso gute Ergebnisse erzielt. Er hatte sich ein unregelmäßiges, aber intensives Studienprogramm zurechtgelegt: zwei Tage arbeitete er ununterbrochen durch, dann bummelte er vierundzwanzig Stunden lang, trank und jagte den Mädchen nach, und am nächsten Tag holte er in den Vorlesungen den versäumten Schlaf nach. In seinem Abschlußjahr gehörte er zu den Besten seiner Klasse, und er war der Jüngste, der seinen Doktorgrad in internationaler Diplomatie erhielt. Schon mit achtundzwanzig Jahren war er ein angesehener Politiker und hatte zwei Bücher über sein Fachgebiet geschrieben.

In seinen jungen Jahren hatte mein Patient ein hektisches Sexualleben geführt. Bis zu seinem einundzwanzigsten Lebensjahr war er, wie er sagte, unerfahren gewesen; danach jedoch sei er »auf den Geschmack gekommen« und habe unersättlich nach sexuellen Erlebnissen gesucht. Seinen zweifellos übertriebenen Behauptungen zufolge hatte er Hunderte von Freundinnen gehabt und mindestens zehn von ihnen geschwängert. Für alle zehn habe er Abtreibungen arrangiert. Seine Einstellung gegenüber dem Geschlechtlichen nannte er »gesund und natürlich«; er meinte, alles in allem sei es doch »das natürliche Verlangen des Mannes, möglichst viele Frauen zu schwängern, solange er dazu fähig sei«.

Als ich den Patienten zum ersten Mal sah, beeindruckte mich seine trotz des manisch gehobenen Gemütszustandes klare und genaue Sprechweise. Er hatte graue Schläfen und befand sich in ausgezeichneter körperlicher Verfassung. Seine Augen funkelten, und über seinem Gesicht lag ein wildes, manisches Lächeln. Obgleich er gesprächig war, konnte er sich doch nur kurze Zeit konzentrieren und wich direkten Fragen aus. Mit fortschreitender Befragung wurde er immer argwöhnischer und gab deutlich zu verstehen, daß er am liebsten aufgestanden und weggegangen wäre. Er wurde immer anmaßender und herrischer und versuchte, den Spieß umzudrehen und mich auszufragen. Während des Interviews ging er im Zimmer auf und ab, nahm Gegenstände auf und legte sie wieder hin. Er schien unfähig, seinen Redefluß oder seine Aktivität einzudämmen, und er verwahrte sich entschieden gegen die Unterstellung, daß er Alkoholprobleme habe.

Wie er sagte, war er 1945 zum ersten Mal mit einem Psychiater in Berührung gekommen; gegen eine schwere Depression war er damals acht Monate lang mit Psychotherapie und schließlich mit Elektroschocks behandelt worden. Die Elektroschockbehandlung hatte hervorragend gewirkt, und niemand hatte etwas von seiner Krankheit erfahren. Er hatte seine politische Tätigkeit fortgesetzt, aber als seine Behandlung beendet war, lag, wie er sagte, »der Psychiater auf der Couch und ich behandelte ihn«. Eine weitere Serie von Elektroschocks hatte er bekommen, als sich 1950 erneut die Notwendigkeit ergab.

Zehn Jahre später befand er sich mit seiner Frau gerade auf einer Europareise, als er wiederum eine manische Attacke nahen fühlte. Nach einem Autounfall, der sie beide hätte das Leben kosten können, wurde er wegen einer Streiterei mit der spanischen Polizei verhaftet. Die amerikanische Botschaft intervenierte zu seinen Gunsten, und man gestattete ihm, in die Vereinigten Staaten zurückzukehren. Die Konsultation eines Psychiaters oder eine Behandlung lehnte er ab.
Damit war die manische Attacke jedoch noch nicht beendet. Er beteiligte sich an zwei Fluggesellschaften, die sich auf Nachtflüge spezialisiert hatten, und kaufte eine Dreißig-Zimmer-Villa, die er in seiner Freizeit zu renovieren gedachte. Da er dieses Haus in ein »Freizeit«-Hotel für eine ausgewählte Gruppe von Politikern und deren gelegentliche Freundinnen umwandeln wollte, kam es mit den lokalen Behörden zu Meinungsverschiedenheiten über die Raumordnungsbestimmungen. Seine Frau, die am Ende ihrer Kräfte war, verließ ihn für vier Monate. Als es ihm nicht gelang, seine »Beziehungen spielen zu lassen«, wurde er Arbeitern und Stadtbeamten gegenüber so ausfällig, daß er seine Pläne für dieses Projekt aufgeben mußte. Er verkaufte das Haus mit gewaltigem Verlust, und die Abschreibungssumme, die er in seine Einkommenssteuererklärung einsetzte, war so übertrieben hoch, daß er sich eine Untersuchung der Steuerbehörde gefallen lassen mußte. Endlich ging diese manische Attacke von selbst zurück.
Da seine Frau ein beträchtliches eigenes Vermögen besaß, beschloß er, sich zur Ruhe zu setzen. Während er sich auf einer Weltreise befand, setzte im folgenden Jahr in Tokio erneut eine manische Phase ein. Wieder kam es zu einem Autounfall, als er mit Höchstgeschwindigkeit auf den Fujiyama zuraste, den er unbedingt ersteigen wollte. Er ging zwar unverletzt aus diesem Unfall hervor, trotzdem brachte ihn seine Frau in das amerikanische Krankenhaus von Tokio, um ihn sedieren zu lassen; sie hoffte, die manische Episode würde von selbst wieder zurückgehen. Als er wieder aufwachte, wurde er so wütend auf seinen Arzt, von dem er sich hinters Licht geführt fühlte, daß er sich seinen Weg aus dem Krankenhaus freiboxte. Im Spitalhemd rannte er auf die Straße hinaus. Mir erzählte er später: »Zwanzig Polizisten habe ich mit bloßen Händen und zwei Füllfederhaltern in Schach gehalten.« Man warf ihm eine große Decke über, bändigte ihn schließlich und sedierte ihn; dann schickte man ihn zur vollständigen Genesung in die Staaten zurück.
Den Berichten seiner Frau zufolge, die eine zuverlässige Zeugin war, hatte der Politiker im Lauf der vorausgegangenen fünfzehn Jahre schon mehrere Depressionen und drei manische Episoden durchgemacht; in der letzten Zeit hatte er stark zu trinken begonnen. In den Intervallen zwischen seinen manischen und depressiven Phasen war er nüchtern, außer-

ordentlich gewandt und ohne Zweifel im vollen Besitz aller seiner geistigen Fähigkeiten. Er hatte mehrere Unternehmen gewinnbringend geleitet und sein politisches Amt tadellos geführt.
Im Anschluß an diese Konsultation verordnete ich ihm 1200 mg Lithiumkarbonat pro Tag, und er befindet sich nun schon seit mehreren Jahren in ausgezeichneter Verfassung. Manische und depressive Phasen sind ausgeblieben.

Der Fall des Politikers beleuchtet mehrere interessante Merkmale der Manie. Als alkoholabhängiger Maniker wurde er reizbar, streitsüchtig und argwöhnisch; er verweigerte eine Behandlung, solange es irgend ging. Glückliche Maniker dagegen sind in der Regel euphorisch und zur Mitarbeit bereit. Wenn mildere Manieformen durch Alkoholismus kompliziert werden, äußern sie sich in Streitsüchtigkeit, chronischer Reizbarkeit und provozierend autoritärer Haltung. Dieses Verhalten wird von der Umwelt gewöhnlich als Äußerung eines unangenehmen, schwierigen Temperaments hingenommen, das durch Alkohol noch ungehemmter zutage tritt. Niemand denkt daran, daß die Manie auf einer Gemütskrankheit und einem chemischen Ungleichgewicht des Hirnstoffwechsels beruhen könnte.
Das Urteilsvermögen meines Patienten war während seines extremen manischen Erregungszustandes schwer beeinträchtigt. Er gab mit vollen Händen Geld aus, ließ sich in großartige, angeblich sehr einträgliche Projekte verwickeln, startete umfangreiche Unternehmungen und genoß jeden Rechtsstreit. Außerdem trank er unmäßig. Seine guten Beziehungen zu »politischen Freunden« ermöglichten es ihm, während seiner früheren, milderen Attacken die üblichen hindernden gesetzlichen Zwänge der Gesellschaft abzuwehren. So konnte er sich jahrelang jeglicher Behandlung entziehen.
Wie kann sich die Gesellschaft gegen die verminderte Urteilsfähigkeit stark manischer Politiker, Richter, Finanzberater oder auch Ärzte schützen, zumal offenbar so viele in ihrem Beruf erfolgreiche Menschen zu einer Hypomanie neigen? In den Intervallen zwischen den Episoden ist in der Regel keine Beeinträchtigung der Gesamtpersönlichkeit, des Urteilsvermögens oder des Wirklichkeitssinnes zu beobachten. Ganz unmerklich kann in solchen Fällen die Grenze zwischen der Normalität und einer milden Hochstimmung überschritten werden, die sich unter Umständen allmählich ständig verstärkt. Schwere Manie- und Depressionszustände wie die des geschilderten Patienten bleiben Familie und Gesellschaft nicht verborgen, und ein solcher Patient wird schließlich einfach in eine Anstalt gebracht. Mildere Formen der Hochstimmung dagegen können jahrelang unerkannt bleiben. Und wenn es sich bei dem Maniker um einen Politiker

handelt – wie schützen wir uns, wenn Charisma und Intelligenz einer hochbegabten und mächtigen Persönlichkeit plötzlich in eine milde Form des Wahnsinns übergehen?
Im allgemeinen stimmen demokratische Institutionen darin überein, daß niemand die geistige Stabilität eines Mannes in einem politischen Amt so gut beurteilen kann wie seine Arbeitskollegen. James Forrestal machte als Verteidigungsminister verheerende Depressionen durch. Lange Zeit wollten seine Mitarbeiter darin nichts anderes sehen als Überarbeitung, erst als er extrem depressiv, unvernünftig, streitsüchtig und argwöhnisch gegen jedermann wurde, glaubten sie an eine Geisteskrankheit. Doch selbst dann war es fast unmöglich, ihn einer psychiatrischen Behandlung zuzuführen, da verschiedene Gruppen in Militär und Regierung das geradezu als eine Schande ansahen. An Forrestals Fall wird ganz besonders deutlich, wie schwierig es ist, bei einem »hohen Tier« eine Gemütserkrankung festzustellen und zu behandeln. Als man endlich mit der Behandlung begann, war diese ungenügend und kam zu spät; Forrestal sprang aus einem Fenster des Marinehospitals Bethesda in Maryland und nahm sich so das Leben.
So verlor das Land einen Mann, der in weiten Kreisen als der beste Verteidigungsminister galt, den Amerika je hatte. Der Fall Forrestal zeigt auch, wie lange ein Mann trotz schwerer emotionaler Störungen in einem strategisch wichtigen Regierungsamt weiterhin Entscheidungen treffen kann. Und der Fall Forrestal stellt keine Ausnahme dar. Viele unter starkem Druck stehende Politiker leiden unter emotionalen Störungen. Die Anstrengung, die es kostet, in ein Regierungsamt gewählt zu werden und sich darin zu behaupten, könnte selbst einen Herkules überfordern. Viele Politiker gehören zu jenem immer und überall erfolgreichen Menschentyp, der sich selbst intensiv zu seinen Hochleistungen anspornt, und dieser Streß fordert oft seinen Tribut. Das Schlimme ist, daß es nur unter großen Schwierigkeiten gelingt, Männer in solchen Positionen einer psychiatrischen Behandlung zuzuführen.
Wer weiß, wie viele prominente Amerikaner, die wegen einer »Lungenentzündung« oder eines »Erschöpfungszustandes« ins Krankenhaus gehen, in Wahrheit an einer vertuschten psychischen Erkrankung leiden? Wer weiß, wie viele wichtige Entscheidungen zu allen Zeiten von Männern gefällt wurden, deren geistiger Zustand zu wünschen übrig ließ? Bis zu einem gewissen Grad sind wir uns alle dieser Probleme bewußt; Beispiele aus jüngster Zeit sind Senator Eagleton, der eine frühere psychische Störung einräumen mußte, und das pathologische Verhalten der Nixon-Administration. Bei näherer Betrachtung der Watergate-Affäre kann man nur vermuten, wie viele depressive, paranoische und akut emotionale Zerrüttungszustände Präsident Nixon und seine höchsten politi-

schen Berater durchgemacht haben. Sicherlich wurde auch Selbstmord als einfachster Ausweg in Betracht gezogen, als die Anspannung stieg und die Enthüllung nicht mehr aufzuhalten war. Diese Art der Depression, die durch Streß entsteht und wieder zurückgeht, wenn die Streßursache entfällt, ist reaktiv und nicht stoffwechselbedingt; ein Selbstmord kann sich allerdings in beiden Fällen als letzte Lösung anbieten.

In dem Film »Doktor Seltsam« lebt der Oberkommandierende eines strategisch wichtigen Luftstützpunktes in dem festen Glauben, jedermann sei hinter seinen kostbaren Körpersäften her; er rettet das Land, indem er die Welt vernichtet. Wir lächeln etwas gezwungen darüber, aber der Gedanke ist gar nicht so unmöglich, vor allem in unserer Zeit der »high security«, in der die rechte Hand nicht weiß, was die linke tut.

Wie schützen wir uns dagegen? Beim Militär gibt es – anders als bei den übrigen Regierungsstellen – gründliche psychiatrische Untersuchungsverfahren, zumindest für die unteren Ränge, mit deren Hilfe psychiatrische Störungen aufgedeckt und routinemäßig behandelt werden können. Die üblichen Verfahren der Armee sind allgemein bekannt. Das Strategische Luftkommando durchleuchtet zusätzlich zu den üblichen Sicherheitsprüfungen auch die Vergangenheit aller Bewerber auf etwaige geistige Störungen hin, die eine Anstellung automatisch ausschließen. Ganz abgesehen von der zweifelhaften Tauglichkeit dieser Tests ist vor allem eines bemerkenswert: Je höher der Rang des Kandidaten, um so seltener kommen diese Kriterien zur Anwendung und um so schwerer sind sie durchzusetzen. So ist es infolge des Aufbaus dieser Organisation praktisch unmöglich, einen Oberbefehlshaber der Armee abzusetzen, wenn eine emotionale Störung bei ihm auftritt.

Der Kapitän Queeg aus »Die Caine war ihr Schicksal« ist keine Phantasiegestalt – Männer seines Schlages waren in der Vergangenheit nicht selten eine Plage für ihre Untergebenen und werden es auch in Zukunft sein. Ein amerikanischer Kommandant behauptete sich einst auf seinem Posten, obgleich seine Untergebenen versucht hatten, ihn wegen offenkundig paranoiden Verhaltens absetzen zu lassen. Selbst dem amerikanischen Botschafter, der um eine Amtsenthebung dieses Mannes einkam, weil er einen Krieg auszulösen drohte, gelang es nicht, eine Rückberufung durchzusetzen, weil der Kommandierende sämtliche Kommunikationskanäle kontrollierte. Als sich der Botschafter im Verein mit vielen Soldaten in einem Protest an den Sanitätsinspekteur wandte, mochte dieser nicht so recht an den Ernst der Lage glauben. Aufgrund eines bürokratischen Irrtums ging ein großer Teil der Korrespondenz über diesen Fall den üblichen Weg, so daß buchstäblich Hunderte von Menschen diese vertraulichen Berichte lasen. Als sie schließlich dem Kommandanten selbst zu Gesicht kamen, ergriff er Vergeltungsmaßnahmen. Die Verwirrung war so vollkommen, daß schließlich überhaupt nichts unternommen wurde, um festzustellen, ob nun tatsächlich eine Krankheit vorlag oder nicht.

Sollte man also auf einer psychiatrischen Untersuchung von Präsidentschaftskandidaten und Bewerbern um andere hohe Ämter bestehen? Dieser Vorschlag steht schon seit einiger Zeit zur Diskussion. Viele Leute sind dafür, manche finden ihn lächerlich, andere wieder meinen, das sei Faschismus; einige halten ein solches Verfahren einfach für unmöglich, weil eine psychiatrische Untersuchung keinesfalls objektiv sein könne. Wer soll denn bestimmen, welche Kriterien zur Disqualifizierung Anlaß geben? Wenn man auch weiter zurückliegende Fälle geistiger Störungen einbezöge, wären viele unserer besten und begabtesten Politiker und Regierungsbeamten für uns verloren. Abraham Lincoln zum Beispiel käme nach heutigen Maßstäben überhaupt nicht in Betracht. Selbst George Washington soll, als er sich während der Revolution in Yorktown aufhielt, eine schwere Depression durchgemacht haben. Wie viele unserer angesehensten Führer haben irgendwann in ihrem Leben eine emotionale Störung durchgemacht?

Sollen wir unseren Test – den »Wassermann« für Kandidaten – auf einer persönlichen Befragung aufbauen? Das wäre zu subjektiv, denn die Auswertung hängt vom Psychiater ab. Sollen wir einen Rorschach-Test anwenden? Auch der wäre zu subjektiv und gilt ohnehin nicht mehr als sehr zuverlässig. Vielleicht wäre das MMPI (Minnesota Multiphasic Personality Inventory) eine Lösung, das nach Ansicht vieler Leute der Objektivität am nächsten kommt? Die psychiatrische Forschung hält jedoch selbst dies für eine unzulängliche Methode, eine psychiatrische Erkrankung zweifelsfrei zu bestätigen oder auszuschließen. Bei diesem Test haben schon Personen mit einer vollausgeprägten Schizophrenie ganz normale Ergebnisse erzielt. Und wer soll außerdem entscheiden, nach welchem Maßstab ein »normaler« Führer gemessen werden soll? Würde ein solches Testverfahren je eingeführt, dann wäre der Politiker abhängig und beeinflußbar vom Psychiater – und diesen Zustand könnte wohl kaum jemand gutheißen.

Selbst wenn unsere Testmethoden den Kandidaten oder Beamten als geistig völlig gesund erklärten – wie könnte man verhindern, daß er in seinem neuen Amt in der zweiten Woche einen Nervenzusammenbruch erleidet? Eine Unbedenklichkeitserklärung ist keine Garantie für die Zukunft, wie die meisten Psychiater zugeben werden. Der Vorschlag, ein »Expertengremium« solle in solchen Fällen zum Eingreifen ermächtigt sein – dieser Gedanke stammt von der Group for Advancement of Psychiatry des Committee of Government Agencies –, setzt voraus, daß »qualifizierte Psychiater« das letzte Wort bei politischen Entscheidungen hät-

ten, selbst wenn diesen Experten nur eine rein beratende Funktion zugestanden würde. Auch dieser Vorschlag ist verfänglich. Das vermutlich gewichtigste Gegenargument ist ein rein praktisches: Selbst im Kollegenkreis können sich die Psychiater weder auf ihre Diagnose noch darauf einigen, wer von ihren Kollegen »qualifiziert« ist.
Bei der Diagnostizierung schwerer geistiger Erkrankungen stimmen jeweils nur fünfzig bis siebzig Prozent der Psychiater in ihren Befunden überein – ein nicht sehr überzeugendes Ergebnis. Nun können echte Meinungsverschiedenheiten zwar ein gutes Zeichen für unterschiedliche Ansichten innerhalb des Berufsstandes sein, andererseits aber auch ein Hinweis darauf, daß man sich besser nicht felsenfest auf die Diagnose eines beratenden Experten verläßt. Außerdem gibt es sehr unterschiedliche Psychiater und ebenso unterschiedliche Schulen der Psychiatrie. Der eine verlangt, daß man sich auf einer Couch ausstreckt und sich ungehemmt über seinen Ödipuskomplex ausspricht, der andere läßt seine Patienten erst einmal in der Orgonbox abkühlen, der dritte baut bedingte Reflexe auf, und der vierte wiederum verordnet vielleicht einfach eine Pille. Welcher von ihnen soll nun festlegen, wie weit etwa ein Generalstaatsanwalt von der Norm abweichen darf?
In ihrer extremsten Form stellt Aldous Huxley in »Brave New World« mit grimmiger, herb-ironischer Phantasie die psychiatrische Intervention in Politik und Regierung sehr überzeugend dar; hier werden menschliche Embryos in Flaschen herangezogen und von einigen wenigen wahnbefangenen Psycho-Spezialisten kontrolliert, die sich der Wunderdroge »Soma« bedienen. In George Orwells satirischem Roman »1984« bedient man sich des heute als Verhaltenstherapie bezeichneten Mittels (»Der Große Bruder sieht dich«), um die Gesinnung ganzer Populationen zu kontrollieren. Im Grunde ruft der Gedanke an eine psychiatrische Intervention bei uns allen solche Assoziationen hervor; man denkt an ein totalitäres Regime mit einer mächtigen, unsichtbaren Waffe: dem Wissen um das Funktionieren des menschlichen Denkens. Wenn wir an die »Umerziehung« denken, wie sie etwa in China vor sich gehen soll, dann wird uns unbehaglich zumute. Wir beginnen, unsere kleinen Eigenheiten und Abweichungen als Symptome unserer kostbaren Freiheit und unserer Individualität zu schätzen. Und der Gedanke an ein psychiatrisches Prüfungsgremium oder einen ständigen psychiatrischen Dienst im Weißen Haus, im Senat oder im Repräsentantenhaus – einen oder mehrere Psychiater, die die Macht haben, jede beliebige Person ins Krankenhaus zu verweisen – erinnert uns an das bequeme System, das viele totalitäre Länder entwickelt haben, um lästige Personen an Nervenkliniken loszuwerden. Wenn man Gerüchten und Berichten aus zweiter Hand Glauben schenken will, dann sind nicht wenige Andersdenkende im Ausland für

den Rest ihres Lebens in Irrenanstalten abgeschoben worden, wo sie, streng von den anderen Patienten getrennt, in der chemischen Zwangsjacke stecken oder unter Tranquilizern stehen, auf jeden Fall aber niemandem mehr unbequem werden können.

Trotzdem sind jedoch viele Bürger der Ansicht, daß irgendeine Art von psychiatrischer Hilfestellung für die Aufrechterhaltung des geistigen Gleichgewichts in der Regierung sorgen sollte. Vor allem seit der Watergate-Affäre hat jedermann einen Fall zur Hand, wo ein Politiker aus einer psychiatrischen Beratung hätte Nutzen ziehen können. Als Drew Pearson eingestand, Nixon habe einen Psychiater aufgesucht, schlossen viele Menschen daraus auf eine Amtsuntauglichkeit. Aber wer könnte guten Gewissens abstreiten, daß eine nationale Führerpersönlichkeit, deren Position eine ständige Anspannung verlangt, dann und wann von einem Gespräch mit einem Psychiater ihrer eigenen Wahl aller Wahrscheinlichkeit nach nur profitieren könnte? Jeder, der für sich in Anspruch nähme, das amerikanische Volk leiten zu können, und sich nicht das heutige Wissen um die Denkfunktionen des Menschen und das Wesen der Psychiatrie zunutze machte, wäre wohl als borniert zu bezeichnen; er brächte kaum die Voraussetzungen zum Präsidentenamt mit.

Als Nixon sich hinter den Barrikaden der Geheimhaltung im Weißen Haus verschanzte, wurde er zu einem beliebten Spekulationsobjekt. Bei seinen Fernsehansprachen im Verlauf der Watergate-Affäre wirkte er nach außen erstaunlich wenig deprimiert, obgleich er zeitweise sehr nervös war. Die begrenzten Anhaltspunkte, die man bei der Beobachtung des Verhaltens eines Menschen im Fernsehen gewinnt, gestatten zwar keine eindeutige Beurteilung, aber die Mimik ist bei der Diagnostizierung einer Depression doch ein wertvoller Hinweis. Die meisten Depressiven, die ich im Lauf der letzten fünfzehn Jahre in meiner Sprechstunde und in der Klinik beobachten konnte – und das waren Tausende –, waren nicht imstande zu lächeln, verschmitzt zu zwinkern und zu scherzen, wie Nixon das bis zum Ende der Watergate-Tragödie tat. Die Psychoanalytiker würden dazu sagen, Nixon habe seine Depression verleugnet oder überspielt und hätte wohl den gesundheitlichen Zusammenbruch und die Depression, die später folgten, vermeiden können, wenn er die Wahrheit und seine Verzweiflung nicht unterdrückt hätte.

Einer reaktiven Depression unter solch widrigen Umständen nicht zu unterliegen, könnte durchaus Zeichen einer gewissen Geistesstärke sein. Andererseits besteht natürlich auch die Möglichkeit, daß der Betreffende dadurch für einen unvorhersehbaren künftigen geistigen Zusammenbruch anfälliger wird, da eine Depression unter solchem Streß eine normale Reaktion ist.

Damit kommen wir zu einem weiteren Argument gegen die psychiatrische Durchleuchtung von Politikern, hohen Militärs und Unternehmensleitern. Gewisse neue Schulen der Psychiatrie – vor allem die existentialistische Avantgarde um R. D. Laing – behaupten gern, die herkömmliche Psychotherapie baue auf einem gefährlichen Irrtum auf. Sie versuche, das mangelhaft angepaßte Individuum an ein familiäres, soziales oder ethisches System anzupassen, das jedoch, wie Laing sagt, in vielen Fällen selbst »ungesund«, das heißt willkürlich, widersprüchlich oder destruktiv sei. Wer ist eigentlich der Verrückte? fragen sich die Anhänger der Laingschen Psychiatrie. Die Mutter, die ihr Kind in die Schizophrenie treibt, oder das schizophrene Kind? Das Geschäftsleben, das seine Manager durch Überlastung mit tristen Arbeitsbürden zugrunde richtet, oder der Manager, der einen Nervenzusammenbruch bekommt? Die Nation, die einen Krieg anfängt, oder der psychotische junge Mann, der den Wehrdienst verweigert?

Nach Ralph Nader ist General Motors ein »Wahnsinn«. Der Konzern verschmutzt die Umwelt, bringt mittels seiner Produkte Menschen ums Leben und macht Geld, nur um noch mehr Geld machen zu können. Wenn sich ein Mensch so verhält, heißt es, er leide unter emotionalen Störungen. Die Angestellten eines großen Konzerns jedoch sollen innerhalb eines irrationalen Systems rational funktionieren. Sie sind ganz vernünftig, aber ihre Vernunft steht im Dienste einer unvernünftigen Umwelt. Sind sie deswegen verrückt? Oder sind die Auswirkungen ihres »vernünftigen« Verhaltens verrückt?

Das gleiche gilt auch für die Nixon-Administration. Die Watergate-Klempner waren nicht wahnsinnig. Mit ihrer Schnüffelei und Abhörtätigkeit standen sie durchaus auf dem Boden der Tatsachen. Aber das System, dem sie dienten, hatte Züge angenommen, die man bei einem Individuum als schwere Störung der geistigen Funktionen bezeichnen würde. Das Problem ist also viel umfassender: Es nützt überhaupt nichts, die Vernunft des Einzelmenschen zu überwachen, wenn Institutionen ungehemmt wider alle Vernunft handeln können, wie es in Washington geschah.

Arnold Hutchnecker untersucht in seinem Buch »Psychopolitik« die Auswirkungen, die die Psychostruktur von Führerpersönlichkeiten auf das politische Leben der Nation zeitigen. Die unbewußten Wünsche des Präsidenten könnten nach Hutchneckers Meinung zu Krieg oder Gebietsannexionen führen; vielleicht kauft er auch Kriegsschiffe, weil er lange phallische Formen liebt (das heißt, ein phallischer Narziß ist). Diese Auffassung, die dem Individuum die uneingeschränkte Entscheidungsfreiheit zuschreibt, ist im höchsten Grade kurzsichtig. So behauptet Hutchnecker etwa, Lincoln habe den blutigen Bürgerkrieg aus einer Depression heraus über das Land gebracht. Diese merkwürdige Deutung geht völlig an der

Tatsache vorbei, daß der Bürgerkrieg wohl schon seit den Meinungsverschiedenheiten der Gründerväter auf der Gesetzgebenden Versammlung über die Legalität der Sklaverei unausweichlich war. Lincoln blieb nichts weiter zu tun, als einige letzte Vorbereitungen zu treffen und den Krieg nach bestem Vermögen zu führen. Seine depressive Stimmung in den ersten achtzehn Monaten seiner Präsidentschaft mag den Krieg verlängert und viele Menschenleben gekostet haben. Die meisten Kritiker würden jedoch selbst diese Interpretation in Frage stellen.

Die der Psychopolitik entgegengesetzte Auffassung geht von praktischen und rein politischen Gesichtspunkten aus: Ihre Anhänger vertreten die Ansicht, Institutionen und geschichtliche Prozesse besäßen ein eigenes Leben und eine eigene Logik und setzten sich mehr oder weniger gegen die psychologische Struktur ihrer Führer durch. Arthur Schlesinger zum Beispiel glaubt, daß die Regierung durchaus in der Lage sei, mit Hilfe politischer Mittel – so etwa des Impeachmentverfahrens – sich selbst zu überwachen und Krankhaftes auszuscheiden.

Fast unmerklich beginnt die Psychiatrie, in Untersuchungen über wirtschaftliche und politische Phänomene eine tragende Rolle zu spielen Sie hat ihren Weg in Erziehungs- und Marktwissenschaft gefunden, und sogar die Religion blieb nicht ausgeschlossen – man denke nur an die seelsorgerische Beratung. Und selbstverständlich beeinflussen psychologische Erwägungen auch Eheschließung, Kindererziehung, Diätprobleme und nicht zuletzt das neue Gebiet der Thanatologie (die lehren soll, mit dem Gedanken an den Tod zu leben und würdig zu sterben).

Was von unseren Vorvätern dem höheren Ruhme Gottes zugerechnet wurde, das stellt man heute prahlerisch als Stärke des eigenen Ichs zur Schau. Die Psychiatrie ist unsere Religion geworden, ob wir uns dessen bewußt sind oder nicht. Wir glauben daran und sind bis obenhin damit angefüllt. Aber was verstehen wir eigentlich unter Psychiatrie?

Alice und Norman lassen sich scheiden.

Häufigster Kommentar: Sie sollten zum Eheberater gehen.

Zweithäufigster Kommentar: Er/Sie sollte sich psychotherapeutisch behandeln lassen.

Martha ist Mitglied einer Gruppe. Tom ist Erziehungsberater (jemand, der das Selbstgefühl von Zweitkläßlern stärkt). Sie lassen ihre Kinder psychotherapeutisch behandeln, um die Qualen des Geschwisterneids zu lindern.

Wenn Frank trinkt, begibt er sich auf Betreiben seiner Frau in psychoanalytische Behandlung. Er trinkt weiter.

Wenn man Magenschmerzen hat, so ist das sicher psychosomatisch.

Wenn man eine Diät einhält, dann hat man ein starkes Todesverlangen.

Mit anderen Worten, es werden uns so viele psychologische Gründe für jede nur denkbare bewußte oder unbewußte Verhaltensweise angeboten, daß diese Erklärungen jeden Sinn verlieren und zum Gegenstand von Witzen und Karikaturen werden. Die Psychiater vertreten in ihrer Theorie und Praxis so viele verschiedene Auffassungen, daß es sehr fraglich ist, ob sie sich auf eine Norm für das angemessene Verhalten von Politikern und Staatsbeamten einigen könnten. Wenn die Psychiatrie den Anspruch erhebt, eine Wissenschaft zu sein, so hat sie sich bis heute doch nur selten sehr wissenschaftlich aufgeführt. Das scheint mir zumindest für die verschiedenen Schulen der Psychologie zu gelten, die – obschon seit Jahrzehnten in Tätigkeit – bis heute noch sehr wenig Zeit oder Geld darauf verwendet haben, die Wirksamkeit ihrer Techniken schlüssig zu beweisen.

Schlesinger sagt, die Psychiatrie befinde sich heute in der gleichen Lage wie die Wirtschaft vor dem Börsenkrach. »Vor der Depression war die Wirtschaft nur eine Pseudowissenschaft. Erst die Katastrophe rief das Bedürfnis nach einer echten Wirtschaftswissenschaft hervor.« Und dementsprechend, so Schlesinger, »treiben wir auf eine psychiatrische Katastrophe in unserer Regierung zu, die der Beginn einer echten Wissenschaft von den Funktionen des Geistes sein könnte«. Die zahlreichen psychotherapeutischen Methoden, die sich als wissenschaftlich ausgegeben haben, sind alles andere als das. Wie könnte also eine Gruppe von Experten, die unter sich selbst so schwer zerstritten ist, entscheiden, was für einen anderen Experten angemessenes oder fragwürdiges Verhalten darstellt? Wie sollten sie folgerichtige, rationale Beurteilungen liefern, wenn dieses »angemessene Verhalten« in ihrem eigenen System auf so schwankenden Grundvoraussetzungen beruht, daß die meisten Kritiker der Psychiatrie diese Kenntnisse nicht als wissenschaftlich anzuerkennen bereit sind?

Das letzte Argument, das ich gegen die psychiatrische Intervention in der Politik anführen möchte, liegt mir ganz besonders am Herzen: Die traditionellen psychiatrischen Methoden zur Deutung menschlichen Verhaltens konzentrierten sich immer auf die Psychopathologie, auf die abnormen oder krankhaften Aspekte von Geist und Funktion des Individuums. Die grundlegenden psychiatrischen Untersuchungsmethoden haben gesunde Teilgebiete der Geistesfunktion eigentlich immer außer acht gelassen – so etwa die adaptiven Gesichtspunkte des Einzelgängertums, den Willen, etwas zu schaffen, anders zu sein, neue Gedanken und Methoden zu erproben. Die Psychiatrie betrachtet das menschliche Verhalten unter dem Blickwinkel von Freuds Psychopathologie des Alltagslebens, die sich unmerklich zu einer Art Gehirnwäsche entwickelt hat und unser Handeln und Verhalten beeinflußt. Es gibt Klischees für jede beliebige Verhaltensweise. Wie irreführend diese Art des psychiatrischen Denkens ist, läßt

sich am deutlichsten an einigen hervorragenden Persönlichkeiten nachweisen, die man als seelisch krank bezeichnet hat. Erik Erikson etwa nahm sich Martin Luther vor, der es mit Schmutz und Sünde hatte. Sankt Paulus hatte es mit der Sexualität. Glücklicherweise sind Jesus und Buddha zeitlich und räumlich so weit von uns entfernt, daß ihnen die analytische Behandlung erspart bleibt. Auch in der Kunst sind die größten Genies schon als simple Opfer ihrer pathologischen Anlagen bezeichnet worden. Leonardo da Vinci wurde von keinem Geringeren als Freud entlarvt. Bach war ein Zwangsneurotiker. D. H. Lawrence wäre lieber eine Frau gewesen. So gilt der überstarke Drang, etwas zu tun und zu schaffen, der traditionellen Psychiatrie als Energie, die aus einem neurotischen oder psychotischen Konflikt herrührt, und nur wenige Psychoanalytiker, unter ihnen Kubie, sind anderer Meinung. Viele andere Angehörige des Berufsstandes betrachten Kreativität als Kompensation für Zerstörungsdrang oder als sublimierten Sexualtrieb.
Für viele Menschen liegt das eigentliche Wesen der psychiatrischen Erfahrung in Worten wie Schuld, Konflikt und unzähligen anderen negativen Begriffen beschlossen. Irgendwie haben sich diese dürftigen Theorien jahrelang gehalten, ohne daß sie jemals angezweifelt oder in Frage gestellt worden wären. Eine große Zahl prominenter Psychiater, die privat durchaus meiner Meinung sind, haben es nie gewagt, Kritik daran zu üben, daß diese Theorien in Wirklichkeit zu Kulten geworden sind.
Wenn Religion und Kunst nur Krankheitsformen sind, dann ist der Drang, sich in Politik und in den Angelegenheiten unserer Welt hervorzutun, um kein Haar besser. Der analytisch geschulte Psychiater betrachtet alle Formen intensiven und leidenschaftlichen Wettbewerbs als etwas Negatives – als Kompensation zum Beispiel, als Geschwisterneid oder als tiefwurzelndes Minderwertigkeitsgefühl. Hat ein Mann den unbezwingbaren Drang und Ehrgeiz, zum Präsidenten oder Premierminister gewählt zu werden, so muß das eine Kompensation für die Kälte seines Vaters oder die Gleichgültigkeit seiner Mutter sein. Oder aber er strebt danach, gewählt zu werden, weil er seinen Vater bewundert, oder weil er für seinen Vater überhaupt keine starken Gefühle hegt.
Trotz der Absurdität solcher Argumente entsteht in uns allzu oft der leise Verdacht, daß Menschen, die ein Amt anstreben oder sich in irgendeiner Hinsicht hervortun, damit nur dem Drang nachgeben, etwas zu verbergen oder zu überspielen. Warum sollte ein geistig gesunder Mensch Präsident werden wollen? Oder warum sollte in unserer Zeit überhaupt jemand mit gesundem Menschenverstand eine Spitzenposition anstreben? Das ist die unaufrichtige und hinterhältige Frage, die uns von der Psychiatrie oft gestellt wird. Der gleichen eindrucksvollen und unanfechtbaren Argumentation bedienen sich manche Psychiater, um Karrierefrauen mit der

Freudschen Interpretation des Penisneids einzuschüchtern. Warum will die Frau ein Buch schreiben? Penisneid! Warum sucht sie eine Stellung? Penisneid! Warum will sie ein Kind? Penisneid, natürlich! Es gibt wohl kaum ein ehrgeiziges Ziel oder einen Erfolg einer Frau, der nicht auf den Penisneid zurückgeführt worden ist.

Einer der Gründe, aus dem es der analytischen Psychiatrie gelang, eine ganze Kultur von ihren Methoden zu überzeugen, liegt wohl darin, daß sie damit eine akzeptable Form der sauren Trauben lieferte: Der arme Millionär ist bemitleidenswert, denn er handelt ja nur unter einem inneren Zwang (man denke etwa an »Citizen Kane«). Meine eigene Überzeugung, daß nämlich eine geistige Erkrankung nur dann als solche bezeichnet und behandelt werden sollte, wenn sie qualvoll oder selbstzerstörerisch ist oder andere gefährdet, steht zu diesen herkömmlichen psychiatrischen Theorien im Widerspruch. Andere Formen sogenannter geistiger Erkrankungen sind oft nichts anderes als für die betreffende Kultur durchaus normale Erscheinungen, auf die man nicht einwirken sollte. Die milden Gemütsschwankungen zum Beispiel sind nicht in allen Fällen Zeichen mangelnder Anpassungsfähigkeit, sondern im Gegenteil vorteilhaft – zumindest zeitweise. Wenn Geschäftsleute und schöpferische Künstler von ihren Hochstimmungsphasen profitieren, wie ist es dann um den hypomanischen Politiker bestellt?

Hat der Gedanke der adaptiven Hypomanie auch für den Politiker Geltung, dann sollten wir uns allerdings noch einmal genau überlegen, was von der Eagleton-Affäre und von unseren Ansichten über »Amtstauglichkeit« oder »Untauglichkeit« zu halten ist. Vielleicht sitzen in unserer Regierung ebenso viele erfolgreiche Manisch-Depressive wie im Geschäftsleben, in der Kunstwelt und beim Militär. Der Prozentsatz hypomanischer Persönlichkeiten in der Politik ist mindestens ebenso hoch wie der Anteil von Hypomanikern in anderen Berufszweigen. Hypomanische Politiker sind die unermüdlichen Wahlkämpfer, die geborenen Führer, die unerschöpflichen Organisatoren. Für den Lebensstil im Senat oder im Repräsentantenhaus sind sie ganz besonders gut geeignet. Tatsächlich muß wohl jeder, der die Kraft und den Schwung besitzt, die amerikanische Wahlpolitik durchzustehen, ein bißchen manisch sein. Ein Kennedy nicht sehr nahestehender Berater sagte einmal vom Wahlkampfhauptquartier Robert Kennedys in New York: »Dort sind alle immerzu ›himmelhoch jauchzend – zu Tode betrübt‹. Jetzt weiß ich, warum Menschen in die Politik einsteigen.« Für den Superpolitiker ist dieses Ausmaß an Erregung vielleicht das Ventil seiner biochemischen Energie oder seines Bedürfnisses nach hektischer Aktivität. Verweigert man einem solchen Menschen seine Kampagnen, seine Dauerreden, seine hektische Ausschußtätigkeit, dann verfällt er vielleicht in manische Raserei. Kann man sich etwa Theodore Roosevelt gemütlich in seinem Sessel sitzend vorstellen? Dazu war er einfach nicht imstande. Als er sich aus der Politik zurückzog, trieb es ihn auf Safaris, auf Reisen durch alle europäischen Länder, auf seine Ranch oder sogar zur Aufstellung einer eigenen kleinen Armee im Ersten Weltkrieg. Roosevelt ist das beste Beispiel für einen hypomanischen Politiker, der zum Opfer seiner eigenen Sucht nach Aktivität wird. Die hyperaktiven Politiker, Senatoren und Kongreßmitglieder sind jene Chefs, die eine Schleppe erschöpfter Mitarbeiter hinter sich herziehen – deren ergebendste schließlich zusammenbrechen. Solche Hypomaniker können trügerisch ruhig und gesammelt erscheinen. Das kühle äußere Erscheinungsbild des erfolgreichen Ivy-League-Managers kann das einzige Anzeichen eines hektischen Aufruhrs in seinem Inneren sein. Uns zeigt sich nur das außerordentlich tüchtige, über alle Maßen produktive Individuum, dessen unermüdliche Energie sich bescheiden verbirgt.

Ein gutes Beispiel für einen beherrschten Hypomaniker im öffentlichen Leben Amerikas ist Ralph Nader. Er hat es schon fertiggebracht, in einer Woche in zehn verschiedenen Staaten zwanzig Reden zu halten, die immer wieder anders waren. Zwischen seinen Reden besteht sein Leben aus einer »fast ununterbrochenen Folge von Flügen, Autofahrten, eiligen Imbissen in sehr unregelmäßigen Abständen, drei- bis viereinhalbstündigen Nachtpausen in Hotel- oder Motelzimmern und eiligen Pressekonferenzen«. Nader beansprucht seine Mitarbeiter bis zum äußersten. »Zusammenbrüche gibt es bei mir nicht«, sagt er. »Man muß sich zusammenreißen, man darf sich nicht gehenlassen.« Mit offenkundiger Mißbilligung bemerkte er einmal: »Da macht man eine einwöchige Reise mit einem fünfundzwanzigjährigen Anwalt, und wenn man zurückkommt, will er das Wochenende frei haben!« Naders Hypomanie verrät sich durch sein geringes Schlafbedürfnis. Nach außen hin wirkt Ralph Nader gewöhnlich nicht nervös oder übermäßig betriebsam. Er ist vielmehr recht liebenswürdig und vernünftig; er denkt logischer als sehr viele andere.

Man kann nicht behaupten, daß eine solche Persönlichkeit mangelndes Urteilsvermögen an den Tag lege. In der Tat ist ihr Urteil vermutlich klarer als das vieler anderer Menschen, weil der Hypomaniker imstande ist, den Fehlern anderer sehr schnell auf die Spur zu kommen und zum Kernpunkt eines Problems vorzustoßen. Er besitzt die Gabe, andere von dem zu überzeugen, was er selbst glaubt. Sie lassen sich von der Energie und Begeisterung des Hypomanikers mitreißen und fühlen sich von seiner Vitalität angezogen. Er ist alles andere als kleinlich, und meist gelingt es ihm, andere zum Aufgeben ihrer konservativen Skrupel zu überreden. Das kann zuweilen katastrophale Auswirkungen haben, manchmal aber auch unschätzbare Vorteile bringen. John Brown, der amerikanische Abolitionist, gewann gerade wegen der Großartigkeit seiner Ideen eine große Anhängerschaft. General George S. Patton errang während seiner ungestümen manischen Phasen glänzende militärische Erfolge. Theodore Roosevelt trug sein Teil dazu bei, daß sein Land den schwerfälligen und egoistischen Isolationismus und Konservativismus zugunsten einer manischen Aggressions- und Expansionspolitik abschüttelte.

Psychopathologische Züge bei einem Führer müssen nicht unbedingt mit verminderter Leistungsfähigkeit gleichbedeutend sein. Arnold Hutchnecker sagt: »Ich wies die Vorstellung zurück, daß ein Neurotiker kein guter Führer sein könne.« Diese Denkungsart zeugt von einer lobenswerten Toleranz. »Einige meiner besten Freunde stehen in psychiatrischer Behandlung« – diese Einstellung zu geistiger Gesundheit ist heute gang und gäbe. Aber trotz aller gutgemeinten Toleranz unterstreicht diese Haltung doch, wie sehr die Psychiatrie unsere Ansichten über die geistigen Funktionen simplifiziert hat: Wer aus dem Rahmen des üblichen fällt, »ist möglicherweise nicht ganz normal«, und wer sich nicht den Konventionen entsprechend zu verhalten scheint, bedarf einer psychiatrischen Behandlung. Jegliche Abweichung muß also kaschiert werden.

Diese Art von Gleichmacherei wird uns – als Nation – noch in Schwierigkeiten bringen. Zumindest aber werden wir eine Nation von Mittelmäßigen werden, eine Nation, deren außergewöhnliche Menschen ihre Außergewöhnlichkeit verbergen und nach außen hin als »Nicht-Maniker« erscheinen müssen.

Die manisch-depressive Krankheit in ihren milderen Erscheinungsformen ist ein zweischneidiges Schwert. Die außerordentliche Tüchtigkeit und Anpassungsfähigkeit des kreativen und produktiven Hypomanikers sind von unschätzbarem Wert. Wird er jedoch zu manisch, verliert er sein Urteilsvermögen und zeigt psychotische Symptome, so werden die biologischen Nachteile offenkundig. Verfällt der Maniker in die Depression, verliert er sein Feuer und seine sprühende Lebhaftigkeit, verrät er kein Interesse mehr an seinen ehrgeizigen Plänen und Bestrebungen, ja nicht einmal mehr am Leben selbst, so zeigt sich die Kehrseite der Medaille. Diese völlige Umkehrung der Persönlichkeitsstruktur kann für alle, die von ihr betroffen werden, qualvoll, erschreckend und zerrüttend sein, denn die Auswirkungen dieser Stimmungsschwankungen lassen sich nicht vorhersagen. Was geschieht, wenn ein Kongreßmitglied, das während seiner ersten Amtsperiode ein Bündel geballter Energie war, in der zweiten Periode zu deprimiert ist, um auch nur eine einzige Gesetzesvorlage einzubringen? Seine Hoch- und Tiefphasen sind seinen Kollegen unter Umständen durchaus unverständlich. Handelt es sich um einen Manisch-Depressiven, so beeinflussen seine Stimmungen unweigerlich seine Leistungen. Seltener findet man den chronischen Hypomaniker, der nicht unter Depressionen leidet; Ralph Nader scheint – jedenfalls nach außen hin – zu diesem Typ zu gehören. Die meisten ununterbrochen hypomanisch wirkenden Persönlichkeiten des öffentlichen Lebens haben auch ihre Tiefpunkte und inaktiven Perioden: Ein Krankenhausaufenthalt wegen »Erschöpfung«, seltsame, zwischen zwei Wahlfeldzügen eingelegte »Ferien« und in betriebsamer Geschäftigkeit zu Hause verbrachte Perioden können die einzigen Anzeichen dafür sein.

Das problematische Thema läßt sich folgendermaßen umreißen: Viele Menschen in hohen Ämtern neigen zu Gemütsschwankungen, denn gerade ihre manische Energie hat ihnen ja zu ihrer Stellung verholfen. Sind sie einmal im Amt, dann schwankt ihr Gemütszustand und ihre Stimmung oft zyklisch. Irgendwann einmal kann es – muß aber nicht unbedingt – dazu kommen, daß ihr Urteilsvermögen beeinträchtigt ist, und zu Zeiten extremer Depression oder extremer Manie können diese Einstellungen gefährliche Ausmaße annehmen. Politische Entscheidungen werden zweifellos von der Stimmung des Politikers positiv oder negativ beeinflußt. Darüber hinaus besteht eine große Wahrscheinlichkeit, daß ein Mensch mit manisch-depressiver Krankheit oder einfacher, unipolarer rekurrierender Depression in seinen Entscheidungen stärker beeinträchtigt ist als jemand, der nur an milden bis mäßigen Stimmungsschwankungen leidet. Für einen Menschen in einer Machtstellung, vor allem in politischer Machtstellung, kann das gefährlich sein. Die gesellschaftliche Verantwortung des Politikers und seine weitgehende Freiheit im eigenen Handeln läßt im Verein mit der Macht, seinen Willen durchzusetzen, die Hypomanie in hohen Ämtern nicht nur als nutzbringende, sondern auch als potentiell gefährliche Eigenschaft erscheinen.

Wie zuverlässig ist eigentlich das Urteil eines Menschen mit einer Gemütskrankheit? Sollte er trotz häufiger Perioden außerordentlicher Tüchtigkeit und hervorragender Leistungen aus dem öffentlichen Leben ausscheiden müssen, nur weil sein Urteilsvermögen unter Umständen zeitweise beeinträchtigt sein könnte? Solche Fragen sind heute im Licht der Eagleton-Affäre in den Brennpunkt des Interesses gerückt. Die Entdeckung, daß der Kandidat für das Vizepräsidentenamt früher einmal unter psychischen Störungen gelitten hatte, verursachte eine solche Aufregung, daß andere problematische Themen des Wahlkampfes, etwa die Vietnamfrage oder Nixons Wirtschaftspolitik, in einer Lawine von Vorwürfen und Gegenvorwürfen zeitweise völlig untergingen. Das ganze Land sah sich plötzlich gezwungen, seine Einstellung gegenüber emotionalen Störungen zu überprüfen. Viele gelangten zu der Ansicht, daß das Endergebnis dieser Überprüfung für unsere aufgeklärte, nach-Freudsche Zeit doch sehr entmutigend und enttäuschend sei. Manche behaupteten, seit Lincolns Zeiten seien wir in eine geradezu mittelalterliche Einstellung gegenüber geistigen Erkrankungen zurückgefallen. Jedermann hatte etwas dazu zu sagen. Eagletons plötzliche Bloßstellung machte uns nervös, obgleich doch jeder Menschen wie ihn kannte, die ebenso angesehen waren und in ihrem beruflichen Leben große Erfolge erzielt hatten.

Thomas Eagleton war in den späten fünfziger und sechziger Jahren mehr oder weniger das politische Wunderkind des Staates Missouri. 1956 wurde er Bezirksanwalt, 1960, mit 31 Jahren, Staatsanwalt. 1964 wurde er Vizegouverneur, 1967 Senator. Ohne Amtspause klomm er die Rangleiter weiter empor. Im Senat zeigte er sich als glänzender Politiker; er stand immer auf der richtigen Seite: Mit Überzeugung trat er für Verbraucherschutz ein, er sprach sich gegen den Überschallflugverkehr aus, gegen die Umweltverschmutzung und – vor allem anderen – gegen den Vietnamkrieg. Einen besseren Politiker hätte man sich gar nicht wünschen können. In seinem Heimatstaat hieß es, daß selbst jene ihn wählten, die nicht mit seinen politischen Ansichten übereinstimmten (und das waren nicht wenige, denn Missouri ist ein konservativer Staat), nur weil er ein so guter Mann sei. Sein begeisterter Einsatz und seine frohe Laune verschafften ihm große Beliebtheit. In seinem ersten Senatsjahr »legte er ein ungewöhnliches Tempo vor«, er brachte eine ganze Reihe von Gesetzesvorlagen ein und machte als »Mann der positiven Gesetze« auf sich aufmerksam; er galt allgemein als ein Mann mit großer Zukunft.

Während seiner ganzen Amtszeit soll er nie aus dem Wahlkampf herausgekommen sein. Seine wohlbekannte Vorliebe dafür, stets der erste im Büro zu sein, erregte die – wenn auch widerwillige – Bewunderung seines Mitarbeiterstabs. Als McGovern ihn zum Kampfgefährten wählte, schien das die ideale Kombination zu sein.

Bald nach seiner Nominierung gab Eagleton auf einer Pressekonferenz bekannt, daß er dreimal wegen »nervöser Erschöpfung und Überarbeitung« im Krankenhaus gewesen sei. Das erste Mal, im Dezember 1960, hatte er den Monat nach dem Wahlkampf im Barnes-Hospital verbracht, um sich von einem »nervösen Erschöpfungszustand« zu erholen. Damals hatte er sich erstmals einer Elektroschockbehandlung unterzogen, die seine Depressionen abklingen ließ. Zum zweiten Mal war er in der Woche nach Weihnachten 1964 in die Mayo-Klinik gegangen, unmittelbar nach seiner Wahl zum Vizegouverneur. Er war nicht mit Elektroschocks behandelt worden, sondern hatte lediglich eine einfache Ruhekur zur Heilung eines nicht näher bestimmten Magenleidens gemacht. 1966, also nicht in einem Wahljahr, hatte er sich im September/Oktober für drei Wochen in die Mayo-Klinik begeben, weil er, wie er sagte, »deprimiert war«. Wieder war er erfolgreich mit Elektroschocks behandelt worden. »Als junger Mann habe ich mir zuviel zugemutet«, sagte Eagleton. Die Frage, ob er zu irgendeiner Zeit seine Fähigkeit zu rationalen Entscheidungen verloren habe, hatte er verneint und hinzugefügt, er habe aus al-

ledem die Lehre gezogen, daß er sein Arbeitstempo drosseln müsse. Seit jener Zeit sei er völlig in Ordnung gewesen.
Eagletons Eröffnungen schlugen in der amerikanischen Öffentlichkeit wie eine Bombe ein. Man befragte viele prominente Leute, ob sie der Meinung seien, daß Eagletons Leistungen infolge seiner psychiatrischen Vorgeschichte in irgendeiner Weise gelitten hätten. Kongreßmitglieder und Politiker aus Missouri erklärten, die Tatsache seiner Behandlung sei in seinem Heimatstaat und auch manchen Mitarbeitern im Kapitol wohlbekannt. Senator Abraham Ribicoff erklärte, ihm sei nie etwas aufgefallen, das einen Zweifel an der Gesundheit Eagletons rechtfertige. Mike Mansfield, der Führer der Demokraten im Senat, sagte aus, daß der Arzt des Kapitols ihn routinemäßig verständigt hätte, wenn bei einem Senator ein schwerwiegendes medizinisches Problem aufgetreten wäre, daß aber Mr. Eagleton seines Wissens sich während seiner vier Jahre im Senat bei »bester körperlicher und geistiger Gesundheit« befunden habe. Mehrere Mitarbeiter bestätigten Eagletons Aussage, daß er ein stark angespannter, höchst energischer Wahlkämpfer gewesen sei, und ein demokratischer Kollege, der mit Eagletons Tätigkeit bei einem Unterausschuß für Umweltverschmutzung vertraut war, erklärte: »Ich habe den Eindruck, daß wohl sechzig Prozent aller Senatsmitglieder nicht ganz ausgeglichen sind. Aber von allen Menschen, die mir je als geistig gesund und vernünftig erschienen, würde ich Thomas Eagleton an erster Stelle nennen.«
Die nationale Debatte, die sich anschloß, warf Schlaglichter vor allem auf zwei wichtige Punkte in der Einstellung des Amerikaners zu psychischen Störungen: erstens auf das Mißtrauen, das man jedem Führer mit einer psychiatrischen Vorgeschichte entgegenbrachte – gleichgültig, wie diese Vorgeschichte beschaffen war –; und zweitens auf die althergebrachte und tiefverwurzelte Vorstellung, daß jede Konsultation eines Experten wegen eines emotionalen Problems auf etwas – wie Eagleton es ausdrückte – »Schmutziges, Widerliches, Korruptes, Gesetzwidriges oder Unheimliches« schließen lasse. Und er fügte hinzu: »Elektroschockbehandlung ist etwas, worüber man nicht bei jeder beliebigen Cocktailparty redet.« Und damit trifft er genau die empfindliche Stelle. Wir sind wohl aufgeklärt genug, um unsere Sitzungen mit dem Psychoanalytiker in Gesellschaft zu erwähnen, aber eine schwere Depression und ein Krankenhausaufenthalt wegen eines emotionalen Problems gehören immer noch zu den Dingen, die die meisten Leute, wenn sie sich ganz ehrlich darüber äußern, lieber verheimlichen würden. Der Gedanke an eine psychiatrische Klinik läßt uns an sabbernde Irre und gewalttätige, halluzinierende Patienten denken, an Psychotiker, die nicht in der Lage sind, ihre sexuellen und aggressiven Affekte unter Kontrolle zu halten. Immer noch sind wir in den Vorstellungen des letzten Jahrhunderts befangen: Wir denken

sofort an die unverständlich schnatternden Typen aus Marat/Sade, oder an irgendwelche unglücklichen Wesen, die an Frankensteins Elektroschockmaschine angeschlossen sind. Präsident Johnson kann die Narbe seiner Gallenblasenoperation in einer Fernsehsendung dem ganzen Land vorführen. Die *New York Times* berichtete respektvoll, daß Präsident Eisenhower Stuhlgang hatte. Aber Eagletons psychiatrische Behandlung in der Mayo-Klinik war in der Vorstellung des Amerikaners eine »schmutzige«, widerwärtige Sache.

Unsere körperliche Gesundheit macht uns Sorgen, und keiner findet etwas dabei. Unsere geistige Gesundheit läßt zu wünschen übrig, und keiner wagt darüber zu sprechen. Gesellschaftlich sind wir damit gebrandmarkt, und nicht nur, wenn wir Politiker sind. Jeder, der einmal in einer Nervenklinik war, muß sich wahrscheinlich für den Rest seines Lebens gefallen lassen, daß man ihn nicht ganz voll nimmt, gleichgültig, wie gut er über seinen Nervenzusammenbruch hinweggekommen ist.

Eagletons Reaktionen – erstens seine Feststellung, er habe nichts zu verbergen, und zweitens sein trotziges Festhalten an seiner Kandidatur – waren unvermeidlich. Die doppelte Moral des amerikanischen Volkes aber machte es ebenso unvermeidlich, daß McGovern ihm schließlich die Kandidatur entziehen mußte. McGovern sagte zwar, ihn beeinflußten diese Eröffnungen in keiner Weise und er mißtraute Eagleton durchaus nicht, aber trotzdem forderte er ihn aus anscheinend eben diesen Gründen auf, die Kandidatur niederzulegen. Sehr interessant war die Wählerreaktion auf dieses Thema. Briefe an McGovern sprachen sich im Verhältnis von fünf zu eins für eine Beibehaltung von Eagleton als Vizepräsidentschaftskandidat aus. Und nach seinem Erscheinen in der Fernsehsendung »Face of the Nation« forderten zehn von elf Wählern Eagleton in ihren Zuschriften auf, nicht von seiner Kandidatur zurückzutreten. Die Frage, ob eine geistig-seelische Störung in der Vorgeschichte eines Kandidaten für ein hohes Staatsamt eine unerträgliche Belastung darstelle, wurde zum Wahlkampfthema Nr. 1.

Die Pressemeinung schwankte zwischen der Anerkennung der Notwendigkeit einer aufgeklärten Einstellung zu geistigen Erkrankungen, Elektroschocktherapie und Klinikaufenthalt einerseits und dem gleichen, sehr tiefverwurzelten Mißtrauen gegen den ehemaligen psychiatrischen Patienten andererseits. Die außergewöhnliche Ungewißheit hinsichtlich Eagletons blieb bestehen, obgleich er sich doch in jedem seiner Ämter als hervorragender Beamter und Politiker erwiesen hatte. Wäre er ein geheilter Trinker gewesen, dann hätten ihn die Anonymen Alkoholiker als ersten ehemaligen Alkoholiker auf der nationalen Wahlliste verherrlichen können. Aber Eagleton war ein ehemaliger psychiatrischer Patient, der unter Depressionen gelitten hatte. Seine Mitarbeiter mochten noch so sehr bezeugen, er habe sich immer »normal« benommen – sie konnten reden, bis sie heiser waren. Seine Führung war makellos »gesund« und in Wahrheit der von Hunderten schwerfälliger Hinterbänkler weit überlegen. Wir geben zwar vor, es niemandem übelzunehmen, wenn er die Hilfe eines Psychiaters sucht, aber in Wirklichkeit wurde Eagleton genau aus diesem Grund ans Kreuz geschlagen. Die heutige amerikanische Wählerschaft gibt ihren konservativen Instinkten nach, wenn es um eine seelisch-geistige Störung geht. Vielleicht ist es wirklich am besten so. Doch die Tatsache bleibt bestehen, daß die politische Arena voll ist von Menschen wie Eagleton, deren Geschichte lediglich nicht vollständig bekannt und der Öffentlichkeit preisgegeben ist. Die Eagleton-Affäre hat, so wenig schmeichelhaft sie Amerika seine Ambivalenz vor Augen geführt haben mag, zumindest doch ganz deutlich gemacht, daß wir unsere Einstellung zu der geistigen Gesundheit unserer Führer gründlich überprüfen müssen. Sofort nach Eagletons Enthüllungen begannen Schilderungen von ihm zu erscheinen, die seine »labilen« Punkte hervorhoben. Ein Reporter schrieb, Eagleton sei ein sehr »intensiver« Mensch, der oft »so gespannt wie eine Feder« wirke. »Seine Gesten sind kurz und abgehackt«, hieß es da, »und manchmal zittern seine Hände. Er leidet unter starken Schweißausbrüchen (Eagleton schwitzt am Weihnachtsabend, hat er selbst einmal gesagt), und er raucht zwei Packungen Zigaretten am Tag«, bemerkte der Reporter argwöhnisch. Eagleton wurde als psychotischer Grenzfall hingestellt, bei dem noch die geringfügigste Eigenheit und Angewohnheit als Symptom einer geistigen Erkrankung gedeutet wurde. Als Führer konnten wir ihn einfach nicht tolerieren, denn der Gedanke, ein Führer könne sich als fehlbar erweisen, war uns unerträglich.

Die Eagleton-Affäre hat uns Amerikanern Grund zum Nachdenken gegeben, vor allem, wenn wir uns jetzt klarmachen, daß auch andere Politiker – Forrestal, Lincoln, Theodore Roosevelt und Churchill – unter ähnlichen Gemütsschwankungen gelitten haben. Vielleicht müssen wir uns andere Vorstellungen über den Führertyp zu eigen machen, den wir hinzunehmen gewillt sind. Unter Umständen werden wir dabei feststellen, daß die tragende Mitte unserer Gesellschaft und unserer staatlichen Institutionen zum großen Teil aus hypomanischen, übertüchtigen Personen mit eingestreuten depressiven Stimmungsphasen besteht, und daß gerade diese Menschen, ohne daß wir es ahnen, das schwankende Gebilde unserer Gesellschaft aufrechterhalten. Trifft diese meine Hypothese zu, dann werden die nutzbringenden Eigenschaften seelisch-geistiger Störungen wohl bald zum ersten Mal die gleiche Aufmerksamkeit der Psychiatrie auf sich ziehen, die der Pathologie des Geistes schon seit Jahrhunderten zugewendet wird. Es könnte sogar dazu kommen, daß man Menschen mit Gemütsschwankungen bevorzugt zu Führungspositionen heranzieht.

9 *Kann die Psychotherapie etwas ausrichten?*

Für den Laien, der Hilfe gegen seine Depression sucht, ist es sehr schwierig, sich diejenige Behandlungsart auszusuchen, die ihm bei minimalem Zeit- und Geldaufwand die schnellsten und dauerhaftesten Ergebnisse bringt. Von den Patienten, die in unserer Lithiumklinik oder in meine Privatpraxis gekommen sind, hatten etwa 90 Prozent vorher schon Erfahrungen mit anderen psychiatrischen Behandlungsmethoden gemacht, vor allem mit verschiedenen Formen der Psychotherapie; viele waren auch mit allen möglichen, häufig unspezifischen Medikamenten oder mit Elektroschocks behandelt worden. Wenn man in die Lage kommt, sich zwischen Psychoanalytikern, Psychotherapeuten und Psychopharmakologen (die natürlich auch Lithiumspezialisten sein können) entscheiden zu müssen, kann man bei dieser Vielfalt wirklich in Verlegenheit geraten.

Die meisten depressiven Patienten, die ich erlebt habe, möchten von ihren Krankheitssymptomen befreit sein, um wieder ihre volle Leistungsfähigkeit zu erreichen. An einer tiefschürfenden Exploration und Rekonstruktion ihrer Persönlichkeit sind sie gar nicht interessiert. Viele meiner Patienten waren jahrelang in klassischer psychoanalytischer Behandlung oder hatten doch wenigstens kurzzeitige Versuche mit der klassischen Psychoanalyse gemacht, die ihnen zwar bei der Bewältigung ihrer Alltagsprobleme von Nutzen war, an ihren Gemütsschwankungen jedoch nichts änderte. Auf jeden Fall hatten sich die meisten einer oder mehreren Formen der sogenannten analytisch orientierten Psychotherapie unterzogen, die sich jedoch, was die Verhütung zukünftiger Hoch- und Tiefphasen anging, als wenig wirkungsvoll erwiesen hatten.

Die klassische psychoanalytische Therapie ist die esoterischste Form der Psychotherapie. Sie dauert meist am längsten und ist am teuersten. Der Patient begibt sich zu einem Psychiater oder Psychologen (Dr. med. bzw. Dr. phil.), der sich nach seinem Examen vier bis acht Jahre lang in der Anwendung psychoanalytischer Techniken geschult hat. Der Analytiker hat sich auch selbst vier bis acht Jahre lang einer Analyse unterzogen und in der Regel an einem anerkannten psychoanalytischen Lehr-Institut seine Prüfung abgelegt. Die klassische psychoanalytische Therapie verlangt, daß der Patient sich auf einer Couch ausstreckt, worauf Analytiker und Patient sich bemühen, das Unbewußte des Patienten zu enthüllen. Das gelingt durch freie Assoziation (wobei der Patient alles sagt, was ihm gerade in den Sinn kommt) und durch Traumanalyse. Gefühle, Phantasien, Tatsachen und Einstellungen werden im Zusammenhang mit seinem gegenwärtigen Leben, mit Erfahrungen, die er in der Vergangenheit mit für ihn bedeutsamen Personen gemacht hat, und mit seinem Verhältnis zum Analytiker betrachtet. Der Patient wird ermuntert, eine besondere Beziehung zu seinem Arzt zu entwickeln, die sogenannte Übertragungsneurose, in der er seine Gefühle gegenüber wichtigen Personen seiner Vergangenheit auf den Therapeuten überträgt. Auf diese Weise durchlebt er in seinem Arzt-Patienten-Verhältnis erneut die Traumata, Schuldgefühle, Liebesbeziehungen und Ängste seiner Kindheit und seines gegenwärtigen Lebens. Der Analytiker ist ihm indirekt dabei behilflich, die dabei zutage tretenden Entstellungen zu korrigieren. Dadurch soll dem Patienten ein stärkeres Gefühl der Reife und eine verbesserte Anpassungsfähigkeit an seine gegenwärtigen Lebensprobleme vermittelt werden.

Neben der klassischen Analyse, die vier bis fünf Sitzungen wöchentlich erfordert, bei denen der Patient auf der Couch liegen muß, gibt es eine breite Skala von psychoanalytisch orientierten Therapiemethoden, bei denen er sitzen darf – nahezu so viele Therapieformen, wie es Psychiater gibt, die sie ausüben. Dabei sind pro Woche meist zwei bis drei Besuche beim Psychiater nötig. Im Vergleich zu der vergangenheitsbetonten klassischen Analyse legt die Psychotherapie mehr Gewicht auf die Gegenwart; allerdings geht auch hier der Psychiater in der Regel von den gleichen Prinzipien aus und bleibt in den Sitzungen weitgehend passiv; er sagt nur sehr selten etwas.

Ausgehend von der frühen Freudschen Technik hat sich eine ganze Reihe spezialisierter Schulen entwickelt. Die Psychiater wählen sich aus dem großen Angebot, das ihnen zur Verfügung steht, eine Anzahl von Theorien, Methoden und Techniken aus, die ihnen liegen und die ihrer eigenen Persönlichkeit am angemessensten sind. Innerhalb der psychotherapeutischen Behandlungsskala verteilen sich die unterschiedlichen Methoden auf ein Spektrum, an dessen einem Ende die »expressive«, am anderen die »supportive« Therapie steht. Die expressive Therapie schließt sich in den meisten Fällen eng an die Psychoanalyse und die strengeren Formen der Psychotherapie an, die sich auf die Übertragung konzentrieren. Die supportive Therapie dagegen verlangt einen Therapeuten, der häufiger eingreift und den Patienten in eine bestimmte Richtung leitet. Die supportive Therapie kann unter Umständen – ganz im Gegensatz zur Freudschen Therapie – an der Kindheit des Patienten völlig vorbeigehen und sich ausschließlich auf alltägliche Reaktionen und Gefühle konzentrieren. Der supportive Psychotherapeut kann Vorschläge machen, Auslegungen anbieten, Überredungsversuche anstellen und Ratschläge geben, was der psychoanalytische Therapeut fast nie tut. Bezieht man nun auch noch die

chemische und die Verhaltenstherapie ein, so steht dem depressiven Patienten in der modernen Psychiatrie eine wahre Überfülle an Behandlungsangeboten zur Verfügung.
Man muß sich darüber im klaren sein, daß es vier Hauptgruppen von depressiven Zuständen gibt. Die beiden ersten sind primäre Depressionen psychischen Ursprungs: die bipolare manisch-depressive Krankheit und die unipolare rekurrierende Depression. Die beiden anderen sind sekundär und psychologisch bedingt: die reaktive Depression nach Streßeinwirkung und die sekundäre, aus einer Neurose stammende Depression. Die Therapie der primären, chemischen Depressionen (das heißt, der auf einem biochemischen Ungleichgewicht beruhenden Depression physischen Ursprungs) mit antidepressiven Medikamenten und Lithium bedarf einer exakten Diagnosestellung. Sie müssen von den sekundären, von Streß oder Neurose verursachten Depressionen streng unterschieden werden. Natürlich gibt es auch sekundäre Depressionen, die im Gefolge anderer psychischer Krankheiten wie etwa des Alkoholismus oder der Schizophrenie auftreten.
Reaktive, durch Streß ausgelöste Depressionen sind etwas ganz Normales und können jedermann befallen. Das häufigste Beispiel ist die Reaktion auf einen Todesfall in der Familie; sie können mit den gleichen Symptomen einhergehen, die man auch bei den chemisch bedingten Depressionen beobachtet – mit Niedergeschlagenheit, Angst- und Schuldgefühlen, Appetitverlust und Veränderungen der Schlafgewohnheiten. Eine Trauerreaktion flaut in der Regel innerhalb einiger Monate wieder ab. Andere durch Streß ausgelöste reaktive Depressionen treten häufig bei Menschen auf, die ihren Arbeitsplatz verloren oder finanzielle Verluste erlitten haben, in eine schwere körperliche Krankheit verfallen sind oder vor sexuellen Problemen oder Eheschwierigkeiten stehen. Die jeweils auslösende Streßursache in der Umgebung ist meist deutlich erkennbar. Die meisten reaktiven Depressionen verschwinden entweder mit der Streßursache oder bessern sich mit der Zeit von selbst.
Bei der aus einer Neurose stammenden Depression lassen sich psychologische Probleme über Jahre zurückverfolgen. Die beherrschenden Symptome (von denen die depressive Stimmung nur eines ist) sind Angstanfälle, Phobien, Zwangsdenken und ein allgemeines Verkümmern der geistigen Reife.
Sowohl bei Streßdepressionen als auch bei Neurosen mit sekundär depressiver Gemütslage sind Medikamente und das Verstreichen der Zeit sehr heilsam; die Symptome gehen zurück. Allerdings führen Medikamente und Zeitabstand allein wohl selten zu völliger Genesung; zur endgültigen Wiedereingliederung in die Gesellschaft oder Familie kann eine psychologische oder eine Verhaltenstherapie erforderlich werden.

Ist eine Psychotherapie oder Psychoanalyse nun von spezifischer Wirkung bei bipolarer manisch-depressiver Krankheit, unipolarer rekurrierender Depression, sekundärer Streßdepression oder sekundärer neurotischer Depression? Für alle, die deprimiert sind und Hilfe suchen, eine zeitraubende und kostspielige Psychotherapie in Erwägung ziehen oder schon in Behandlung stehen, ist diese Frage natürlich von entscheidender Bedeutung. Es ist wichtig zu wissen, unter welcher Depressionsform man leidet und welche Behandlungsart – ein Lithiumprogramm (mit oder ohne Antidepressiva), eine Psychotherapie, Psychoanalyse oder eine Kombination dieser Methoden – den größten Erfolg verspricht. Ist es möglich, daß eine dieser Behandlungsmethoden die Symptome verschlimmert, anstatt sie zu bessern? Oder würde sich die Depression unter Umständen von selbst, ohne jede medikamentöse oder psychotherapeutische Intervention, wieder aufhellen? Und wenn man sich zu einer psychotherapeutischen oder Lithium-Antidepressiva-Behandlung entscheidet – wie geht man dabei am besten vor?

Aus eigener Erfahrung weiß ich, daß die meisten depressiven Patienten über die verschiedenen medikamentösen und psychologischen Interventionsmethoden nicht informiert sind. Sie haben kaum einen Begriff davon, welche Möglichkeiten ihnen offenstehen, wieviel Zeit oder Geld erforderlich ist, oder welche Ergebnisse von spezifischen Behandlungsmethoden zu erwarten sind, wenn ihre Depressionsform einmal korrekt diagnostiziert ist. Der Patient ist vielleicht fest davon überzeugt, daß es unumgänglich nötig ist, seinen Depressionsgefühlen auf den Grund zu gehen, aufzuklären, ob seine Depression Folge eines unbewußten Konflikts oder irgendeiner nicht verarbeiteten Begebenheit aus seiner Vergangenheit ist, die ihm das Gefühl eines Verlustes, der Enttäuschung oder der Frustration vermittelt hat. Trotzdem behaupte ich, daß ein solcher Versuch, das Problem auf psychologischer Basis zu lösen, nur bei einem sehr kleinen Prozentsatz depressiver Patienten Erfolg verspricht, nämlich bei solchen, die unter einem ganz bestimmten Streß leiden, von dem sie befreit zu werden suchen, oder in Fällen einer primären Neurose mit sekundären depressiven Symptomen, die zunächst mit Hilfe antidepressiver Medikamente beseitigt werden.

Einen bestimmten Verlust, ein traumatisches Erlebnis oder eine Streßursache in seinem Leben, die mit einer reaktiven Depression zusammenhängen, kann ein Patient in der Regel selbst herausfinden. Immerhin kommt es auch vor, daß er keinerlei Grund für sein Mißbehagen finden kann. Er hat keine Ahnung, ob seine Depression aus einem psychologischen Konflikt stammt oder auf einem spontan auftretenden biochemischen Ungleichgewicht beruht. Und da er nicht die Möglichkeit hat zu unterscheiden, unter welcher Form von Depression er leidet, ist er auch

nicht imstande, eine vernünftige Wahl der für ihn wirksamsten Therapie zu treffen. Außerdem kann er auch einfach so krank sein, daß er sich gar nicht entschließen kann, eine solche Wahl zu treffen.
Die meisten Psychiater stimmen darin überein, daß bestimmte Behandlungsmethoden bei gewissen Depressionsformen gut anschlagen, während andere schädlich sind oder zumindest wirkungslos bleiben. Die falsche Wahl eines Therapeuten oder einer Therapie kann zuweilen verheerende Folgen haben. Die falsche Therapie kann eine reine Vergeudung von Zeit, Geld und Mühe und in manchen Fällen, obwohl durchaus sachverständig durchgeführt, so frustrierend sein, daß der Patient eher kränker als gesünder wird.
Die Psychoanalyse ist sogar unter normalen Bedingungen eine angsterregende Erfahrung. Im allgemeinen unternimmt man eine Analyse nur bei solchen Personen, bei denen man auf ein gewisses Maß an psychischer Stabilität, an Urteilsvermögen und psychologischer Eignung rechnen kann. Unterzieht sich ein potentiell psychotischer Mensch einer Analyse, so kann es zu einer negativen Übertragung auf den Analytiker kommen, aus der sich eine Übertragungspsychose anstelle der üblichen Übertragungsneurose entwickelt. Jeder Psychoanalytiker wird zugeben, daß nicht jedem mit einer Analyse gedient ist und daß nur solche Patienten dafür geeignet sind, die über ein genügend gefestigtes Ego, ausreichend Zeit und Geld und eine starke Motivation zur Änderung ihrer selbstzerstörerischen Wesenszüge verfügen. Für psychotische Grenzfälle, Schizophrene, tief Depressive oder stark Manische ist die Psychoanalyse keine geeignete Therapie.
Für ebenso ungeeignet halte ich sämtliche vorher genannten psychotherapeutischen Methoden, wenn man sie auf die rekurrierende Depression oder manisch-depressive Krankheit anwendet, *bevor* mit Hilfe von Lithium, Antidepressiva oder beidem eine effektive medikamentöse Stabilisierung erreicht ist. Erst wenn der Patient von seinen schlimmsten Symptomen befreit ist, kann er eine vernünftige Entscheidung darüber treffen, ob er seine Persönlichkeit und seine Probleme psychotherapeutisch untersuchen lassen will oder nicht. Meiner Erfahrung nach wünschen die meisten Menschen mit rekurrierender Depression oder manisch-depressiver Krankheit keine weitere psychologische Therapie, wenn sie erst einmal stabilisiert sind und ihre Stimmungslage sich auf einem normalen Niveau hält. Meist bedürfen sie ihrer auch nicht, aber Probleme der Wiedereinfügung nach einer Depression sind selbstverständlich nicht mit Lithium oder anderen Drogen zu beheben. Solche Probleme können auf Eheschwierigkeiten beruhen, die sich aus jahrelangem, unkontrollierbar manischem oder depressivem Verhalten ergeben; manche Patienten benötigen auch Hilfe bei der Wohnungs- oder Arbeitssuche.

Mit Lithium oder Antidepressiva stabilisierte Patienten geraten zuweilen auch in berufliche Konflikte. Bleiben solche Probleme auch nach der medikamentösen Behandlung bestehen, so ist in manchen Fällen eine supportive Psychotherapie, eine Gruppentherapie oder eine Eheberatung von Nutzen. Manche der medikamentös stabilisierten Patienten leiden möglicherweise weiterhin unter Problemen, die auf einer neben ihrer chemisch bedingten Gemütsschwankung präexistenten Neurose beruhen. Diese Fälle – nach meiner Erfahrung überraschend wenige – sollten an einen Psychotherapeuten überwiesen werden, der bei primär neurotischen Zuständen am besten zu helfen weiß.

Trifft es zu, daß in Amerika zwanzig Millionen depressiver Menschen leben, so mögen acht bis zehn Millionen von ihnen unter manisch-depressiver Krankheit oder unipolarer rekurrierender Depression leiden. Ich bin überzeugt davon, daß weder die Psychoanalyse noch die psychoanalytisch orientierte Psychotherapie diese primär depressiven, physisch bedingten Krankheitszustände verhindern kann. Beschränkt man sich nun auf die verbleibenden sekundär Depressiven, die nach Hilfe suchen – kann die Psychotherapie hier etwas ausrichten?

Nehmen wir einmal an, die Diagnose sei korrekt gestellt und der zu behandelnde Patient mit der sekundären neurotischen oder streßbedingten Depression sei kein typischer Lithiumkandidat, sondern seine depressiven Symptome hätten sich dank antidepressiver Medikamente erheblich gebessert. Welche wissenschaftlich fundierten Beweise haben wir dafür, daß eine zusätzliche Gesprächstherapie zukünftige psychologisch bedingte Depressionen verhüten hilft?

Im Lauf der letzten zwanzig Jahre sind auf dem Gebiet der Psychiatrie viele widersprüchliche Behauptungen aufgestellt worden. Veröffentlichungen in Fachzeitschriften »bewiesen«, daß eine Psychotherapie wirksam ist oder daß sie nichts bewirkt, daß die Psychoanalyse am besten bei Neurotikern anschlägt oder daß sie bei diesen nichts ausrichtet, daß schizophrene Grenzfälle und depressive Neurotiker besser auf die eine Art der Behandlung ansprechen oder auf eine andere. Fast alle diese Untersuchungen sind an der Schwierigkeit gescheitert, einen gültigen Maßstab für menschliche Verhaltensweisen zu finden. Daher ist es bis heute nicht gelungen, die spezifischen Leistungen der Psychotherapie zur Zufriedenheit der psychiatrischen Forschung wissenschaftlich festzulegen. Außerdem haben die meisten Analytiker und Psychotherapeuten bis heute wenig Interesse daran gezeigt, ihre Tätigkeit wissenschaftlich zu untermauern.

Bezüglich der Frage, ob eine psychoanalytisch orientierte Psychotherapie etwas ausrichten kann, ist keine einzige kontrollierte Untersuchung an depressiven Patienten durchgeführt und veröffentlicht worden. Und doch

findet diese Art der Therapie weiterhin in großem Maßstab bei allen vier Hauptgruppen von hilfesuchenden depressiven Patienten Anwendung.
1972 vollendeten die Analytiker der Menninger-Klinik eine anspruchsvolle Untersuchung, die die Wirkung der Psychoanalyse bei Neurosen ganz allgemein auswertete. Sie kamen zu der Schlußfolgerung, daß Patienten mit einem starken Ego (integrierte Persönlichkeit) und guten sozialen Beziehungen, die sich einer Behandlung unterzogen, positivere Ergebnisse zeigten als solche mit einem schwachen Ego. Skeptische Kritiker haben diese Schlußfolgerungen als eine Binsenwahrheit bezeichnet: Sie besagen doch nichts anderes, als daß man um so besser dastehe, je normaler man bei Beginn der Behandlung gewesen sei. Aus dieser achtzehn Jahre umfassenden Studie lassen sich keine Schlüsse bezüglich der Auswirkungen auf eine depressive Gemütsstimmung ziehen.
Eine andere, im Grunde sehr ähnlich angelegte Studie aus dem Jahre 1937 über die Auswirkungen der Psychoanalyse – einer der ersten Versuche, zu meßbaren Ergebnissen zu kommen – zeigte, daß 60 Prozent der am Chicago Institute Analysierten geheilt wurden. Bei näherem Hinsehen jedoch findet man, daß in dieser Untersuchung nur diejenigen in die Endergebnisse eingingen, die ihre Analysen auch abschlossen. Sowie man die Patienten einbezieht, die die Behandlung abbrachen, sinkt die Erfolgsrate auf die Hälfte ab.
Die meisten Angaben dieser beiden Untersuchungen beruhten auf subjektiven Bewertungen von Sozialarbeitern, Psychotherapeuten oder den Patienten selbst. Die Untersuchenden ließen sogar die selbstverständlichsten Voraussetzungen außer acht, auf denen die meisten Forscher heute bestehen, wenn sie den Wert irgendeiner Behandlungsmethode feststellen wollen, so zum Beispiel die zufällige Aufteilung* der Patienten in Versuchs- und Kontrollgruppe. Sie achteten auch nicht darauf, daß sich in beiden Gruppen Personen des gleichen Alters, Geschlechts und mit der gleichen Diagnose befanden. Außerdem darf die Kontrollgruppe nicht die zu bewertende Behandlung erhalten, und sowohl Versuchs- als auch Kontrollgruppe müssen im »Blindversuch«** auf ihre Stimmung, auf bestimmte Verhaltensweisen und auf ihr allgemeines Leistungsniveau hin untersucht werden.
Es ist gar nicht so einfach, eine Kontrollgruppe von Patienten zusammenzustellen, die nicht die in Frage stehende Behandlung erhalten und trotzdem willens sind, sich in bestimmten Abständen von einem Forscherteam bewerten zu lassen. Außerdem zeigt die menschliche Natur zu viele Va-

* Vom Zufall bestimmte Verteilung, etwa durch das Werfen einer Münze.
** Dabei erfolgt die Auswertung durch Personen, die nicht wissen, welcher Behandlung der Patient unterzogen wurde.

riablen, als daß es möglich wäre, sämtliche Kritiker davon zu überzeugen, daß ein Experiment über die Wirksamkeit der Psychotherapie wirklich befriedigend auf exakt wissenschaftlicher Basis durchgeführt worden ist. Mehrere andere Studien, die eingestandenermaßen an gewissen Mängeln litten, zeitigten eine Reihe von interessanten und widersprüchlichen Ergebnissen. So fand sich etwa unter den unbehandelten Patienten der Kontrollgruppe der gleiche Prozentsatz an Heilerfolgen, den die psychotherapeutisch behandelte Gruppe aufwies.

Jerome Frank, eine Autorität auf diesem Gebiet, ist der Ansicht, daß es sich auf viele neurotische Patienten schon heilsam auswirken könne, wenn sie nur eine Erklärung für ihr Elend hätten.

»Statistische Untersuchungen in der Psychiatrie geben immer wieder an, daß etwa zwei Drittel der neurotischen Patienten ... sofort nach der Behandlung eine Besserung zeigen, unabhängig davon, welche Form der psychotherapeutischen Behandlung sie erfahren haben; die gleiche Besserungsrate fand sich allerdings auch bei Patienten, die keinerlei bewußt psychotherapeutische Behandlung genossen haben.«

Andere Zweifler an den psychotherapeutischen Behandlungsmethoden führen ins Feld, daß oft schon das bloße Verstreichen der Zeit sich heilsam auf eine Neurose auswirkt, die mit oder ohne förmliche Behandlung spontan verschwinden kann. Im Hinblick darauf muß unbedingt darauf hingewiesen werden, daß eine in unangemessener Weise mit psychologischen Methoden behandelte rekurrierende Depression oder manisch-depressive Erkrankung fast immer spontan verschwindet, wenn man nur genügend Zeit darüber verstreichen läßt. Da eine chemisch bedingte Depression in der Regel ein bis sechs Monate dauert, darf man, falls sich der Patient während dieser Zeit einer Psychotherapie unterzieht, das schließliche Verschwinden der Depression nicht unbedingt den Bemühungen des Psychiaters zuschreiben – die Depression wäre auf jeden Fall ganz von selbst zurückgegangen.

»Die Neurosen«, so hat ein Kritiker einmal gesagt, »lassen sich ›heilen‹ durch die Christian Science, durch Osteopathie, Chiropraktik, Rhizinusöl, Schlafmittel, Aufputschmittel, Ortswechsel, einen Schlag auf den Kopf und durch Psychoanalyse, und das bedeutet doch wohl, daß noch keines dieser Mittel seinen wirklichen Wert erwiesen hat ... Und überdies kann jeder Beliebige, der sich zwei Jahre lang um einen neurotischen Patienten bemüht, als sein Verdienst ausgeben, was in Wirklichkeit die Natur bewirkt hat, denn viele Neurosen bilden sich ja im Laufe der Zeit von selbst wieder zurück.«

Eine Gruppe von Ärzten ist darüber hinaus zu dem Schluß gekommen, daß die Psychotherapie vielleicht ebenso oft schadet wie sie nützt; im Durchschnitt heilten die Psychotherapeuten ebenso viele Patienten, wie auch Nichtbehandelte wieder gesund würden. Diesen extremen Standpunkt nehmen C. B. Truax und R. R. Carkhuff ein, die behaupten, daß die Psychotherapie und -analyse sogenannte Deteriorationseffekte beinhalte. Deteriorationseffekte sind negative Therapieergebnisse wie etwa verstärkte Depressions- und Angstgefühle und eine verminderte Funktionsfähigkeit.

Eine andere Untersuchung kam zu dem Ergebnis, daß zwei Gruppen stationärer Patienten von der Psychotherapie profitierten, während bei chronischen Psychotikern letztlich eine Verschlechterung eintrat. Überraschenderweise ergab sich bei der Kontrollgruppe chronischer Psychotiker, die keine Behandlung erfuhren, in der gleichen Zeit eine Besserung. Das würde einfach bedeuten, daß als psychotisch eingestufte stationäre Patienten, die nicht psychotherapeutisch behandelt wurden, bessere Ergebnisse erkennen ließen als solche, die einer Psychotherapie unterzogen wurden.

Im Gegensatz zu diesen negativen Untersuchungen zeigte eine neuere, unter gut kontrollierten Bedingungen durchgeführte Studie, daß Psychotherapie die soziale Anpassung depressiver Neurotiker an ihre Umgebung sehr wohl förderte, sobald ihre Depression mit Hilfe antidepressiver Medikamente erfolgreich bekämpft worden war. In dieser in Boston und New Haven durchgeführten Untersuchung des Psychiaters Gerald Klerman wurde festgestellt, daß eine psychotherapeutische Behandlung kaum eine erneute Depression verhüten oder das Abklingen der Symptome eben aus einer Depression auftauchender Patienten beschleunigen konnte. Mit Medikamenten dagegen ließen sich die depressiven Symptome ambulanter Patienten sehr schnell beheben. Allerdings schien die psychotherapeutische Behandlung die spätere soziale Anpassung an Probleme des täglichen Lebens zu erleichtern. Die Psychotherapie wurde in dieser Untersuchung zweimal wöchentlich von Sozialarbeitern durchgeführt und befaßte sich mit wirklichkeitsnahen Problemen der Wiederanpassung an das tägliche Leben nach der depressiven Episode.

Die Frage, ob eine psychotherapeutische Behandlung – mit oder ohne medikamentöse Unterstützung – von Nutzen ist, oder ob die eine Behandlungsart wirksamer ist als die andere, ist für den zu behandelnden Patienten nicht nur von akademischer Bedeutung. In allen anderen Teilgebieten der Medizin erklärt man dem Patienten von vornherein, daß es drei mögliche Behandlungsergebnisse gibt: die Krankheit kann sich bessern, sie kann unbeeinflußt bleiben, oder sie kann sich verschlimmern; in der Regel wird dem Patienten die Wahrscheinlichkeit des Endergebnisses in Prozenten mitgeteilt. Wer sich jedoch einer Analyse oder einer Psychotherapie unterzieht, wird gewöhnlich in dem Glauben belassen, daß es ihm hinterher auf jeden Fall besser gehen wird. Jeder Patient sollte jedoch darüber Bescheid wissen, daß die Autoritäten auf diesem Gebiet sich durchaus noch nicht einig darüber sind, ob eine intensive Psychotherapie bei allen Formen neurotischer Erkrankungen und vor allem bei neurotischen Depressionen von Nutzen ist. Es wäre daher wohl ehrlicher, dem Patienten vor der Behandlung zu sagen, daß die Zweckmäßigkeit der psychotherapeutischen Behandlung einer Depression innerhalb des Berufsstandes noch stark umstritten ist. Überdies gibt es überhaupt noch keine gut ausgearbeitete Untersuchung, die klar und zweifelsfrei belegt, ob eine intensive Psychotherapie etwas ausrichtet oder nicht.

Der Psychiater kann seine depressiven Patienten auch darüber informieren, daß es gut ausgearbeitete Untersuchungen über antidepressive Mittel bei ambulanten Patienten gibt, die auch Plazebo-(unwirksame Nachahmung eines wirksamen Medikamentes)Kontrollgruppen mit einbeziehen. Aus diesen Untersuchungen geht hervor, daß ein erheblicher Prozentsatz aller Depressionen innerhalb einiger Monate ohne jegliche medikamentöse Behandlung spontan abklingt (etwa 30 bis 40 Prozent). Allerdings beweisen mit aller Sorgfalt und an allen Depressionsformen durchgeführte Versuchsreihen mit antidepressiven Medikamenten, daß sich bis zu 75 Prozent aller Depressionen, die medikamentös behandelt werden, innerhalb von zwei bis sechs Wochen erheblich bessern. Mit anderen Worten, Medikamente schaffen bei neurotischen Depressionen tatsächlich schnell und wirksam Abhilfe, ebenso wie bei unipolaren rekurrierenden Depressionen oder bipolaren manisch-depressiven Krankheitszuständen, wo sie zweifellos die angemessene Therapie darstellen.

Der Patient hat ein Recht auf diese Informationen, wenn er depressiv ist und sich nach Behandlung und Anleitung umsieht. Er will von seinen depressiven Symptomen befreit werden. Ich habe festgestellt, daß er nicht in erster Linie daran interessiert ist, dank einem psychologischen Vorstoß »reifer« zu werden. Er will möglichst schnell von seiner Qual erlöst werden, nicht aber zu tiefen Einsichten oder einer Entwicklung seiner Persönlichkeit gelangen.

Im Laufe der letzten zehn Jahre ist die Psychoanalyse infolge der medikamentösen Revolution der Psychiatrie für die meisten Menschen immer weniger zweckmäßig geworden. Selbst wenn man annimmt, daß sie zuweilen von Wert ist und daß der Kranke wirklich willens ist, jede Woche vier oder fünf Stunden der explorativen Therapie zu widmen, so muß der Patient immer noch das schwierige Problem des Zeit- und Geldaufwands lösen. Diese praktischen Nachteile der Langzeitanalyse haben im Verein mit der Entwicklung der Drogen und der Verhaltenstherapie dazu beigetragen, daß die Psychoanalyse heute weniger gefragt und nicht mehr so modern ist. Trotzdem wenden Psychiater die grundlegenden analytischen Prinzipien und Techniken immer noch viel zu häufig auf alle Formen der

Depression an; sie bedienen sich psychoanalytisch orientierter Psychotherapieformen – auch wenn sie sich dabei auf eine verwässerte Einmal-pro-Woche-Therapie beschränken müssen. Es gibt kaum einen wissenschaftlichen Kongreß mit Diskussionen über das Für und Wider der analytischen Therapiemethoden, auf dem nicht skeptische Wissenschaftler Analyse und Psychotherapie kritisieren und eine wissenschaftliche Belegung der Ergebnisse fordern. Der Arzt, der den psychologischen Behandlungsmethoden skeptisch gegenübersteht, weil er eine exakte naturwissenschaftliche Ausbildung und ein Bedürfnis nach unangreifbaren Beweisen hat, muß sich sagen lassen, daß er »nicht kooperativ« ist oder bezüglich dieser Behandlungsmethoden an unbewußten Konflikten leidet. Das ist die Haltung, die der psychoanalytisch orientierte Psychiater gegenüber dem Psychopharmakologen einnimmt, der bei der Bewertung einer jeden Therapieform auf strenger Kontrolle besteht. Schon seit Freud behauptet jeder Analytiker, daß niemand, der sich nicht selbst einer gründlichen Analyse unterzogen habe, die Grundsätze der Psychoanalyse oder Psychotherapie verstehen könne. Nach Freud beruhen die Lehren der Psychoanalyse auf einer unvorstellbaren Anzahl von Beobachtungen und Erfahrungen, und er behauptet, daß niemand, der diese Beobachtungen nicht an sich selbst oder an anderen angestellt habe, imstande sei, sich ein selbständiges Urteil zu bilden. Demnach sollten sich wohl meine eigene Ausbildung und Analyse, die ich zweien der bekanntesten amerikanischen Psychiater verdanke, dazu berechtigen, eine persönliche Meinung zu äußern.

Ich wurde zunächst als Analytiker und später als Forscher ausgebildet, der die Wirksamkeit einer Therapie bewertet. Meine Kritik an den psychologischen Behandlungsmethoden besteht in der Hauptsache darin, daß sie sich, seit Freud sie entwickelte, kaum verändert haben. Von noch größerer Bedeutung ist, wie ich schon sagte, daß keiner der Hauptvertreter dieser Methoden ihre Wirksamkeit je zweifelsfrei bewiesen hat. Die Beweislast liegt bei ihnen. Ich will damit nicht sagen, daß diese Methoden nicht in manchen Fällen wirksam sein können. Aber noch nach einem halben Jahrhundert ist ihre Wirksamkeit eben nicht eindeutig belegt.

Mit dieser meiner Meinung stehe ich nicht allein, viele meiner Kollegen teilen sie. So hat zum Beispiel F. C. Redlich, der emeritierte Dekan der Yale School of Medicine, eine Autorität als Lehrer und Autor eines bedeutenden psychiatrischen Lehrbuchs, gesagt: »Fast alles, was wir heute über die Psychoanalyse wissen, stammt einzig und allein aus dem Kopf und von der Hand Freuds«, die moderne Psychoanalyse und ihre Vertreter jedoch verharren »in ihrem starr dogmatischen, defensiven Zunftbewußtsein ohne jeden Anschluß an die großen intellektuellen Strömungen der Gegenwart.«

Zu meiner eigenen Ansicht bin ich im Lauf meiner fünfzehnjährigen Erfahrung mit stationär psychotischen Grenzfällen und ambulanten Neurotikern und Psychotikern gekommen. Während dieser Zeit habe ich eine kleine Anzahl von Kranken mit Psychoanalyse und über dreitausend Patienten mit psychoanalytisch orientierter Psychotherapie und medikamentöser Therapie behandelt. Von diesen waren 80 Prozent ambulante Patienten, und von ihnen wiederum etwa 80 Prozent Manisch-Depessive oder Patienten mit rekurrierender Depression, die eine Lithium- und Antidepressivabehandlung erhielten. Die übrigen 20 Prozent setzten sich aus streßbedingten reaktiven Depressionen, primären Neurosen mit sekundären Depressionen sowie allen anderen psychiatrischen Krankheitsbildern zusammen.

Ich habe den Eindruck gewonnen, daß bei weitem die meisten Menschen zunächst die Hilfe eines Psychiaters suchen, weil sie unter Depressionen, Angstgefühlen oder beidem leiden. Depressionen und Angstgefühl sind die beiden entscheidenden Symptome, die die meisten Menschen dazu bestimmen, nach Hilfe zu suchen. Die übrigen verlangen vielleicht nach einer Behandlung, weil sie das Gefühl haben, irgend etwas an ihrer Lebensweise sei nicht ganz in Ordnung, sie hätten nicht genug vom Leben oder sie nützten ihre Möglichkeiten nicht genügend aus. Diese letzteren mögen an einer Störung leiden, die von den Psychiatern als Persönlichkeits- oder Charakterneurose bezeichnet wird. An ihnen sind nicht unbedingt offenkundige Depressions- oder Angstsymptome oder überhaupt irgendwelche augenfälligen Krankheitszeichen festzustellen. Zuweilen haben sie deutliche Ehe- oder Sexualprobleme, Phobien oder psychosomatische Krankheiten. Diese letztere Patientengruppe bedarf in der Regel einer psychologischen Therapie.

Ärzte, die eine chemisch bedingte oder auf psychologischen Ursachen beruhende Depression sofort erkennen, übersehen unter Umständen trotzdem eine maskierte Depression. Nur wenige denken an eine Depression, wenn der Patient über alle möglichen körperlichen Beschwerden klagt, ohne daß sich eine medizinische Erklärung dafür finden läßt. Nach wiederholten ärztlichen Untersuchungen werden solche Menschen oft als Hypochonder oder einfach als Angstneurotiker abgestempelt. Der Arzt verordnet dann vielleicht einen Tranquilizer, um sie zu beruhigen, oder irgend etwas anderes, um ihnen ein bißchen Auftrieb zu geben. Ihre ständigen Telephonanrufe, ihre Ansprüche und die Tatsache, daß bei ihnen offenbar nie eine Besserung eintritt, bringen ihn zur Verzweiflung.

Der Psychiater, der eine maskierte, chemisch bedingte Depression verkennt, konzentriert seine Behandlung vielleicht auf einen ganz bestimmten Konflikt, der dem Patienten infolge seiner Depression etwa im Ehe- oder Geschlechtsleben zu schaffen macht. Unter Umständen verordnet er eine langwierige psychoanalytisch orientierte Psychotherapie; der physische Ursprung der Depression bleibt inzwischen unbeachtet und wird daher auch nicht medikamentös behandelt. Phobien und sexuelle Schwierigkeiten können auch Abwehrmechanismen gegen zugrundeliegende Depressionen sein. Manche Formen jugendlichen Fehlverhaltens, Alkoholismus, Kriminalität, Psychopathie und bisweilen auch sexuelle Promiskuität können maskierte Symptome einer manischen oder depressiven Krankheit darstellen, die sich chemisch behandeln ließe; ehe man sich auf eine ausführliche Persönlichkeitsanalyse einläßt, sollte man also erst einen Versuch mit medikamentöser Therapie machen.

1960, kurz nach Beendigung meiner Ausbildung in allgemeiner Psychiatrie und zu Beginn des fünfjährigen Studienprogrammes der Psychoanalyse, verbrachte ich drei Tage in der Woche in der psychotherapeutischen Praxis und konnte dort die verschiedenartigsten Patienten beobachten, die zwei-, drei- oder viermal in der Woche psychoanalytisch behandelt wurden. Die Methodik beruhte in der Hauptsache auf den Prinzipien Freuds. Das Unbewußte wurde bewußt gemacht, Träume spielten eine wichtige Rolle, und ich selbst nahm meinen Patienten gegenüber eine neutrale oder passive Haltung ein. Dieser Methode bediente man sich hauptsächlich gegenüber ambulanten Patienten, von denen viele neurotisch waren und die meisten unter Depressions- und Angstgefühlen im Zusammenhang mit Problemen ihres täglichen Lebens litten. Obgleich viele der unter psychoanalytisch orientierter Psychotherapie stehenden Patienten eine Tendenz zur Besserung zeigten, wußte ich doch nie genau, ob diese Besserung infolge einer wirklichen Einsicht aufgrund der Behandlung eintrat, oder ob einfach das Verstreichen der Zeit oder eine spontane Remission die Symptome abklingen ließ. Zeitweise schob ich sie auf eine unmerkliche Beeinflussung, der der Patient unterlag. Ich hatte den Eindruck, daß diese eintrat, wenn ein ratloser Patient Abhilfe bei einer Autorität suchte, die er im Besitz der Antwort auf alle seine Fragen glaubte. Die Besserung schien von der jeweils von mir angewandten psychotherapeutischen Technik unabhängig zu sein.

Suchten mich Patienten auf, um sich wegen einer Depression behandeln zu lassen, so hielt ich zwei, vier, ja sogar zehn Monate lang regelmäßig Sitzungen mit ihnen ab und versuchte, der Ursache ihrer depressiven Stimmung auf den Grund zu kommen. Während der frühen Jahre meiner psychoanalytischen Praxis glaubte ich, die meisten Depressionen seien Reaktionen auf echte oder unbewußte Verluste. Diesem Verlust galt es nun auf die Spur zu kommen. Entsprechend der herkömmlichen Freudschen Lehre nahm ich an, der Patient sei depressiv wegen eines verdrängten Zornes, den er gegen irgend jemanden hegte, oder wegen eines längst vergessenen Verlustes, den er in einer frühen Lebensphase erlitten hatte.

Aufgrund meiner Ausbildung war ich der Überzeugung, dieser Verlust müsse sich nun im Erwachsenenleben – tatsächlich oder eingebildet – wiederholen, in einer Beziehung zu einem Vorgesetzten, zu einem geliebten Menschen, oder auch in einer Konkurrenzsituation, aus der der Patient als Verlierer hervorgegangen war. Seines Zornes wegen dieses Verlustes war er sich nicht bewußt. Die Therapie bestand darin, den Patienten dazu zu bringen, daß er diese Zusammenhänge einsah und sich darüber aussprach.

Träume spielten bei dieser Therapie eine ganz wichtige Rolle, und man prägte dem Patienten folgendes theoretische Modell ein: Wenn man seinem Ärger freien Lauf und sich der betreffenden Person gegenüber wirklich gehenlassen kann, dann wird die Depression einfach verschwinden. Wochen- und monatelang arbeitete ich so mit einem Patienten; ich half ihm, sein Verhalten zu analysieren und die Gründe für seine Depression zu enthüllen. Grob gesagt passierte bei den meisten mittleren bis schweren Depressionen so gut wie gar nichts. Primäre Neurotiker, bei denen eine vorübergehende Depression nur eines von vielen Symptomen ist, engagierten sich mit Leib und Seele und ließen sich auf langwährende psychotherapeutische Behandlungsperioden ein, die nach mehreren Jahren auch häufig zum Erfolg führten. Bei Patienten mit schweren Depressionen, die nicht imstande waren zu sprechen, kam es oft zu langen Perioden des völligen Verstummens, die wochen- oder monatelang vorhalten konnten.

Solche Sitzungen interpretierte ich nach der herkömmlichen Weise: »...der Patient ist blockiert und muß einfach die Sitzungen fortführen, bis die Sperre sich wieder löst.« Ich betrachtete die Sperre als einen Konflikt zwischen dem Patienten und mir; der Patient mußte sich über seine verdrängten negativen Gefühle mir gegenüber klarwerden und ihnen Ausdruck verleihen, um seine Depression loszuwerden. Dann, dachte ich, würde er wieder anfangen können zu sprechen. Viele depressive Patienten zeigten nach Monaten oder Jahren schließlich wirklich eine Besserung. Bei manchen kam es ganz plötzlich, anscheinend ohne jeden Grund zu dieser Besserung, und dann fragte ich mich, ob ich mit meiner Technik der Psychotherapie tatsächlich eine Einsicht oder einen Durchbruch erzielt hatte.

Eine Anzahl von Patienten brach die psychotherapeutische Behandlung ab; sie beklagten sich darüber, daß die Gesprächstherapie bei ihnen zu nichts führe; ihre Symptome besserten sich nicht schnell genug, auch könnten sie nicht Jahre darauf verschwenden, ihre Probleme zu diskutieren, um dadurch ihre Depressionen loszuwerden. Andere verzweifelte Patienten wieder waren mit allem zufrieden, was ich vorschlug.

Die Patienten mit schweren Depressionen reagierten nur geringfügig.

Später, als ich depressive Patienten sehr schnell auf antidepressive Medikamente ansprechen sah, war mir klar, daß man einen Depressiven nicht dazu drängen sollte, unbewußte Probleme oder Träume zu erörtern. Es kam sogar oft vor, daß sich Patienten eher schlechter fühlten, wenn man einen zu starken Druck auf sie ausübte.

Mäßig depressive Patienten waren, auch wenn es sich um chemisch bedingte Krankheitszustände handelte, gerne bereit, die problematischen Bereiche zu diskutieren und zum Beispiel darüber zu sprechen, was eigentlich zwischen ihnen und ihren Vorgesetzten oder Ehefrauen nicht stimmte. Irgendwelche Schwierigkeiten gab es immer, denn wer hat schon in seinem Ehe- oder Berufsleben keinerlei Probleme, vor allem dann, wenn er sich infolge einer verdeckten, chemisch bedingten Depression ohnehin schwertut.

Der einzige Depressionstyp, wo der Patient eindeutig an Einsicht gewann und dank der Psychotherapie eine Besserung zeigte, war die reaktive Depression, der ganz offensichtlich eine Streßsituation, ein wirklicher Verlust oder eine Niederlage in einem Konkurrenzkampf mit Kollegen zugrundelag. Diese Depressionen jedoch neigen, wie ich später erkannte, ohnehin dazu, im Laufe von ein bis zwei Monaten spontan zurückzugehen, und in vielen Fällen wurde anfangs mit Drogen geholfen. Konnte man den Patienten dazu bringen, sich über den Konflikt auszusprechen, so schien das eine befreiende Wirkung zu haben. Die schweren, biochemisch bedingten Depressionen nahmen ihren unabänderlichen Verlauf, ungeachtet aller Fragen, allen Schweigens und aller angewandten Techniken, bis es schließlich spontan zu einer Remission oder zu einem Umschlagen in die Hochphase kam.

In den frühen sechziger Jahren begann ich meine Bemühungen mehr auf Patienten mit Beschwerden über depressive Symptome zu konzentrieren. Damals wurden antidepressive Medikamente allmählich auch für die allgemeine psychiatrische Praxis verfügbar. Wie die meisten in psychoanalytischen Techniken geschulten Psychiater betrachtete auch ich diese Medikamente mit Mißtrauen. Es ist ein Grundprinzip der meisten Psychiater, daß eine Pille kein Heilmittel für ein Lebensproblem sein kann. Im allgemeinen trifft das ja auch zu. Wenn es jedoch zu zwischenmenschlichen Konflikten erst sekundär aufgrund einer primären, biochemisch bedingten Depression kommt, die es dem Patienten unmöglich macht, mit seinen Problemen fertigzuwerden, dann sind diese Konflikte durch eine psychotherapeutische Therapie nicht zu beseitigen. Statt dessen muß die primäre Depression mit Antidepressiva behandelt werden. Bleibt der Konflikt auch nach Heilung der primären Depression bestehen, dann kann der Patient einen Versuch mit Psychotherapie machen. Das wurde mir klar, nachdem ich in den ersten Jahren meiner Ausbildungszeit

eine Anzahl depressiver Patienten ausschließlich mit psychotherapeutischen Mitteln behandelt hatte, da ich den Antidepressiva noch mit Abneigung gegenüberstand.
Monatelang widmete ich mich Patienten, die träumten, Einsichten gewannen und einem Ärger Ausdruck verliehen, den sie bisher immer verdrängt hatten, und trotzdem weiter depressiv blieben. Bei solchen Patienten gab ich schließlich nach und bediente mich der antidepressiven Medikamente. Zu meinem großen Erstaunen hellten sich diese Depressionen meist innerhalb von zwei bis sechs Wochen auf. Die Wirkung dieser neuen Medikamente war ungeheuer befriedigend, denn eine schnelle Linderung der Symptome – mit oder ohne Einsicht – war schließlich das Ausschlaggebende für die Patienten, die eine Behandlung wünschten. Ihre Beziehung zu mir war dabei natürlich auch wichtig, und wenn man ihnen ihre Depressionen in der medizinischen Fachsprache erklärte, so diente das ihrer Beruhigung.
Die Antidepressiva oder Psychoenergetika wurden 1956 entdeckt, als Nathan Kline am Rockland State Hospital die stimmungshebenden Eigenschaften des Iproniazids feststellte, einer Substanz, die eigentlich zur Heilung der Tuberkulose entwickelt worden war. Wurde sie tuberkulösen Patienten verabreicht, so bewirkte sie eine erhöhte geistige Regsamkeit und eine milde Euphorie. Kline wurde zum Pionier, als er die Substanz depressiven Patienten verabreichte und damit positive Ergebnisse erzielte. So wurde das Iproniazid oder Marsilid die erste einer ganzen Gruppe von Substanzen, der sogenannten Monoaminooxydase-Hemmer, die heute zu den Standardantidepressiva gehören. Ein weiteres Antidepressivum, das bekannte Tofranil (Imipramin), wurde etwas früher im gleichen Jahr von Roland Kuhn und seinen Mitarbeitern in der Schweiz entdeckt, als er nach einem wirksamen Antipsychotikum suchte. Als diese Substanz erstmalig 1956 an psychotischen Patienten erprobt wurde, fand man, daß die Droge keinerlei Wirkung auf die Schizophrenie selbst erkennen ließ, stellte aber fest, daß die Depressionen depressiver Schizophrener sich aufhellten. Diese beiden Funde und Cades frühere Entdekkung des gegen die manisch-depressive Krankheit wirksamen Lithiums revolutionierten die Behandlung der Gemütsschwankungen.
Meine ersten Ergebnisse bei der Behandlung und Verhütung von Depressionen mit Lithium waren äußerst zufriedenstellend. Sie glichen in keiner Weise den zögernden Fortschritten der Analyse und Psychotherapie, die so oft mit Mißerfolg und Versagen endeten. Der drastische Unterschied bewog mich dazu, meine Arbeit ausschließlich auf Lithium, andere Drogen und die manisch-depressive Krankheit zu konzentrieren.
Als ein in den frühen sechziger Jahren ausgebildeter Psychoanalytiker war ich mir darüber im klaren, daß ich, wollte ich eine streng psychoana-

lytisch ausgerichtete Praxis führen und jeden meiner Patienten fünfmal in der Woche zu einer fünfzigminütigen Sitzung sehen, stets höchstens acht Patienten gleichzeitig eingehend analytisch behandeln konnte. Setzte man die durchschnittliche Dauer einer Analyse mit drei Jahren an, so konnte ich nur alle drei Jahre acht neue Patienten aufnehmen. Wollte ich also die nächsten dreißig Jahre ausschließlich die klassische Analyse praktizieren, so konnte ich im Laufe meines ganzen Lebens insgesamt nur achtzig Patienten behandeln. In unserer analytischen Ausbildung hatte man uns klargemacht, daß wir, wenn wir uns voll und ganz der Psychoanalyse widmen wollten, im Laufe unseres Lebens einschließlich jener Kranken, die die Therapie abbrachen, nicht mehr als hundert bis zweihundert Patienten erwarten dürften. Die Anzahl der für eine Psychoanalyse geeigneten Patienten sei beschränkt, denn es eigneten sich nur solche Menschen dafür, die im Grunde einen starken Charakter hätten und von einer sorgfältig durchgeführten und lange währenden Analyse ihrer Persönlichkeit erwarteten, daß sie ihnen die Möglichkeit biete, ihr Lebenspotential vollständiger auszuschöpfen.

Durch die dritte Revolution in der Psychiatrie wurde das nun anders. Die meisten depressiven Menschen können durch drei bis acht Besuche beim Chemotherapeuten eine entscheidende Besserung erzielen. Besonders bedeutsam ist dieser Unterschied im Hinblick auf den Zeit- und Geldaufwand. Für einen Besuch einer auf Drogenbehandlung spezialisierten Klinik oder eines selbständig praktizierenden Psychiaters muß der Patient etwa 50 Dollar aufwenden. Die Linderung und voraussichtliche Heilung seiner Depression in weniger als acht Wochen wird ihn mindestens 350 bis 500 Dollar kosten. Andererseits läßt sich ein Patient, der eine psychotherapeutische Behandlung beginnt, in den meisten Fällen auf eine jahrelange, teure Therapie ein, die ihn mehrere tausend Dollar kosten kann. Wie ich schon bemerkt habe, zeigt sich der depressive Patient, wenn er dank psychopharmakologischer Behandlung von seinen Symptomen befreit ist, nur selten an einer weiteren psychotherapeutischen Exploration interessiert. Die zehn Prozent der Depressiven, die anschließend eine förmliche Exploration ihrer Lebensstruktur wünschen, haben selbstverständlich jedes Anrecht darauf; ich überweise sie anderen Fachleuten zur Psychotherapie oder Verhaltenstherapie.

Leider kommt es bei den chemisch bedingten Depressionen meist nach zwei Monaten bis zwei Jahren zu einem Rückfall, wenn der Patient mit der Einnahme des Antidepressivums aufhört. Um frei von Depressionen zu bleiben, muß der Patient eine Erhaltungstherapie weiterführen. Für den manisch-depressiven Patienten bedeutet diese Erhaltungstherapie eine Lithiumtherapie. Der Patient mit der rekurrierenden Depression, dessen Depressionen häufig genug auftreten, um einen erheblichen Teil

seines Lebens zu beeinträchtigen, muß entweder nur Lithium oder Lithium und ein Antidepressivum nehmen, wenn er frei von Depressionen bleiben will. In manchen Fällen reicht auch ein Antidepressivum.
Die Erhaltungs- (oder prophylaktische) Therapie mit Lithium erfordert pro Jahr in der Regel nur sechs bis zwölf Besuche beim Psychiater. Eine psychotherapeutische Behandlung dagegen bedeutet fünfzig bis hundertfünfzig Konsultationen.
Die moderne Tendenz des Psychiaters, eine kausale biochemisch bedingte Depression außer acht zu lassen und sich auf die »neurotischen« depressiven Symptome zu konzentrieren, geht auf den Begründer der Psychoanalyse zurück. Freuds berühmtester Patient, der »Wolfsmann«, wurde psychoanalysiert. Aus dieser Analyse entwickelte sich dann eines der Grundprinzipien der psychoanalytischen Theorie. Und gerade hier, so glauben ich und auch andere, liegt der grundlegende Irrtum in der Diagnose. Der Patient war ein emigrierter russischer Adeliger, dem man den Beinamen »Wolfsmann« gegeben hatte, weil er eine Phobie vor Wölfen hatte. Freud, ein Meister in seinen eigenen Methoden und Techniken, analysierte ihn, als er auf dem Höhepunkt seines Könnens stand. Es war immer und bleibt auch heute noch bewundernswert, wie Freud das unglaublich komplizierte bewußte und unbewußte Material ausdeutete, das der Wolfsmann ihm lieferte. Freud selbst betonte, daß die Analyse des Wolfsmannes ein Markstein seines analytischen Denkens war.
Das auslösende Früherlebnis des Wolfsmannes soll gewesen sein, daß er seine Eltern beim Geschlechtsverkehr beobachtete. Im Anschluß daran entwickelte er Kastrationsängste. Später wurde er von einem Diener verführt, woraus eine Zwangsneurose bezüglich sexueller Probleme entstand. Zu den Symptomen gehörten unter anderem auch eine Wolfsphobie, religiöse Zwangsvorstellungen, psychisch bedingte Durchfälle und paranoide Wahnideen. Für Freud und seine Schüler war es wichtig, an eine Heilung des Wolfsmannes glauben zu können, obgleich dieser noch eine lange Zeit seines Lebens unter immer wieder auftretenden Depressionen litt, die man jedoch durch Psychoanalyse heilen zu können glaubte.
Der Wolfsmann ist der einzige der von Freud analysierten Patienten, der sehr ausführliche Memoiren geschrieben hat. In seiner kürzlich erschienen Autobiographie »Der Wolfsmann« sind mehrere Tatsachen besonders auffällig. Erstens wurde er durch seine von Freud durchgeführte Analyse durchaus nicht geheilt. Vielmehr mag sie eher zu einer Verschlechterung geführt haben, denn bei ihm bildete sich die fixe Idee heraus, er werde seine Nase verlieren. Auch wechselten die Depressionen des Wolfsmannes offenbar mit Perioden der Hochstimmung und Überaktivität ab, die mit den Vorgängen in seiner Umgebung kaum etwas zu tun

hatten. Nach 1945 litt er alle paar Jahre unter periodischen Depressionen, die mit Zeiten gehobener Gemütslage alternierten.
Im Stammbaum des Wolfsmannes finden sich folgende wichtige Tatsachen: Sein Vater beging Selbstmord; er war diagnostisch als Manisch-Depressiver eingestuft und mehrere Male wegen einer Depression hospitalisiert gewesen. Emil Kraepelin, der berühmte deutsche Psychiater, diagnostizierte an diesem Vater einen Fall von manisch-depressivem Irresein. Die Schwester des Wolfsmannes hatte sich das Leben genommen, als sie wenig über zwanzig Jahre alt war. Der Großvater mütterlicherseits hatte sich bald als ruhiger, zurückgezogener Geizhals, bald als heiterer, geselliger und freigebiger Mensch gezeigt, dessen Optimismus und blindes Vertrauen keine Grenzen kannten. Die Großmutter väterlicherseits unternahm während einer Wochenbett-Depression einen Selbstmordversuch, und sein Großvater väterlicherseits war Alkoholiker. Dieses genetische Schema ist typisch für eine manisch-depressive Familie.
Heute würde man den Wolfsmann ohne jeden Zweifel diagnostisch als Manisch-Depressiven einordnen. Es fragt sich, ob Freud sich dessen bewußt war, denn er konzentrierte sich ausschließlich auf den psychodynamischen Ursprung der Depressionen des Wolfsmannes. Kraepelin dagegen, ein biologisch orientierter Psychiater und Rivale Freuds, würde den Wolfsmann wie schon dessen Vater als Manisch-Depressiven bezeichnet haben. Der medizinisch orientierte Kraepelin richtete sein Interesse natürlich hauptsächlich auf die deskriptiven Aspekte des Verhaltens und auf die organischen oder biochemischen Ursachen, von denen er schon um die Jahrhundertwende annahm, daß sie der Depression und der manisch-depressiven Krankheit zugrunde lägen.
Man kann mit gutem Grund annehmen, daß die Persönlichkeit des Wolfsmannes von Freud mit psychoanalytischen Techniken aufs gründlichste untersucht worden ist. Der Patient mag durchaus tiefere Einsichten in seine unbewußten Motivationen gewonnen haben; möglicherweise lebte er dank seiner Analyse durch Freud ein erfüllteres Leben. Vielleicht hat Freud seine Behandlung zur Zeit eines spontanen hypomanischen Stimmungsaufschwungs beendet und geglaubt, eine Besserung erzielt zu haben. Trotzdem betrachte ich es als schwerwiegenden Fehler, daß Freud die manisch-depressive Krankheit nicht erkannt und sich ausschließlich auf die Persönlichkeit des Wolfsmannes konzentriert hat. Es gab damals keine Möglichkeit, die manisch-depressive Krankheit erfolgreich zu behandeln, und die Anwendung der psychoanalytischen Theorien war gerechtfertigt, da sie einen neuen Versuch darstellten. Trotzdem muß es aber gesagt werden, daß Freud das so augenfällige Kernproblem der manisch-depressiven Krankheit nicht diagnostiziert und auch bei der Behandlung dieses berühmten Patienten nicht erkannt hat.

Intensive Psychotherapie und Versuche, emotionale Probleme mit Mitteln der Analyse zu lösen, verlieren in Amerika allmählich an Bedeutung. Psychotherapeutische und analytische Techniken genügen dem Bedürfnis der Nation nach geistiger Hygiene nicht. Die Psychoanalyse ist im Begriff, ihre Stellung als vorherrschende Behandlungsmethode in der Gesellschaft zu verlieren. In den letzten zehn Jahren sind strenge Analysen immer seltener geworden, und nach einer neueren Untersuchung spielen die Psychoanalytiker »in der psychotherapeutischen Praxis nur noch eine ganz untergeordnete Rolle«. Seit den sechziger Jahren haben andere Therapiemethoden, vor allem medikamentöse, Verhaltens- und Gruppentherapie, an Boden gewonnen. Auch Selbstbehandlungsversuche mit Alkohol und Narkotika haben zugenommen. Als in großem Maßstab nützliches Behandlungsverfahren mit wissenschaftlich nachweisbaren positiven Ergebnissen hat die Psychoanalyse versagt.

Vor kurzem hat Alfred Freedman, Präsident der American Psychiatric Association, erstmals in der Geschichte der amerikanischen Psychiatrie vorhergesagt, man dürfe »zuversichtlich erwarten, daß die psychiatrische Versorgung in diesem Land in Zukunft nicht mehr von der Psychoanalyse, sondern von anderen Verfahrensweisen bestimmt sein« werde. Er erklärte, man brauche schnellere Behandlungsmethoden, die mehr Menschen zugute kämen. Der unvermeidliche Niedergang der Psychoanalyse sei seiner Meinung nach hauptsächlich auf die Verbesserung der Gesundheitsfürsorge in den Vereinigten Staaten zurückzuführen. Eine oder mehrere Formen der nationalen Krankenversicherung stünden vor der Tür, und daher werde in Gegenwart und Zukunft die Psychoanalyse einen immer weniger wichtigen Platz einnehmen, zumal die wirtschaftlichen Voraussetzungen dieser Behandlungsart es mit sich brächten, daß lediglich die wohlhabenden Mitglieder der Gesellschaft sich den erforderlichen Geld- und Zeitaufwand leisten könnten.

Richten also Psychoanalyse und Psychotherapie bei irgendeiner Form der Depression etwas aus? Sinnvoll sind sie vermutlich bei manchen neurotischen Patienten, deren Depression zunächst durch Antidepressiva gelindert wird. Eine anschließende psychotherapeutische Behandlung mag dem Patienten bei der sozialen Wiederanpassung an die Probleme seines täglichen Lebens behilflich sein. Für die meisten Menschen mit immer wiederkehrenden Depressionen jedoch gilt, daß die Ursache ihrer Gemütsschwankungen physisch, metabolisch und biochemisch bedingt ist und daß eine Psychotherapie nicht unbedingt die angemessene Behandlungsart darstellt. Oft legt auch der Patient gar keinen Wert darauf. Er wehrt sich zwar nicht gegen eine Exploration seines Unbewußten, scheint aber instinktiv wahrzunehmen, daß es nicht die Probleme seiner Vergangenheit sind, die seine Gemütsschwankungen verursachen.

10 *Fehldiagnosen bei Depression und manisch-depressiver Krankheit in Amerika*

Die chemische Revolution in der Psychiatrie hat die Frage der korrekten Diagnose aufgeworfen. Die Ergebnisse sind erschreckend. Für die Prognose des Krankheitsverlaufs und die Anwendung neuer und spezifischer Behandlungsmethoden ist die korrekte Diagnose der geistigen Erkrankung von entscheidender Bedeutung. Exaktheit der Diagnose und Krankheitszuordnung hilft bei der Feststellung, welche Krankheiten von staatlichen und privaten Versicherungsanstalten übernommen werden. Selbstverständlich spielt die diagnostische Genauigkeit der statistischen Angaben über Krankenhauseinweisung auch bei der Planung der Gesundheitsfürsorge auf Gemeindebasis in Amerika eine Rolle.

Mehrere neuartige Untersuchungen, die von einer Gruppe von Psychiatern in den Vereinigten Staaten, England und Wales durchgeführt wurden, haben gezeigt, daß der amerikanische Psychiater erstaunlich oft eine Schizophrenie und nur sehr ungern eine Depression oder manisch-depressive Krankheit diagnostiziert. In diesem internationalen Diagnoseprojekt, das unter der Leitung von Dr. Joseph Zubin, Professor für Psychologie an der Universität Columbia, entstand, wurden viele Fälle, die in den Vereinigten Staaten als Schizophrenien eingeordnet worden wären, in Großbritannien als Depressionen oder manisch-depressive Krankheitszustände bezeichnet. Die Schizophrenie und die manisch-depressive Krankheit jedoch sind zwei völlig verschiedene Klassen von schweren geistigen Erkrankungen, und das Unvermögen vieler Psychiater, die richtige Diagnose zu stellen, ist empörend und hat weitreichende Konsequenzen. 1957 stellte Michael Shepherd, Professor der Psychiatrie am Maudsley-Hospital in London, fest, daß in den Aufnahmestatistiken der psychiatrischen Kliniken Amerikas »das diagnostische Etikett ›Schizophrenie‹ nicht nur mit Abstand an erster Stelle steht, sondern daß ... manisch-depressive Störungen einen ziemlich unbedeutenden Platz einnehmen«. Morton Kramer vom National Institute for Mental Health stellte Statistiken aus Amerika, England und Wales zusammen und konnte zeigen, daß in den Vereinigten Staaten um 33 Prozent mehr Patienten wegen einer Schizophrenie erstmals in psychiatrische Kliniken eingewiesen wurden als in England und Wales. Die Ersteinweisungsziffer bei manisch-depressiver Krankheit lag in den Vereinigten Staaten um 800 Prozent, das heißt neunmal tiefer als in England und Wales. Außerdem wurden in Amerika zehnmal so viele alte Leute wegen einer zerebralsklerotischen Psychose erstmals in ein Krankenhaus eingewiesen wie in England und Wales. Die Psychiater stellten nun folgende Fragen: Waren diese Unterschiede tatsächlich vorhanden? Oder spiegelten sie in der Hauptsache Unterschiede in Diagnostik und Ausbildung amerikanischer und britischer Psychiater wider?

Bei jungen Erwachsenen, die im Ausland in Krankenhäuser aufgenommen wurden, diagnostizierten britische Psychiater häufig eine manisch-depressive Störung, wo amerikanische Psychiater eine Schizophrenie feststellten. Entsprechend diagnostizierten sie in der Altersgruppe der Über-65-Jährigen oft eine manisch-depressive Krankheit, während ihre amerikanischen Kollegen eine Psychose aufgrund zerebralsklerotischer Veränderungen annahmen. In beiden Fällen lief die manisch-depressive Krankheit in den amerikanischen Nervenkliniken unter einer anderen Bezeichnung – unter Schizophrenie hauptsächlich in der Altersgruppe der jüngeren, unter Zerebralsklerose in der Gruppe der älteren Patienten.

Eine weitere Untersuchung, die unter der Leitung des britischen Psychiaters John Cooper entstand, untersuchte die hohen Einweisungsziffern für Schizophrenie und die niedrigen Ziffern für manisch-depressive Störungen in amerikanischen Krankenhäusern. Das wichtigste Ergebnis war, daß die Unterschiede zwischen den Diagnosen der Krankenhäuser (zweier typischer Krankenhäuser in London und New York) in der Hauptsache auf den unterschiedlichen in den Krankenhäusern angewandten diagnostischen Kriterien beruhten und nur zum Teil auf echten Unterschieden zwischen den Symptomen der Patienten. Bediente man sich einheitlicher diagnostischer Kriterien (wobei eine unabhängige Forschergruppe Patienten beider Kliniken befragte), so stellte sich die diagnostische Verteilung der Patienten, die in die Krankenhäuser in New York und London aufgenommen wurden, als nahezu identisch heraus.

Tatsächlich wurde ein großer Teil aller amerikanischen Patienten, bei denen das Forscherteam auf Depression, Manie, Neurose, Persönlichkeitsstörungen oder andere Krankheiten erkannte, von den New Yorker Psychiatern unter dem Sammelbegriff Schizophrenie abgetan. Man kann also mit einiger Berechtigung sagen, daß, abgesehen von Alkoholismus und organischen Psychosen, die Schizophrenie eigentlich die einzige Form der Geisteskrankheit war, die amerikanische Krankenhauspsychiater mit einiger Regelmäßigkeit erkannten.

Aus diesen Studien geht hervor, daß der amerikanische Psychiater den Begriff »Schizophrenie« so unterschiedslos anwendet, daß er mit dieser Diagnose nichts Genaueres aussagt, als daß der Patient »verrückt« ist. »Verrücktheit« aber gibt es bei schweren Maniezuständen und tiefen Depressionen ebenso wie bei einer Schizophrenie. Und so spezielle Arten der »Verrücktheit« wie eine Manie oder eine Depression sind heute behandlungsfähig und haben eine ausgezeichnete Prognose.

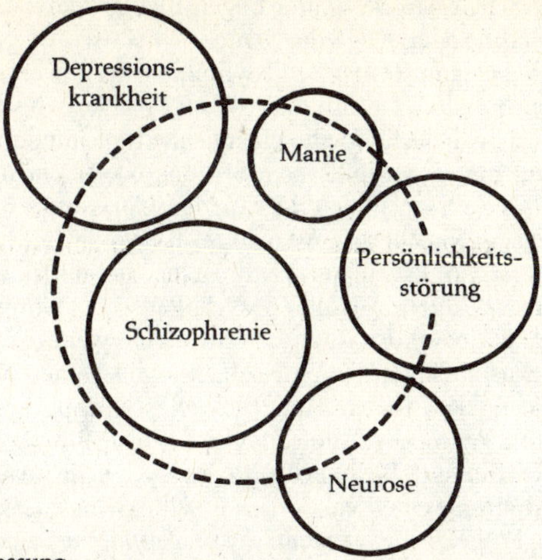

Britische Auffassung ————
New Yorker Auffassung der Schizophrenie – – – –

Der Unterschied zwischen der New Yorker und der britischen Auffassung von der Schizophrenie. (J. E. Cooper et al., Prychiatric Diagnosis in New York and London. Oxford University Press, 1972.)

Was die New Yorker Psychiater unter dem Begriff »Schizophrenie« verstehen, ist so viel umfassender als das, was die Londoner damit ausdrükken wollen, daß es viel von dem beinhaltet, was englische Psychiater als Depressionskrankheit bezeichnen, die meisten neurotischen Erkrankungen und Persönlichkeitsstörungen und fast alles, was in London als Manie oder manisch-depressive Krankheit gilt. Der Gegensatz zwischen den Auffassungen der amerikanischen und englischen Psychiater geht aus dem Diagramm hervor, das der Monographie John Coopers und seiner beiden Forschungsteams entnommen ist.
Warum sind amerikanische Psychiater geneigt, so viele depressive und manisch-depressive Störungen als Schizophrenien zu bezeichnen? Die Forschergruppe meint dazu, daß diagnostische Methoden der Ärzte an einer psychiatrischen Klinik oft zu einem großen Teil von den Arbeitsmodellen und Ansichten eines Halbdutzends älterer und ranghöherer Psychiater bestimmt seien, die sich den durch neue Forschungsergebnisse notwendig gewordenen Umstellungen nicht mehr anpassen können. In vielen Fällen kann sogar eine einzige Persönlichkeit aufgrund ihrer Autorität auf die Ausbildung der jüngeren Ärzte »eine dominierende und alle äußeren Einflüsse ausschließende Wirkung ausüben«.

Der bekannte Schweizer Psychiater Eugen Bleuler lehrte zu Beginn des zwanzigsten Jahrhunderts, daß die Diagnose ›manisch-depressive Krankheit‹ nur nach Ausschluß einer Schizophrenie gestellt werden dürfe, und an dieser Ansicht halten die amerikanischen Psychiater bis heute weiterhin fest, was natürlich die Wahrscheinlichkeit vermindert, daß sie die Diagnose einer manisch-depressiven Störung oder einer unipolaren rekurrierenden Depression stellen. Der in New York unter Barry Gurland arbeitende Teil der Forschergruppe meinte, das um die Jahrhundertwende von dem deutschen Psychiater Emil Kraepelin abgesteckte Feld der Schizophrenie sei durch Bleulers psychologische Definition und die spätere Arbeit der psychoanalytischen Schulen erweitert worden. Sogenannte Grenzzustände wurden einbezogen und bekamen Namen, die an Schizophrenie anklangen, so zum Beispiel »schizophreniforme« oder »schizoaffektive Psychose«. Adolf Meyer, der über fünfzig Jahre lang einen großen Einfluß auf die amerikanische Psychiatrie ausübte, betonte, daß die Schizophrenie eine Reaktion sei und durchaus eine gute Prognose haben könne. Frühe, wenig ausgeprägte und atypische Schizophreniestadien zogen die Aufmerksamkeit auf sich; zu guter Letzt prägte man den Begriff der »pseudoneurotischen Schizophrenie«, unter der man zunächst alle jene Krankheitsformen verstand, die auf Neurosen zu beruhen schienen, auf die üblichen Methoden der psychoanalytischen oder psychotherapeutischen Behandlung jedoch nicht ansprachen. Daher mußten die Patienten, so glaubte man, schizophren und damit kränker sein, als sie schienen.

Die amerikanische Psychiatrie entwickelte von dem Begriff »Schizophrenie« eine ganz andere Vorstellung als die europäische. Die Großzügigkeit, mit der man ihn anwendete, ging bis zu dem Punkt, wo »schizophren« ganz allgemein bedeutete, »den Kontakt zur Realität verloren zu haben« oder »psychotisch zu sein«. Manche psychoanalytisch orientierte Psychiater begannen, ihn sogar noch verschwommener anzuwenden, wenn sie ausdrücken wollten, daß ein Patient »auf Psychotherapie nicht ansprach«, »seltsam«, »stark introvertiert« war oder »sich an die normalen Anforderungen der Gesellschaft nicht anpaßte«. Der amerikanische Begriff der Schizophrenie in seiner großzügigsten Auffassung geht am besten aus einer Bemerkung hervor, die die bekannte psychiatrische Autorität Nolan D. C. Lewis in den fünfziger Jahren machte: »Jeder, der auch nur das leiseste Anzeichen einer Schizophrenie zeigt, ist tatsächlich schizophren.« Diese Definition wich also weit von dem ursprünglichen Kraepelinschen Konzept ab, nach dem die Schizophrenie eine auf biologischen Ursachen beruhende Krankheit war, die meist um die Zwanzig ausbrach, charakterisiert war durch schwere und langanhaltende Zustände der seelischen Verschlossenheit, eine extreme Ambivalenz und Verwirrtheit des Denkprozesses, oft verbunden mit sekundären Anzeichen für Halluzinationen und Wahnvorstellungen, und die in der Regel immer weiter fortschritt und chronisch wurde. Patienten mit unipolarer rekurrierender Depression und manisch-depressiver Krankheit zeigen einen anderen Krankheitsverlauf.

Man könnte sagen, daß die mangelnde Übereinstimmung zwischen englischen und amerikanischen Psychiatern hinsichtlich der Diagnostizierung einer manisch-depressiven Krankheit beziehungsweise Schizophrenie damals wie heute auf den widersprüchlichen Lehren beruht, die die führenden Kräfte der Psychiatrie den in der Ausbildung befindlichen jungen Ärzten auf beiden Seiten des Atlantiks mit auf den Weg geben. Vor etwa vierzig Jahren wies der einflußreiche britische Psychiater Sir Aubrey Lewis auf die allgemeine Tendenz in Amerika hin, nur sehr selten eine rekurrierende Depression oder manisch-depressive Krankheit, um so häufiger aber eine Schizophrenie zu diagnostizieren. Seiner Meinung nach traten viele Symptome der Schizophrenie in abgeschwächter oder untergeordneter Form auch bei manischen oder depressiven Zustandsbildern auf. Seine Anleitungen zur Diagnostizierung dieser Gemütskrankheiten, die besonders die Notwendigkeit der sorgfältigen Beschreibung der Symptome und ihrer weiteren Entwicklung betonten, beeinflußte eine ganze Generation junger britischer Psychiater in der Kraepelinschen Tradition. In Amerika dagegen führte Adolf Meyer die Sozialwissenschaften und die Psychoanalyse in den Hauptstrom der Psychiatrie ein. Er vertrat die Ansicht, daß Depressionen als psychodynamische Reaktionsformen zu betrachten seien, und so geschah es, daß sich die einflußreichsten Lehrer und psychiatrischen Zentren Amerikas in Übereinstimmung mit dem psychoanalytischen Konzept der Depression, das Freud in seiner Abhandlung »Trauer und Melancholie« aufstellt, anhand ganz anders ausgerichteter Lehren eine neue Einstellung gegenüber Depressionen und manisch-depressiven Zuständen aneigneten.

In den amerikanischen Zentren hielt man sich an das psychoanalytische Modell, dem zufolge jede Depression im Prinzip eine Reaktion einer psychologisch prädisponierten Person auf einen Verlust, und jede Manie lediglich die Ableugnung einer Depression ist. Dieses Konzept der Depression gilt aber nur für solche Depressionen, die infolge eines Todesfalles oder eines ganz bestimmten Verlustes sekundär auftreten. Aus den Fallgeschichten, die ich in diesem Buch angeführt habe, geht klar hervor, daß es auf die unipolare rekurrierende Depression und die manisch-depressive Krankheit, die vorwiegend biochemisch oder erblich bedingt sind, nicht anwendbar ist. Bemüht man es zur Erklärung sämtlicher Depressionsformen, so stellt sich heraus, daß es zu umfassend ist und den Fortschritten heute nicht mehr standhalten kann, die Genetik und Biologie im Verständnis der Gemütsschwankungen und ihrer Lithiumsstabilisierung erzielt haben. Die schon früh aufgetauchten Meinungsverschiedenheiten zwischen den englischen und amerikanischen Schulen bezüglich des Begriffes Depression waren vor fünfzig Jahren sehr real und haben sich, wie das englisch-amerikanische Diagnoseprojekt deutlich zeigt, bis zum heutigen Tage erhalten.

So wurde denn der Begriff Schizophrenie in Amerika jahrelang völlig mißbräuchlich angewandt; die Folge war, daß die Statistiken der psychiatrischen Krankenhäuser zu ganz falschen Schlüssen führen mußten. Aus diesen Statistiken geht hervor, daß von 1932 bis 1950 immer weniger Patienten wegen manisch-depressiver Störungen und immer mehr wegen einer Schizophrenie eingewiesen wurden; die Schizophrenie wurde in den fünfziger und sechziger Jahren zu einem so beliebten Roman- und Filmthema, daß man sie schon fast als romantisch empfand.

Bis in die frühen sechziger Jahre war eine Unterscheidung zwischen Manie und Schizophrenie höchstens von prognostischem Wert, denn beide Erkrankungen wurden gewöhnlich mit Elektroschocks, Insulinkoma oder Phenothiazintranquilizern behandelt. Dank dem Lithiumkarbonat jedoch, das in Amerika seit 1970 zugelassen ist, kann man heute die meisten Manisch-Depressiven stabilisieren und ihnen einen Krankenhausaufenthalt ersparen; sie brauchen keine Elektroschocktherapie und außer dem Lithium meist auch keine anderen Medikamente mehr. Die häufige Diagnostizierung einer Schizophrenie in Fällen, wo die Diagnose auf manisch-depressive Krankheit lauten müßte, hat heute also ernste Konsequenzen. Der Statistiker Joseph Fleiss hat bei Untersuchungen am New York State Psychiatric Institute außerdem festgestellt, daß amerikanische Psychiater dazu neigen, die Diagnose Schizophrenie hauptsächlich bei jüngeren psychiatrischen Patienten, die Diagnose manisch-depressive Krankheit dagegen vor allem bei älteren Menschen zu stellen. Selbst wenn ganz ähnliche Symptome vorliegen, setzt sich diese Tendenz durch. Sie scheint auch in London vorzuherrschen und spiegelt ein deutliches Vorurteil oder auch ein Mißverstehen der diagnostischen Regeln in beiden Städten wider. Wenn die amerikanischen und englischen Krankenhausstatistiken auch für die psychiatrischen Diagnosen im allgemeinen repräsentativ sind, dann darf man daraus schließen, daß die Differenzen in den amerikanischen und englischen Statistiken hinsichtlich der Häufigkeit von Depressionen, manisch-depressiven Zuständen, Schizophrenie und Zerebralsklerose auf der unterschiedlichen Ausbildung und diagnostischen Methodik in beiden Ländern beruhen.

Aus den beschriebenen Fallgeschichten und Forschungsergebnissen ist mühelos zu schließen, daß jeder Patient, bei dem eine manisch-depressive Krankheit festgestellt wird und der sich gerade in einer depressiven Phase

befindet, Antidepressiva und Lithium erhalten müßte. Antidepressiva (trizyklische und Monoaminooxydasehemmer) haben sich als so wirksam erwiesen, daß 85 Prozent aller Depressionen in zwei bis sechs Wochen einleitender Behandlung erheblich gebessert erscheinen. Dann setzt die Behandlung mit Lithiumkarbonat ein, die den Patienten stabilisiert und zukünftige Attacken in der Regel verhindert oder abschwächt.
Ob nun die englischen oder die amerikanischen Psychiater mit ihrer Diagnose manisch-depressive Krankheit bzw. Schizophrenie im Recht waren – immerhin handelte es sich doch um zwei große Gruppen erfahrener Psychiater, die in ihrer Anwendung zweier wichtiger diagnostischer Begriffe uneins waren –, hätte vor der dritten Revolution der Psychiatrie eine nur untergeordnete Rolle gespielt. Heute jedoch, wo das Lithiumkarbonat und Antidepressiva verfügbar sind, gewinnt diese Frage eine überragende Bedeutung.
Die großzügige Anwendung des Begriffes Schizophrenie in Amerika ist jetzt geradezu gefährlich. Auf jeden Fall ist sie irreführend, denn sie bestärkt darin, manche unipolaren Depressionen, bipolaren manisch-depressiven Zustände und andere Depressionsformen unterschiedslos mit der Schizophrenie in einen Topf zu werfen und damit die Diagnose jeglicher Bedeutung zu berauben. Und eine ungenaue Diagnose und Zuordnung seiner Krankheit bedeutet für den Patienten oft eine falsche Behandlung.
Depression und manisch-depressive Krankheit stellen in Amerika heutzutage das häufigste Problem auf dem Gebiet der geistigen Gesundheit dar. Millionen leiden unter Krankheitszuständen, die auf Lithium und Antidepressiva ansprechen würden. Daß ihnen eine solche Behandlung versagt bleibt, schreit nach grundlegenden Veränderungen. Nach den Schlußfolgerungen der englisch-amerikanischen Untersuchung wird die Häufigkeit von Depressionen und manisch-depressiven Zuständen bei weitem unterschätzt; die Anzahl von Patienten, die eine solche Behandlung nötig hätten, ist ungeheuer groß und kann nur annähernd geschätzt bzw. vermutet werden.
Untersuchungen an neun aufs Geratewohl ausgewählten Krankenhäusern im Gebiet von New York (ein Teil des englisch-amerikanischen Projektes) ergaben, daß 86 Prozent aller Depressionen und manisch-depressiven Krankheitszustände unter anderen Bezeichnungen liefen. Die Einweisungsdiagnosen ließen deutlich erkennen, daß eine Schizophrenie immer noch zehnmal häufiger diagnostiziert wird als eine manisch-depressive Krankheit oder unipolare rekurrierende Depression. Trifft es zu, daß diese Krankheitsformen in der Bevölkerung etwa dreimal so oft vorkommen wie die Schizophrenie (1 Prozent), dann sind die Ergebnisse der englisch-amerikanischen Untersuchung noch erschreckender und lassen

schließen, daß auf eine richtig diagnostizierte Depression oder manisch-depressive Krankheit *dreißig* Fehldiagnosen kommen.
Aufgrund der Feststellungen dieser Forschergruppe kann man einem manisch-depressiven Patienten, der irrtümlich als Schizophrener eingeordnet wurde, prophezeien, daß er aller Wahrscheinlichkeit nach auf einer Abteilung des psychiatrischen Krankenhauses landen wird, in der chronische Fälle liegen, daß man ihm eine schlechte Prognose stellen und ihn oft einer langfristigen Tranquilizer- oder Elektroschocktherapie unterziehen, wenn nicht monate- oder jahrelang überhaupt vernachlässigen wird. Dieser gleiche Patient müßte jedoch – vorausgesetzt, er würde korrekt als unipolar oder Manisch-Depressiver erkannt – unter Umständen überhaupt nicht ins Krankenhaus eingewiesen werden, wenn er nicht gerade akut manisch oder schwer depressiv und selbstmordgefährdet ist. Und selbst dann würde man ihn auf eine Abteilung für akute Fälle legen, und er könnte auf eine baldige Entlassung zählen. Seine Prognose wäre gut, und nach einer antidepressiven Therapie seiner akuten Depression würde man ihm eine prophylaktische Behandlung mit Lithiumkarbonat verordnen. Später unterstände er einer regelmäßigen Kontrolle durch eine ambulante Lithiumklinik oder einen freipraktizierenden Psychiater, der im Umgang mit Lithium und anderen psychoaktiven Drogen ausreichende Erfahrung besitzt. Bedenkt man, daß vermutlich viele Millionen Patienten in den Vereinigten Staaten unter depressiven und manischen Symptomen leiden, so ist leicht zu sehen, daß die fälschliche Behandlung manisch-depressiver und depressiver Patienten als Schizophrene buchstäblich Milliardenverluste für die Wirtschaft nach sich ziehen kann. Und dabei ist noch nicht einmal die jahrelange unnötige Angst und Qual berücksichtigt noch der Verlust an Kreativität, deren finanzieller Gegenwert gar nicht abzuschätzen ist.
Es ist bedauerlich, daß die Diagnostizierung und Behandlung der Gemütsschwankungen in Amerika bei der Ausbildung junger Psychiater so vernachlässigt worden ist, obgleich in den letzten Jahren doch einige Fortschritte in der Verbreitung von Informationen erzielt werden konnten. Es ist unbedingt nötig, daß die Ausbildungsprogramme von privaten, staatlichen und den Universitäten angeschlossenen psychiatrischen Kliniken, in denen immer noch die allzu großzügige Auffassung herrscht, daß eine Spur von Schizophrenie gleichbedeutend mit einer tatsächlichen Schizophrenie sei, in Frage gestellt werden. Unglücklicherweise hinkt das Wissen von Ärzten und Öffentlichkeit um das moderne Konzept der Gemütskrankheiten weit hinter den heute verfügbaren, neuen chemischen Behandlungsmethoden her. Menschen, die ein durchaus nützliches Leben führen könnten, leben weiterhin in der Angst vor immer wiederkehrenden Psychosen, Hospitalisierung, finanziellem Ruin und Scheidung.

11 *Die Stoffwechselstation und der stationäre manisch-depressive Patient*

Um halb vier Uhr nachts wurde die Notfallstation des Presbyterian Hospital in Manhattan verständigt, daß die Ambulanz eine Frau einliefern werde, die sich in einem hochgradigen Erregungs- und Reizzustand befinde und mittels einer Zwangsjacke ruhiggestellt werden müsse. Anderthalb Stunden später kam die Patientin an und wurde von dem diensttuenden Psychiater aufgenommen, der sie und ihren Mann nach der Krankengeschichte befragte.
»Ihr Name bitte?« fragte der Arzt.
»Scheren Sie sich zum Teufel, das geht Sie nichts an. Außerdem sehen Sie gar nicht aus wie ein Doktor. Sie sind ja viel zu jung.«
»Meine Frau heißt Sandra Whitthall«, sagte der aufgeregte Ehemann. »Sie ist achtundvierzig Jahre alt, und wir wohnen in White Plains, Forthington Drive 101.«
»Doktor«, unterbrach ihn seine Frau, »warum gehen Sie nicht schlafen? Sie gehören schon längst ins Bett.«
Sowohl der junge Psychiater, der um fünf Uhr morgens aufgestanden war, als auch der Ehemann der Patientin, der seit fünf Tagen fast gar nicht mehr geschlafen hatte, machten einen übermüdeten und abgespannten Eindruck; die Patientin selbst dagegen war offensichtlich hellwach und suchte Streit.
»Vielleicht können Sie mir wenigstens erklären«, meinte der Arzt nun etwas gereizt, »was eigentlich los ist, und warum Sie so früh in einer Zwangsjacke hier ankommen.«
Die Frau antwortete: »Ich bin hier, weil dieser Trottel von einem Mann mich hinter Schloß und Riegel bringen und für verrückt erklären lassen will. Er ist Rechtsanwalt – er weiß, wie man so was hindreht. Aber mich bringen keine zehn Pferde ins Krankenhaus! Schnallen Sie mir das Ding hier ab und lassen Sie sich die Geschichte von ihm erzählen. Wenn hier einer verrückt ist, dann er! Immer wieder versucht er, mich in eine Irrenanstalt zu bringen, aber das ist jetzt das letzte Mal. Wenn er seinen Kopf jetzt wieder durchsetzt, dann können Sie Gift drauf nehmen, daß ich mich umbringen werde – und ihn dazu. Ich kenne eine Menge Anwälte, die schlauer sind als mein Mann, und die werden ihn verklagen, und Sie auch, und das Krankenhaus, und jeden anderen Arzt, der es wagt, mich anzufassen. Und jetzt rutscht mir alle den Buckel runter!«
Der Psychiater ließ die Patientin in der Obhut zweier kräftiger Pfleger in einem Raum der Notfallstation zurück und sagte zu dem Ehemann:

»Kommen Sie, gehen wir ins Nebenzimmer, da können Sie mir alles über Ihre Frau erzählen.«

Der Mann nahm im Nebenzimmer Platz und begann zu erklären: »Also, ihren ersten Zusammenbruch hatte sie 1953, nach der Geburt unseres ersten Kindes, das jetzt zwanzig Jahre alt ist. Als Sandra wieder nach Hause kam, wollte sie weder essen noch sich um das Kind kümmern. Sie begann sich einzubilden, das Kind sei in Wirklichkeit gar nicht ihr eigenes, ihr Kind sei noch in ihrem Leib, und die Ärzte weigerten sich, es herauszuholen. Sie steigerte sich immer mehr in diese Idee hinein, zum Schluß hatte sie richtige Wahnvorstellungen. Sie blieb den ganzen Tag im Bett und verlor in drei oder vier Wochen zehn Pfund an Gewicht. Ich mußte eine Hilfe einstellen, und nicht lang danach rief mich die Schwester im Büro an und sagte, meine Frau habe eine Überdosis Schlaftabletten genommen. Ich fuhr so schnell wie möglich nach Hause und brachte sie ins Krankenhaus, wo man ihr den Magen auspumpte; glücklicherweise erholte sie sich wieder. Sie wurde dann mit der Diagnose einer Wochenbett-, vermutlich schizophrenen Psychose in eine psychiatrische Klinik eingewiesen, wo sie Elektroschocks bekam.«

Der Mann fuhr fort: »Nach einer Serie von acht Elektroschocks erholte sie sich innerhalb weniger Wochen und geriet dann plötzlich in einen Zustand der Überaktivität, der Geschwätzigkeit und äußerst gereizten Hochstimmung. Sie wußte alles besser. Sie sagte, es sei meine Schuld, daß sie im Krankenhaus sei. Jetzt stellte man die Diagnose paranoide Schizophrenie und behandelte sie wegen ihrer Erregungszustände und Schlaflosigkeit erneut mit Elektroschocks. Nach fünfzehn Schockbehandlungen wurde sie entlassen; sie sah ziemlich normal aus, nur etwas verloren und infolge der Elektroschocks litt sie unter einem Gedächtnisverlust.«

»Natürlich«, so erzählte der Mann weiter, »ging die Gedächtnisschwäche im Verlauf einiger Monate zurück, und sie schien ganz gesund. Sie nahm auch die übliche Hausarbeit wieder auf. In den nächsten zehn Jahren hatte sie regelmäßig alle zwei bis drei Jahre einen Anfall, dann jedes Jahr, und neuerdings zweimal im Jahr. Sie war deswegen zwölfmal im Krankenhaus, hat über zweihundert Elektroschocks bekommen, jahrelang Medikamente geschluckt und eine intensive Psychotherapie mitgemacht. Aber keine Behandlung konnte einen neuen Anfall verhindern. Dieser letzte scheint bisher der schlimmste zu sein, jedenfalls scheinen mir ihr Zorn und Argwohn viel ausgeprägter. Sie will mich verklagen und auch alle anderen, die dafür verantwortlich sind, daß sie hier ist. Außerdem droht sie damit, sich das Leben zu nehmen.«

In den nächsten Stunden bemühten sich Psychiater und Ehemann mit allen erdenklichen Mitteln, die Patientin dahin zu bringen, daß sie einer Aufnahme ins Krankenhaus zustimmte. Argumente, Überredungsversuche und vorsichtige Erklärungen nützten nichts, sie blieb so widerspenstig wie zuvor. Letztlich mußte sie zwangsweise aufgrund einer Begutachtung durch zwei Psychiater eingewiesen werden. Die beiden Ärzte untersuchten sie und unterschrieben die Einweisung, weil sie der Ansicht waren, in ihrem momentanen geistigen Zustand stelle sie eine Gefahr für sich und andere dar.

Nach ihrer Aufnahme in die psychiatrische Akutstation wurde Sandra morgens ums acht Uhr von einem zweiten Aufnahmearzt untersucht. In der Regel dauert es dreißig Minuten bis sechs Stunden, bis ein Patient nach seiner Ankunft auf der Notfallstation ins Krankenhaus aufgenommen wird. Das hängt davon ab, wie kooperativ der Patient ist, ob ein Bett frei ist und wie schnell die üblichen Formalitäten erledigt sind. In Sandras Fall dauerte es drei Stunden.

Das Presbyterian Hospital ist ein großes Lehrkrankenhaus, und die psychiatrischen Stationen sind im benachbarten New York State Psychiatric Institute untergebracht. Im Institut gab es mehrere Stationen, die Sandra hätten aufnehmen können. Da sie akut krank war und Drohungen ausstieß, entschied sich der Stationsarzt, sie zunächst nicht auf eine Station für klinische Forschung oder chronische Fälle zu legen. Sie wurde sofort einer anderen Station zugewiesen, wo man mit der Notbehandlung des durch angsterregende Wahnvorstellungen komplizierten Erregungszustands begann.

Vierundzwanzig Stunden nach der Aufnahme wurde sie einer gründlichen körperlichen Untersuchung und einer einstündigen, sehr mühsamen Befragung durch den Stationsarzt unterzogen. Auch der Ehemann wurde noch einmal vernommen, da man Vorgeschichte und Diagnose der Krankheit möglichst eindeutig klären wollte.

Nach eingehender Prüfung aller Angaben wurde Sandra vorerst als paranoide Schizophrenikerin eingestuft und bekam hohe Dosen von Phenothiazin (Tranquilizer) intramuskulär gespritzt. Der vorgesehene Therapieplan umfaßte Medikamente und eine lange, stationär durchgeführte Behandlung mit psychoanalytisch orientierter Psychotherapie. Einige Wochen später würde ihr Gemütszustand überraschend in eine gemischte Stimmungslage umschlagen. In ihrem gegenwärtigen Erregungszustand war nur schwer zu unterscheiden, ob ihr Verhalten manisch oder schizophren war. Der Umschlag in die Depression würde einen wichtigen Anhaltspunkt liefern. Der für ihren Fall verantwortliche Krankenhauspsychiater hatte wie so viele durchaus wohlmeinende Ärzte gelernt, daß eine akute Erkrankung mit psychotischen Wahnvorstellungen und paranoiden Denkprozessen immer eine paranoide Schizophrenie sei, und hatte sie in der herkömmlichen, psychoanalytisch orientierten Art beschrieben. Sein Aufnahmebericht lautete folgendermaßen:

»In ihren Beziehungen zu anderen Personen zeigt sich ein abhängiges Verhalten, das sich in der Regel durch kindisches Benehmen, Koketterie und Hilflosigkeit äußert; im Wechsel damit stehen Perioden feindseligen Verhaltens, das wiederum Schuldgefühle weckt. Die Patientin war das Lieblingskind ihres Vaters, und aus dem Interview geht klar hervor, daß sie seine Gewalttätigkeit fürchtete, sich jedoch gleichzeitig von ihm angezogen fühlte. Die Ambivalenz der Patientin gegenüber ihrem Vater drehte sich zum großen Teil um dessen heimliche sexuelle Annäherungsversuche. Die Mutter dagegen war eine kalte, frigide, von fixen Ideen besessene und Schuldgefühle provozierende Frau; die wenige Wärme, die sie zeigte, wendete sie zwei Brüdern und einer älteren Schwester zu, die geistig behindert und vermutlich schizophren war. Offenbar gestattete die Mutter keinem Familienmitglied, irgendwelche Äußerungen des Ärgers zu zeigen. Sie hielt das für äußerst gefährlich, und durch diese Restriktion verstärkten sich die Schuldgefühle. Infolge dieser frühkindlichen Lebensbedingungen entwickelte die Patientin eine unbewußte sexuelle Abhängigkeit vom Vater, die ihren Widerstand gegen die Mutter noch bekräftigte, und fixierte so ihre kleinmädchenhafte, kokette und manipulative Art, bei anderen Befriedigung zu suchen.

Neben dieser ödipalen Auflage spielt möglicherweise auch eine eingebildete Schwangerschaft von ihrem Vater eine Rolle, die wiederum die Furcht vor Vergeltungsmaßnahmen der Mutter nach sich zog und zu diesem neuen psychotischen Bruch in ihrer Persönlichkeit führte.«

So wurde Sandra Whitthalls Fall bei ihrer Einlieferung in die Aufnahmestation zusammengefaßt. Wenig Aufmerksamkeit wurde der Familiengeschichte oder der einfach beschreibenden Darstellung des genauen Verlaufes ihrer zahlreichen bisherigen psychotischen Episoden und Gemütsschwankungen gewidmet. Man betonte ausschließlich ihre inneren psychologischen Kunstgriffe und unbewußten Motivationen, die sich gegen ihren Mann, ihre Kinder und ihre Eltern wendeten.

Während der ersten Woche auf der Station schlief sie nicht und war ständig in Bewegung, sie sprach zu hastig und brachte das Personal zur Verzweiflung. Am zehnten Tag hatte die Medikation zwar ein Abklingen des psychotischen Verhaltens bewirkt, gleichzeitig aber zu einigen unangenehmen Nebenwirkungen geführt, so etwa zu der Muskelstarre und dem maskengleichen Gesicht des milden Parkinsonismus, die die meisten schweren Tranquilizer bekanntlich verursachen. In der dritten Woche war ihr nicht erkannter manischer Erregungszustand ganz eindeutig abgeflaut, und die Patientin wurde zunehmend reizbar, verschlossen und depressiv. Zweimal wöchentlich unterzog sie sich nun im Krankenhaus einer psychoanalytisch orientierten Psychotherapie. In diesen Sitzungen, die der Stationsarzt unter der Leitung eines Lehrers der Psychoanalyse

abhielt, konzentrierte sich die Therapie auf Träume, psychische Abwehrmechanismen und das Unbewußte der Patientin. In jeder dieser hitzigen Sitzungen erging sich die Patientin in argwöhnischen Wahnideen.
Die Depression erreichte ihren Höhepunkt, während die Patientin noch unter hochdosierter Medikation stand und die psychotherapeutische Behandlung in vollem Gang war. Mittlerweile war die für sechzig Tage gültige Zwangseinweisungsfrist abgelaufen, aber als eine depressive und kooperativere Stimmung an die Stelle des überaktiven Zustands trat, wollte die Patientin von sich aus im Krankenhaus bleiben. Da sie inzwischen unter einer immer tieferen Depression litt, begannen die anderen Ärzte die ursprünglich vom Aufnahmearzt gestellte Diagnose der paranoiden Schizophrenie anzuzweifeln. Während diese diagnostische Debatte noch im Gang war, erklärte sich die Patientin mit einer Verlegung auf die Station für stoffwechselbedingte Depressionen des New York State Psychiatric Institute einverstanden.
Die Stoffwechselstation ist eine spezielle Forschungseinheit, die sich im New York State Psychiatric Institute befindet und in dem gleichen Gebäudekomplex untergebracht ist, in dem auch das Columbia-College für Medizin und Chirurgie liegt. Sie geht auf den Riverside Drive und den Hudson hinaus und ist ein in sich selbst abgeschlossenes Laboratorium, in dem der Mensch das Untersuchungsobjekt ist; ihre acht Betten stehen ausschließlich der Behandlung von Patienten mit Gemütserkrankungen zur Verfügung. Da die Ausstattung einer solchen Anlage mit dem nötigen Personal und Inventar enorm kostspielig ist, existieren nur wenige solcher psychiatrischer Stoffwechselforschungsabteilungen.
In den letzten Jahren bin ich zu der Überzeugung gelangt, daß interdisziplinäre Bestrebungen zur Untersuchung geistiger Erkrankungen (das heißt der manisch-depressiven Krankheit, der Schizophrenie, des Alkoholismus usw.), mit anderen Worten also Stoffwechselforschung im Verein mit detaillierten Verhaltensstudien, die meiste Aussicht auf ein Verständnis dieser Krankheiten und auf die Entwicklung rationeller Behandlungsmethoden bieten. Aufgrund dieser Erkenntnis habe ich mich bemüht, ein interdisziplinäres Forschungsteam zusammenzustellen, dessen Aufgabe es ist, die Gemütskrankheiten Manie und Depression auf dieser Stoffwechselstation zu untersuchen. Lawrence C. Kolb war mir 1965 bei der Einrichtung dieser Abteilung behilflich. In ununterbrochener Arbeit hat sie sich seither ausschließlich auf biochemische und Verhaltensstudien bei Patienten mit rekurrierender Depression und manisch-depressiver Krankheit konzentriert.
Die Forscher auf der Stoffwechselstation arbeiten Hand in Hand. Jeder von ihnen trägt mit seinem speziellen Fachwissen zur Erforschung der Probleme bei, die mit dem Themenkreis Manie und Depression verbun-

den sind. Diese hervorragenden Kollegen aus den Fachgebieten Pharmakologie, Biochemie, Genetik und Elektrolyt- und Enzymchemie haben dazu beigetragen, daß ich mich ausschließlich auf die biochemischen Grundlagen der Gemütskrankheiten und ihre Stabilisierung mit Lithium und anderen Medikamenten konzentrieren konnte. Einige Mitglieder der Gruppe besitzen ausgedehnte Erfahrung in klinischer und experimenteller Psychologie und in Biometrie (Statistik), welche zur Planung und Auswertung der Forschungsarbeit notwendig sind. Ich selbst begann meine Studien als Internist, noch ehe ich mit der Ausbildung in Psychoanalyse und psychiatrischer Forschung anfing, und ich bin der Ansicht, daß die kombinierte biochemisch-verhaltenspsychologische (medizinisch-psychiatrische) Methode auf einer Abteilung für Stoffwechselforschung den größten Erfolg verspricht. Langjährige Erfahrung auf biochemischem Gebiet und Beobachtungen an Langzeitpatienten verschaffen uns die meisten Erkenntnisse über die manisch-depressive Krankheit, denn dieser Zustand scheint ja auf einem chemischen Ungleichgewicht zu beruhen, das sich in abnormem Verhalten äußert. Die Strategie des interdisziplinären Forschungsteams besteht daher notwendigerweise darin, daß seine Mitglieder an den einzelnen Patienten gleichzeitig zwei verschiedene Arten von Daten, nämlich biologische und verhaltenspsychologische, zusammentragen.

Vor ihrer Aufnahme mußte Sandra Whitthall ein Formular lesen und unterzeichnen, auf dem sie ihren freiwilligen Eintritt in diese spezielle Abteilung für Beobachtung, Forschung und Behandlung bestätigte. Dieses Zustimmungsformular wird von allen Patienten verlangt; es versichert sie der Wahrung ihrer Persönlichkeitsrechte. Außer dem Patienten muß noch ein naher Verwandter unterschreiben.

Sandra war immer noch deutlich depressiv. Ihre Depression war jetzt mäßig schwer, für Selbstmordabsichten gab es augenblicklich keine Anhaltspunkte. Sie selbst und ihre Familie waren der Ansicht, daß es ihr nur nützen könne, in dieses Forschungsprogramm aufgenommen zu werden, da früher durchgeführte Therapien und Krankenhausaufenthalte nie eine dauerhafte Wirkung gezeigt hatten.

Abgesehen von den Laboratorien und der Stoffwechseldiätküche wirkt die Station eher wie ein Heim als wie eine Krankenhausabteilung. Sandra wurde wie eine gute Freundin aufgenommen, bekam ein Zimmer zugewiesen und wurde mit dem Pflegepersonal und den Diätassistentinnen bekanntgemacht.

Von großer Bedeutung ist auf der Stoffwechselstation die Bewertung des Verhaltens – der Aktivität, der Schlafgewohnheiten, der Gemütslage und der sozialen Anpassungsfähigkeit. In den folgenden zwei Monaten bewertete Sandra ihr eigenes Verhalten, und auch das Pflegepersonal beobachtete und bewertete ihr Verhalten nach einem ganz bestimmten Schema, das ihren psychischen Zustand und ihre Stimmungslage festhielt.

Erhebliche Aufmerksamkeit hat die Forschung der Entwicklung eines Global-Bewertungsschemas gewidmet, anhand dessen Stimmung und klinisch-psychiatrische Verfassung des Patienten beurteilt werden. Zweimal wöchentlich werden diese Globalbewertungen – nach einem Gespräch mit dem Patienten und nach Einigung über eventuell bestehende Meinungsverschiedenheiten – vom Stationspsychologen und dem Pflegepersonal vervollständigt. Außerdem halten die Schwestern täglich Einzelheiten des Verhaltens fest, aus denen eine Veränderung im Zustand des Patienten noch detaillierter hervorgeht als aus den zweimal wöchentlich vorgenommenen Globalbewertungen. In jeder Acht-Stunden-Schicht beurteilt eine Schwester anhand des Bewertungsschemas die Aktivität, die Stimmung, die soziale Anpassung und andere Krankheitsdimensionen, die bei manischen und depressiven Patienten eine Rolle spielen. Tägliche Bewertungen durch den Patienten geben Aufschluß darüber, wie dieser sich selbst beurteilt, denn der Patient sieht sich (das heißt seine Stimmung und seine Krankheit im allgemeinen) oft ganz anders, als ihn die objektiven Bewertungen des Personals einschätzen. Die verläßlichsten Aussagen über das Ausmaß einer Depression bei einem Patienten stammen vom Pflegepersonal, da die Schwestern einen viel engeren Kontakt zu den Patienten haben als die Ärzte.

Nach ihrer Überweisung auf die Stoffwechselstation wurde die ursprüngliche Diagnose Sandras, die auf paranoide Schizophrenie gelautet hatte, erneut diskutiert, die Patientin wurde einer genauen Überprüfung unterzogen. Diese erneute Untersuchung wurde von zwei Mitgliedern des psychiatrischen Forschungsteams vorgenommen, die aufgrund ihrer speziellen Ausbildung besonders erfahren waren in der Unterscheidung zwischen Schizophrenie und manisch-depressiver Krankheit. Der Patient wird von beiden getrennt befragt, und jeder der beiden Psychiater gelangt zu einer unabhängigen Computerdiagnose, die mit der seines Kollegen übereinstimmen muß. Diese Diagnosen beruhen auf vierhundert sorgfältig ausgearbeiteten Fragen, die dem Patienten von beiden Ärzten vorgelegt werden.

Wie schon erwähnt, sind Schizophrenie und manisch-depressive Krankheit zwei grundsätzlich verschiedene Zustandsbilder, und ihre Verwechslung hat zur Folge, daß eine falsche Therapie angesetzt wird. Die Schizophrenie, früher auch Dementia praecox, Spaltungs- oder Jugendirresein genannt, ist eine schwere Geisteskrankheit, die in der Regel um die Zwanzig einsetzt, oft einen chronischen Verlauf nimmt oder sich zunehmend verschlechtert. Der Patient zeigt dem Leben gegenüber eine allgemeine Teilnahmslosigkeit; er ist nicht mehr imstande, normal zu funktionieren. Schon früh kommt es zu unbestimmten, allgemeinen Angstgefühlen, die sich im Verlauf des weiteren Lebens zunehmend verstärken.

Das ursprüngliche Kraepelinsche Konzept der manisch-depressiven Krankheit bezog sich ausschließlich auf Patienten mit abwechselnd gehobener und depressiver Gemütslage. Im akuten Stadium – in dem sich Sandra damals gerade befand – kann die Krankheit in allen möglichen Formen auftreten und von einer Schizophrenie nicht zu unterscheiden sein. Bei beiden Zuständen kann es zu Halluzinationen, paranoiden Wahnvorstellungen, Angstgefühlen und Realitätsverlust kommen. Der Manisch-Depressive jedoch erleidet im Gegensatz zum Schizophrenen in der Regel keine bleibende Beeinträchtigung seiner geistigen Fähigkeiten, wenn er sich von einer manischen oder depressiven Attacke wieder erholt hat, gleichgültig, wie oft und wie lange die Anfälle auftreten. Er nimmt sein Leben in normaler Funktionsfähigkeit wieder auf.

Mit anderen Worten: Der Manisch-Depressive erlebt also zwischen seinen Anfällen normale oder ziemlich normale Intervalle, während der Schizophrene in den meisten Fällen sozial unangepaßt und apathisch bleibt und im Laufe seines Lebens eine zunehmende Verschlechterung zeigt.

Bei ihrer Befragung auf der Stoffwechselstation kamen mehrere bedeutsame Einzelheiten ans Licht, die Sandras Krankheit deutlich von einer Schizophrenie abhoben und denen der junge Stationsarzt nur wenig Bedeutung geschenkt hatte. Eine eingehende Erhebung der Vorgeschichte ihrer Gemütsstörung ergab, daß sie zwar zahlreiche Aufenthalte in Nervenkliniken hinter sich hatte, zwischen ihren überaktiven und argwöhnischen Perioden jedoch, die später mit Phasen schwerer Antriebslosigkeit und Depression abgewechselt hatten, ein relativ normales Leben weitergeführt, drei Kinder geboren, einen Haushalt versorgt hatte und zwanzig Jahre lang verheiratet geblieben war. In den Intervallen zwischen ihren psychotischen Attacken war es ihr eigentlich recht gut gegangen, obgleich sie so oft im Krankenhaus gewesen war, so viele Elektroschocks und so viele Medikamente bekommen hatte. Als man der Natur von Sandras Anfällen durch sorgfältige Befragung auf den Grund ging, trat klar zutage, daß die vergangenen Episoden von einer starken Gemütsschwankung beherrscht gewesen waren. Daher sprach sich das Forschungsteam dafür aus, anstelle einer Schizophrenie eine manisch-depressive Krankheit anzunehmen.

In der Vergangenheit hatte sie während mehrerer Krankenhausaufenthalte depressive Stimmung, verminderte Aktivität, übermäßiges Schlafbedürfnis, Gewichtszunahme, eine allgemeine Verschlossenheit gegenüber äußeren Eindrücken und Energieverlust gezeigt. Bei anderen Gelegenheiten hatte sie sich überaktiv, hochgestimmt, gesprächig und streitsüchtig gezeigt. Während dieser Phasen hatte sie mit vollen Händen Geld ausgegeben und an ihre Umgebung hohe Ansprüche gestellt. Kam man diesen nicht nach oder deutete gar an, sie könne krank sein und ginge vielleicht besser ins Krankenhaus, so wurde sie sofort mißtrauisch. In diesen Perioden exzessiver Energie war eine gehobene Stimmung, die zeitweise paranoische Züge annahm, die hervorstechendste Gemütsäußerung gewesen.

Man muß streng unterscheiden zwischen dem paranoischen Maniker, der sich verbissen gegen den Psychiater wehrt, und dem glücklichen, lediglich hochgestimmten Maniker, der sich gern und freiwillig ins Krankenhaus begibt. Paranoische Maniker wenden alle möglichen Tricks an, um zu vermeiden, daß man sie in die Ecke treibt und behandelt. Ihre Behandlung wird dadurch häufig unmöglich gemacht, ihre Familien wissen oft nicht mehr ein noch aus. Obgleich ihre Krankheit allen anderen ins Auge springt, weisen diese Patienten jede Hilfe zornig von sich.

Die Befragung von Sandras Ehemann ergab auch, daß ihre Familiengeschichte stark mit manisch-depressiver Krankheit, Selbstmord und Alkoholismus belastet war, drei Faktoren also, die man in den Stammbäumen Manisch-Depressiver häufig findet, nicht jedoch bei Schizophrenen.

Bei ihrer Aufnahme in die Stoffwechselstation wurde Sandra einer gründlichen körperlichen Untersuchung unterzogen, zu der auch ein Elektrokardiogramm, eine Röntgenaufnahme der Lunge, Urin- und Blutanalysen und ein Elektroenzephalogramm, das heißt eine Hirnstrommessung, gehörten. Man erklärte ihr das Bewertungsschema sowie auch das zweiwöchentlich angesetzte modifizierte Depressions-Bewertungsschema nach Hamilton. Die nach diesem System durchgeführte Bewertung durch den Stationspsychologen ergab an Sandras drittem Krankenhaustag die Punktzahl 20 (was über 25 Punkte hinausgeht, gilt als schwere Depression). Sandra selbst füllte auch das von 0 bis 100 reichende Selbstbewertungsschema aus. (Siehe das Stimmungsbewertungschema auf Seite 174.) Auf dem Selbstbewertungsschema stufte sie sich bei 30 ein, das heißt, sie fühlte sich mäßig depressiv.

Die übereinstimmende Meinung der Klinikpsychiater und der Schwestern, die Bewertung des Psychologen und die Selbsteinschätzung der Patientin zusammengenommen gestatteten die Bestimmung des Schweregrades und der Komponenten von Sandras Depressionskrankheit.

Nach der Aufnahme eines Patienten in die Forschungsstation wird zunächst jede bisherige Medikation abgesetzt. Nach zehn Tagen auf der Station, nach restloser Eliminierung aller auf der Notfallstation verabreichten Medikamente, blieb eine mäßig schwere Depression bestehen, und

Stimmungsbewertungsschema für manisch-depressive Patienten

(Auf der Stoffwechselstation zweimal täglich [vor dem Frühstück und vor dem Schlafengehen] von den Schwestern [0–100] und von den Patienten [20–80] auszufüllen. Mit geringfügigen Änderungen auch für Patienten der ambulanten Lithiumklinik brauchbar.)

Bewertungsschema für Schwestern und Psychiater (0–100)

Selbstbewertungsschema des Patienten (20–80)

Stationäre (100–90)

100 Medizinischer Notfall. Ungezügelt manisch und psychotisch; kann nicht aufhören zu reden; zerfahren, überaktiv, streitlustig oder euphorisch. Patient kann überhaupt nicht mehr schlafen; hat zeitweise Wahnvorstellungen oder Halluzinationen. Unter Umständen gewalttätig oder paranoid.

90 Extreme Hochstimmung, keine Selbstbewertung möglich; mehr Medikamente und Kontrolle erforderlich. Völlig unkooperativ.

80 Starke Hochstimmung. Sollte stationär behandelt werden, besteht jedoch meist auf Entlassung, wenn er im Krankenhaus ist. Patient schläft sehr wenig, reagiert feindselig auf Widerspruch, hat keine Kontrolle über sich. Braucht Medikamente.

Ambulante Behandlung (70–30)

70 Mäßige Hochstimmung. Überaktivität und Redseligkeit, Patient ist reizbar und verärgert. Braucht nur vier bis sechs Stunden Schlaf. Soziale Anpassung ungenügend; Patient versucht Kontrolle über sich zu behalten. Manche Ärzte empfehlen ambulante Behandlung.

60 Mild gehobene Stimmung, viele Ideen für neue Projekte, gelegentlich aufdringliches Verhalten. Kreativen Patienten ist diese Energie von großem Nutzen. Erhöhte Wahrnehmungsfähigkeit. Patient fühlt sich großartig, allen anderen überlegen. Gesteigerter Sexualtrieb, Patient will Geld ausgeben und Reisen machen. Behandlung kann kontraindiziert oder unnötig sein.

50 Stimmung innerhalb normaler Grenzen (45–55).

40 Mild depressive Stimmung, aber spürbarer Energiemangel; chronischer Mangel an Optimismus und Wohlbefinden. Patient fühlt sich verlangsamt. Behandlung kann angebracht, aber unerwünscht sein. Verminderter Sexualtrieb, mangelnde Motivation.

30 Mäßige Depression. Energieverlust, kein Interesse an anderen; frühe Gewichts-, Schlaf- und Appetitstörungen; Patient kann sich noch zu normaler Funktion zwingen, bliebe aber am liebsten den ganzen Tag im Bett, hat keine Lust, zur Arbeit zu gehen, fühlt, daß das Leben ihm nichts mehr bedeutet. Kaum sexuelles Interesse. Manche Ärzte empfehlen ambulante Behandlung.

Stationäre (20–0)

20 Starke Depression. Patient folgt zwar noch der täglichen Routine, muß aber ständig erinnert und angespornt werden; Gewichtsverlust oder -zunahme, schwere Schlafstörungen. Spricht von Selbstmordabsichten, ist sehr verschlossen, unter Umständen paranoid.

10 Extreme Depression. Akute Selbstmordgefahr; Patient ist völlig in sich zurückgezogen oder extrem erregt. Hat Schwierigkeiten bei der Selbstbewertung nach dem Stimmungsschema.

0 Medizinischer Notfall. Patient kann keine Nahrung oder Medikamente zu sich nehmen, kann der Stationsroutine nicht folgen, hat Wahnvorstellungen und Selbstmordabsichten. Stupor; starrt ins Leere, reagiert kaum auf Fragen. Muß unter Umständen künstlich ernährt werden.

Sandra war so weit, daß ein Forschungs- und Behandlungsprotokoll* angelegt werden konnte. Man begann also mit umfassenden Untersuchungen der Lithiumwirkung und der Biochemie ihres Körpers während der depressiven Attacken.
Bevor man bei einem Patienten ein solches Programm ansetzt, muß das Forschungsprotokoll von allen Mitgliedern des Teams aufs sorgfältigste geprüft werden. Hat das Team sein Plazet gegeben, so wird das Protokoll dem Institutskomitee für Persönlichkeitsrechte vorgelegt. Dieses Komitee setzt sich aus verschiedenen medizinischen Experten und Laien zusammen, die den Entwurf des Forschungsleiters mit aller Sorgfalt daraufhin untersuchen, ob durch die geplanten Studien die Persönlichkeitsrechte des Patienten verletzt werden. Eine Frage, die das Komitee dem Forschungsleiter fast regelmäßig stellt, lautet, ob der erwartete Nutzen des Forschungsprogramms die Risiken aufwiegt. Hat das Komitee auch nur den geringsten Zweifel daran, daß Sicherheit oder Persönlichkeitsrechte des Patienten vollständig gewährleistet sind, so weist es das Protokoll zurück. Wird es jedoch akzeptiert, so wird es dem Institutsdirektor zur endgültigen Unterzeichnung vorgelegt. Erst jetzt können die Forscher auf der Stoffwechselstation mit ihrer Arbeit beginnen.
Das Protokoll, dem Sandra sich freiwillig unterzog, stellt nicht nur eine Behandlungsmethode dar, sondern dient auch dazu, die durch das Lithium hervorgerufenen Schwankungen des Natrium- und Kaliumspiegels sowie die Aktivitätsveränderungen bestimmter Blutenzyme nachzuweisen. Vor Beginn der Behandlung werden die schematischen Bewertungen der Gemütslage und die chemischen Werte aus der ersten Woche einer genauen Überprüfung unterzogen. Während der folgenden Wochen werden Stimmung und Blutchemie sowie auch Nebenwirkungen, die infolge der Medikamente zuweilen auftreten können, sorgfältig überwacht. In Stoffwechselstudien werden Vergleiche zum Einweisungszustand jedes einzelnen Patienten gezogen. Die Forscher müssen daher besonders auf spontane, nicht auf die Medikamentenwirkung zurückzuführende Veränderungen achten. Diese Wachsamkeit ist bei der Beobachtung manisch-depressiver Zustände von ganz besonderer Bedeutung, da der Verlauf dieser Krankheit und der Eintritt von Remissionen und Rückfällen nicht vorhersagbar ist. Nach diesen einwöchigen Basisuntersuchungen wurde Sandra vom Stoffwechseldiätetiker auf eine Diät mit 5 g Salz (Natrium), 80 Milliäquivalent Kalium und kontrollierter Flüssigkeitsaufnahme gesetzt. Die Abteilung besitzt eine speziell ausgestattete

* Ein Protokoll verfolgt die Änderungen von Biochemie und Gemütslage des Patienten im Laufe der Behandlung; es wird nach wissenschaftlichen Grundsätzen vorausgeplant und analysiert die Ergebnisse der Behandlung.

Stoffwechselküche, in der der Diätetiker die Mengen und Bestandteile der Nahrung sowie die Flüssigkeitsaufnahme des Patienten präzise berechnet.
Nach drei Tagen dieser kontrollierten Stoffwechseldiät, in denen die Schwestern jeweils den über 24 Stunden gesammelten Urin ins Labor schickten, erhielt Sandra mit ihrer Zustimmung harmlose Spurendosen von Radioisotopen*.
Außerdem erklärte sie sich mit einer Ganzkörperkaliumbestimmung einverstanden. Zu diesem Zeitpunkt wurden auch Blutproben zur Bestimmung des Gehaltes an Natrium, Kalium, Magnesium und verschiedenen Enzymen aus Sandras Körper entnommen. Dann setzte die Lithiumbehandlung ein. Die genannten Analysen erlauben einen genauen Überblick über die gesamte Körperchemie, so daß wir in der Lage sind, den Weg verschiedener Substanzen im Stoffwechselsystem eines depressiven Patienten genau zu verfolgen. Mineralsalze wie Natrium oder Kalium untersucht man, weil sie unter Umständen ganz entscheidend an der Entstehung oder Aufrechterhaltung manisch-depressiver Krankheitszustände beteiligt sind. Aus der Ganzkörperbestimmung und der Beobachtung der verschiedenen zugeführten Isotope können wir den totalen Kalium- (vor allem innerhalb der Zellen) und Natriumgehalt (hauptsächlich außerhalb der Zellen und im Plasma) des Körpers sowie die intra- und extrazellulären Natriummengen berechnen. Diese Substanzen sind die Hauptelemente des Körpers für die Übertragung nervöser Impulse.
Wir gingen bei unserer Untersuchung von der Voraussetzung aus, daß bei manisch-depressiven Patienten bestimmte chemische Prozesse im Körper – in unserem Fall die intra- und extrazelluläre Verteilung des Natriums – von der Norm abweichen. Aus einigen Studien ergaben sich Hinweise darauf, daß es bei depressiven Patienten während ihrer depressiven Phasen zu einer Natriumretention kommt; ungeklärt jedoch ist noch, an welcher Stelle des Körpers diese chemische Retention stattfindet.
Zehn Tage lang erhielt Sandra Lithium, dann wurde das Medikament für zehn weitere Tage abgesetzt; das Pflegepersonal führte weiterhin seine täglichen Bewertungen durch, während anhand von Blut- und Urinproben Aufnahme und Ausscheidung des Lithiums kontrolliert wurden. Am zehnten und wieder am zwanzigsten Tag, als das Lithium restlos ausgeschieden war, wurden die Radioisotopen- und Enzymuntersuchungen wiederholt. In Sandras Fall bewirkte das Lithium einen Übertritt vom Natrium aus den roten Blutkörperchen ins Blutplasma und in den Urin. Wir schlossen daraus, daß ein Elektrolytüberschuß innerhalb der Zellen ur-

* Darunter Natrium-24 und Schwefel-35 sowie überschweres Wasser.

sächlich mit ihrer Depression im Zusammenhang stand, da nach sechstägiger Lithiummedikation ihre Stimmung sich auffallend besserte und nach Absetzung des Lithiums wieder verschlechterte.
Wieder begann man mit der Lithiummedikation. Sandra fühlte sich bald besser, und ihr Bewertungsschema zeigte ein Abklingen der Depression. Wenn nach der dreiwöchigen Stoffwechselbeobachtung die Depression nicht zurückgegangen ist, beschließt das Team, zusätzlich noch Antidepressiva zu verordnen. Manchmal – so etwa in Sandras Fall – erholt sich der Patient allein mit Lithium von seiner Depression, häufig jedoch ist eine zusätzliche Gabe von Antidepressiva nötig, da das Lithium gegen Manien wirksamer ist als gegen Depressionen.
Während Sandras sechswöchigem Krankenhausaufenthalt wurden neben den chemischen Daten auch Informationen über ihr Verhalten festgehalten. Am Ende hatten sich einige zehntausend minuziöser biochemischer und verhaltenspsychologischer Einzelheiten angesammelt. Diese Daten werden von einem Forschungsassistenten der Station allwöchentlich geordnet, kodiert, auf Lochkarten übertragen und in einen Computer eingespeist, so daß sie jederzeit abrufbereit sind. Anhand dieser Daten, die man von jedem einzelnen Patienten besitzt, kann man später alle möglichen für die Forschung interessanten Fragen studieren.
Zwei Wochen nach Beginn des Lithiumforschungsprogramms hellte sich Sandras Depression vollständig auf; sie wurde aus der Stoffwechselstation entlassen, erhielt aber weiterhin Lithium, das inzwischen in ihrem Kreislauf einen bestimmten Spiegel erreicht hatte und ihre Stimmung und ihr Verhalten stabilisierte. Sie wurde an die ambulante Lithiumklinik überwiesen.
Der klinische Verlauf von Sandras Krankheit war seit ihrer Entlassung sehr zufriedenstellend; zum ersten Mal seit Jahren stehen ihre Gemütsschwankungen unter Kontrolle. Sie befindet sich in einem normalen und zufriedenen Gemütszustand, für depressive oder manische Attacken gab es kaum Anzeichen. Einmal im Monat kommt sie in unsere Klinik, wo das Forschungsteam ihren Blutlithiumspiegel kontrolliert.
Auf der Stoffwechselstation werden pro Jahr etwa 50 Patienten behandelt. Sie werden uns von verschiedenen psychiatrischen und medizinischen Kliniken und auch von freipraktizierenden Ärzten überwiesen. Zuweilen schickt uns auch die ambulante Lithiumklinik einen Patienten, bei dem die ambulante Behandlung versagt hat.
Mit jeder der zahlreichen Aufnahmen in die Stoffwechselstation liefern gequälte Menschen wie Sandra wertvolle Informationen über die Biochemie der Gemütsschwankungen und ihre Beeinflußbarkeit durch die Lithiumbehandlung. Wir achten auf der Stoffwechselstation sorgfältig darauf, daß die Patienten sich jederzeit dessen bewußt sind, daß sie uns neue

Erkenntnisse über ihre Krankheit liefern. Der Patient weiß, daß er einen gewichtigen Platz in den Bestrebungen des Teams einnimmt, neue Informationen zu gewinnen und damit die Behandlungsaussichten für die Zukunft zu bessern. Neben medikamentöser Behandlung und den Forschungsmaßnahmen stellen kurze Kontakte mit dem Stationspsychologen und -psychiater die einzige psychiatrische Behandlung dar, die dem manisch-depressiven Patienten zuteil wird. Wir beschränken uns darauf, weil nach unserer Erfahrung individuelle psychotherapeutische Sitzungen bei der manisch-depressiven Krankheit nur wenig sinnvoll sind. Unter der Voraussetzung, daß das richtige Medikament verordnet wird, sind mehrere allwöchentlich stattfindende Gespräche mit dem Psychiater durchaus ausreichend. Freizeit- und Beschäftigungstherapie sowie Zusammenkünfte auf der Station geben dem Patienten Gelegenheit, sich auszusprechen, vor allem über die Ängste, die der Aufenthalt auf einer Forschungsstation mit sich bringt. Pflegepersonal und Forscher besprechen allwöchentlich alle gesammelten wissenschaftlichen Daten der Patienten.

Die Stoffwechselstation hat seit ihrer Einrichtung im Jahre 1965 viel dazu beigetragen, uns die Wirkungsweise des Lithium-Ions und die geheimnisvolle Biochemie des Gehirns verständlicher zu machen.

12 *Die Lithiumklinik und der ambulante manisch-depressive Patient*

Leute, die – oft unbemerkt – stark animierend auf uns wirken, sind in vielen Fällen Hypomaniker. Das kann der Supervertreter sein, der uns neue Wäsche aufschwatzt, oder der redegewandte Verkäufer, der uns ein neues Auto verkauft. Es kann der redselige Gast bei der Talkshow sein, der uns am Schlafengehen hindert, oder der Conferencier im Nachtklub. Manche von diesen Menschen verlieren schließlich einmal die Kontrolle über sich und brauchen dann eine Behandlung.

Der Maniker, der nicht wirklich schwer krank ist, braucht keine stationäre Behandlung, aber er muß in den ersten Monaten seiner ambulant durchgeführten Stabilisierung mit Lithium vor den Folgen seines Mangels an gesundem Urteilsvermögen geschützt werden. Während dieser Zeit fühlt er sich oft ganz glücklich; sein Charme und seine Gewandtheit werden noch verstärkt durch sein überaus logisches und überzeugungskräftiges Gebaren. Seine Überzeugungskraft und Überredungsgabe sind so groß, daß er sich eine Menge Ärger damit einhandeln kann. Sein Urteilsvermögen auf gesellschaftlichem, sexuellem und finanziellem Gebiet läßt oft sehr zu wünschen übrig.

Zu anderen Zeiten ist er natürlich alles andere als charmant – dann nämlich, wenn er reizbar, zornig und paranoid oder gar gewalttätig wird.

Einer meiner Patienten – ich will ihn William Smythe nennen – ist ein hochgewachsener, schlanker, äußerst erfolgreicher Geschäftsmann Ende der Dreißig, verheiratet und Vater von drei Kindern. Seit zwölf Jahren litt er an immer wieder auftretenden manischen Hochphasen und tiefen Depressionen, die sein Privat- und Berufsleben ernstlich in Mitleidenschaft zogen.

Zweimal allerdings investierte er während einer Hochphase so glücklich, daß er sein Vermögen buchstäblich verdreifachte. Die expansiven Hochphasen dieses jungen Mannes erreichten schließlich psychotische Ausmaße. Einmal erlitt er, als er in seiner Überschwenglichkeit einem »heißen Tip« folgte und Aktien kaufte, einen schweren finanziellen Verlust. Dann begann er einen so unglaublichen Größenwahn an den Tag zu legen, daß er die Aufmerksamkeit völlig fremder Menschen auf sich zog und sogar zu einem kurzen Artikel in der *New York Times* Anlaß gab. Als er das erste Mal als Patient zu mir kam, erzählte er mir die Geschichte seiner schlimmsten Manieattacke:

»Vor einigen Jahren ging ich eines schönen Tages los und mietete mir eine weiße Kutsche mit einem Schimmel, den ein junger Mann in einer weißen

Uniform lenkte; ich lud ein junges Paar, das sich gerade verlobt hatte, zu einer Fahrt durch den Central Park ein. Dann fuhren wir die Fifth Avenue hinunter zu Tiffany. Ich wollte meinen neuen Freunden einen Verlobungsring mit einem Diamanten kaufen. Sie waren wohl etwas erstaunt, lachten hochbeglückt, entschlossen sich aber dann doch abzulehnen. Wir begaben uns nun zu einer Zweigstelle meiner Bank, wo ich 50 000 Dollar in Silberdollars, Zwanzig-, Fünfzig- und Hundertdollarscheinen abhob, und fuhren dann weiter zum Empire State Building; unterwegs schauten wir zu, wie die Geschäftsleute ihre Besprechungen auf dem Bürgersteig unterbrachen, um sich auf das Geld zu stürzen, das wir drei mit vollen Händen rechts und links zu den Kutschenfenstern hinauswarfen. Büromädchen, Hippies und gutgekleidete Hausfrauen rannten, was sie konnten, und bückten sich, um aufzulesen, was sie erwischen konnten. Wir fuhren mit dem Aufzug in den obersten Stock des Empire State Building und verteilten dabei an alle Kinder Bonbons, dann begaben wir uns ins Restaurant ›Vier Jahreszeiten‹. Unser Gefolge bestand inzwischen aus einer recht gemischten Gesellschaft von Glücksjägern. Dank einigen mit Bedacht verteilten Zwanzig- und Fünfzigdollartrinkgeldern verbreitete sich im ganzen Restaurant schnell das Gerücht, ich sei der exzentrische Millionär, der vor ein oder zwei Jahren in New York Geld auf die Straße geworfen und damit Schlagzeilen gemacht hatte.
Mein frischverlobter neuer Freund trug weder Sakko noch Krawatte; ich drückte ihm daher 500 Dollar in die Hand, damit er sich einkleiden konnte, während ich seiner Braut Avancen machte. Daraufhin stürzte er in die nächste Telephonzelle und lud einen langhaarigen, gitarrespielenden Freund ein, mit uns zu essen. Nachdem ich mir fünf Minuten lang die Leidensgeschichte dieses Freundes angehört hatte, schrieb ich ihm prompt einen Scheck über 1000 Dollar aus, damit er sich die beste Gitarre kaufen und eine steile Karriere machen könnte. Nach einem umfangreichen Dinner mit drei verschiedenen Weinen und Champagner wollten wir uns eben an den Nachtisch machen, als plötzlich an die zwanzig Reporter unseren Tisch umringten. Sie stellten eine Reihe von Fragen, und dann schlug einer von ihnen vor, ich solle alles Geld, was mir noch geblieben war, in der Mitte des Tisches aufhäufen, damit sie ein paar Bilder schießen konnten. Wir taten, was sie verlangten, und die Photos wurden gemacht. Dann plötzlich verwandelten sie sich angesichts unseres Schatzes in einen Schwarm hungriger Geier; in knapp drei Sekunden hatten sie den Tisch abgeräumt und waren verschwunden. Glücklicherweise gab sich das ›Vier Jahreszeiten‹ nach einer pedantischen Feststellung meiner Personalien mit einem Scheck zufrieden (es blieb ihnen wohl kaum eine andere Wahl). Danach schrieb ich für Leute, die sich um uns versammelt hatten, noch ein paar Schecks zugunsten ihrer bevorzugten Wohltätig-

keitsorganisationen aus – keiner von ihnen hatte den Mut zu sagen: Geben Sie mir doch was für meinen ganz privaten Bedarf! – und einen Tausenddollarscheck als Trinkgeld für das Küchenpersonal. Dann gingen wir, um in der Wohnung eines Freundes zu meditieren.
NBC brachte noch am gleichen Abend einen Bericht über meine Extravaganz in den Spätnachrichten, die über Satellit weltweit ausgestrahlt werden. Am nächsten Tag erschien in der *New York Times* ein Artikel, und die *Daily News* brachte ein Photo von mir und meinen Freunden und allen Reportern und Photographen, die sich um den mit Geldscheinen beladenen Tisch geschart hatten.
Auf diese Weise war ich im Eiltempo 50000 Dollar losgeworden – in einem phantastischen Rausch, oder vielmehr in einem sehr realen Rausch. Noch Jahre danach, ja bis heute versuche ich zu ergründen und zu verstehen, wodurch dieses Verhalten ausgelöst wurde. Ich hatte schon früher manische Attacken gehabt, aber nie hatte ich Geld weggegeben. Meine recht vermögende Mutter war entsetzt. Nicht genug damit, daß sie gemerkt hatte, daß ich nicht ganz richtig im Kopf war – sie hatte auch Angst, ich könnte ermordet oder von irgendwelchen geldgierigen Menschen gekidnappt werden. Meine Bank konnte gar nicht fassen, daß jemand Geld weggab – außer natürlich auf die übliche Art und Weise; sie wollten keinesfalls in den Ruf kommen, die richtige Bank für Leute zu sein, die ihr Geld buchstäblich zum Fenster hinauswarfen. Mein Rechtsanwalt befürchtete, daß alle meine Gläubiger noch vor Sonnenuntergang ihre Kredite aufkündigen würden – falls sie das nicht schon getan hatten –, und meine Freunde, glaube ich, fanden es einfach amüsant, in der *Times* über jemanden zu lesen, den sie persönlich kannten. Meine Freunde waren hauptsächlich daran interessiert, sich für die nächste Geldlawine einen möglichst guten Platz zu sichern. Keiner von ihnen bot mir auch nur die geringste Summe an, die ich das nächste Mal für ihn unter die Leute werfen sollte. In der nächsten Woche bekam ich Hunderte von Briefen; am lustigsten fand ich die Bitte eines pensionsreifen englischen Ehepaares um die nötigen Mittel für eine Reise, von der sie ihr Leben lang geträumt hatten.
Da saß ich nun mit meinem finanziellen Verlust (ich machte nicht einmal den Versuch, ihn ganz oder teilweise von der Einkommensteuer abzuziehen) und den traurigen Resten meiner manischen Erregung, die immer weiter abflaute und in eine schwarze Depression überging. Es ist gar nicht so einfach, nach dem Erlebnis eines manischen Rausches wieder auf den Boden der grauen, alltäglichen Wirklichkeit – wie immer die auch aussehen mag – herunterzukommen und sich damit abzufinden.
Wegen dieser Sache kam ich natürlich ins Krankenhaus, und nachdem ich dort alle möglichen Medikamente bekommen hatte, deren Wirkung auf

sich warten ließ, wurde ich schließlich auch wieder entlassen. Die unangenehmen Nebenwirkungen waren so zahlreich, daß die Kur schlimmer war als die Krankheit selbst.
Heute, in meinem normalen Gemütszustand, erscheint mir dieser Verschwendungstrip ganz unfaßbar. Natürlich, ich war in einem Rausch und machte, ohne darum zu wissen, ein ganz wunderbares emotionales Erlebnis durch. Die Welt lag mir zu Füßen und ich genoß jede unglaubliche Minute in vollen Zügen. Ich weiß, daß mir die Fifth Avenue noch nie so herrlich vorgekommen war wie an diesem Herbsttag, als ich sie mit dem goldhaarigen jungen Paar von der weißen Kutsche aus sah. Im Spaß sage ich immer, wenn ich das nächste Mal so manisch werde, dann muß ich zusehen, aufs Titelblatt von *Time Magazine* zu kommen.«
Wenn Patienten wie William Smythe sich in einer Hochphase befinden, dann sind sie glücklich, optimistisch und amüsant, aber oft ohne jegliche Urteilsfähigkeit. Unterhält man sich jedoch mit ihnen in einer depressiven Phase, so teilen sie ihrer ganzen Umgebung ihre düstere und verzweifelte Stimmung mit, und deshalb bin ich nicht weniger besorgt um den depressiven Patienten, der unter ganz anderen Ängsten leidet als der stark manische Patient, und der sich in einem solchen Moment so unglücklich fühlen kann, daß er an Selbstmord denkt.
Beth, eine attraktive 34jährige Hausfrau, berichtete mir sehr eindrucksvoll ihre Erfahrungen aus der depressiven Phase ihrer manisch-depressiven Krankheit. Bis in ihre späten zwanziger Jahre hatte sie ein normales, tätiges Leben geführt und in fünf Jahren drei Kinder geboren. In ihrem achtundzwanzigsten Lebensjahr setzten immer wiederkehrende Depressionen ein, zwischen denen Perioden einer milden angenehmen Hochstimmung lagen. Die Gefühle, die sie mir beschrieb, waren typisch für ihre Depressionen.
»Als ich am letzten Montag allein im Wohnzimmer saß«, erzählte sie, »und mir eine Fernsehsendung ansah, brach ich plötzlich in Tränen aus. Warum? Ich blickte mich um. Unser von froher Stimmung und schönen Dingen überquellendes Haus bedeutete mir plötzlich gar nichts mehr; ich fühlte mich auf einmal ganz leer, weil ich Jim und alle meine Kinder in die Falle gelockt und umstrickt hatte, ich fühlte, daß ich alles, was gut war, durch meine ungeheure Dummheit und Ungeschicklichkeit ruinierte. Es tat mir so leid um Jim, der plötzlich gar nicht mehr so sieghaft strahlend, sondern müde und geschlagen aussah. Er glaubte an mich, und daher war es mir um so schrecklicher, daß ich ihn so enttäuscht hatte. Einmal habe ich blendende Laune, dann wieder bin ich furchtbar niedergeschlagen. Ich habe das Gefühl, ich schaffe es einfach nicht. Wenn ich mit anderen Frauen zusammen bin, dann fühle ich mich hohl und dumm und ungeschickt – einfach nicht gewandt genug. Wenn ich mir darüber Gedanken

mache oder durch irgendeine Kleinigkeit daran erinnert werde, dann gerate ich in Angst und Sorge um meine Familie. Ich möchte so sein wie andere Menschen. Warum muß ich so sein, wie ich bin? Alles, aber auch jede Kleinigkeit, bedeutet für mich einen Kampf. Jede Situation wird durch meine Ungeschicklichkeit kompliziert und verwandelt sich in ein unüberwindliches Hindernis. Ich fühle mich so todtraurig, und das nimmt überhaupt kein Ende mehr. Ich flehe Gott auf Knien darum an, er möge meine Familie schützen und beschirmen, während ich so hilflos umhertappe. Ich weiß genau, alles könnte so anders sein, so voller Leben und Freude, aber für mich ist alles ganz freudlos und mühsam.

Gibt es denn überhaupt keine Hilfe, keinen Arzt, keinen Priester, niemand, der mir helfen könnte?

Ich halte das nicht aus. Ich kann das demütigende Bewußtsein nicht ertragen, die einzige Frau auf der Welt zu sein, die ihre Familie nicht versorgen und ihre Aufgabe als Frau und Mutter nicht erfüllen kann und von der ganzen Gemeinde über die Schulter angesehen wird. Wenn ich mit meinem kleinen Sohn Billy rede, dann weiß ich genau, daß ich ihn nicht enttäuschen darf, aber ich fühle mich einfach nicht stark genug, um ihm von Nutzen zu sein – und das ist es, was mir Angst macht. Ich weiß nicht, was ich tun soll oder wohin ich mich wenden könnte – alles wächst mir über den Kopf. Vielleicht sollte ich einfach Schluß machen. Vielleicht wären sie ohne mich besser dran – so kann ich ihnen ja doch nichts nützen. Die Leute müssen ja über mich lachen. Ich bringe es einfach nicht mehr fertig, unter Menschen zu gehen und mich auch noch mit der Nase draufstoßen zu lassen.

Und überhaupt glaube ich auch nicht, daß ein neuer Psychiater irgend etwas daran ändern könnte. Ich habe schon mit so vielen endlose Gespräche geführt, und keiner konnte mir helfen. Und eine Pille, die mir plötzlich meine alte Leistungsfähigkeit und Lebensfreude wieder verschafft, gibt es auf der ganzen Welt nicht.«

Diese beiden Patienten leiden an der gleichen Krankheit. Beide wurden in der Lithiumklinik aufgenommen, wo man ihre manisch-depressive Erkrankung unter Kontrolle zu bringen hoffte. Beide Patienten sind seit sechs Jahren regelmäßige Besucher der Lithiumklinik, stehen unter Lithiumkarbonattherapie und sind frei von manischen und depressiven Symptomen.

Die Lithiumklinik, die am New York State Psychiatric Institute und dem Columbia Presbyterian Medical Center ins Leben gerufen wurde, soll den Hunderten von depressiven und manisch-depressiven Patienten dienen, von denen viele anfangs auf der Notfallstation oder in der Stoffwechselabteilung behandelt und dann entlassen worden waren. Diese Patienten stehen unter einer Lithiumerhaltungstherapie; im wesentlichen geht es ihnen recht gut, sie müssen nur einmal im Monat kommen und ihren Blutlithiumspiegel und etwaige Stimmungsänderungen oder Nebenwirkungen kontrollieren lassen, die Anzeichen für eine zu niedrige oder zu hohe Medikamentendosis sein könnten. Mit fortschreitender Entwicklung der Arbeit unserer Gruppe über das Lithium wurden es immer mehr Manisch-Depressive, die die Dienste unserer Klinik in Anspruch nahmen, und letzten Endes hatten wir im Grunde ein Ambulatorium für gesunde Patienten geschaffen.

Heute, nach mehr als zehn Jahren, erweist sich die Lithiumklinik als ein neues Modell für Dienstleistungen auf dem Gebiet geistiger Hygiene in Amerika. Ein Patient mit rekurrierender Depression oder manisch-depressiver Krankheit muß sich einmal im Monat kurz dort melden und bleibt ohne stationäre Behandlung in 85 Prozent aller Fälle frei von Hoch- oder Tiefphasen. Seit fünfzehn Jahren konsultieren nun Patienten diese Klinik. Ihr und ihrer Familien Leben ist, seit sie die Lithiumtherapie erhalten, ganz entschieden erfreulicher geworden.

Als William Smythe in unsere Klinik kam, nahm – wie auf der Stoffwechselstation – der Psychiater zuerst einmal mit aller Sorgfalt seine Krankengeschichte auf und stellte eine Anfangsdiagnose. Im Gegensatz zu den wichtigsten Tranquilizern ist das Lithiumkarbonat ein Medikament, das ganz spezifisch gegen die manisch-depressive Krankheit wirkt; eine präzise Diagnostizierung dieser Krankheit ist daher von grundlegender Bedeutung.

Nach dem Gespräch mit dem Psychiater, in dem andere Krankheitszustände ausgeschlossen wurden, stufte man William als Manisch-Depressiven ein (er war sowohl wegen manischer als auch wegen depressiver Episoden stationär behandelt worden). Während seiner letzten Depression hatten seine Stimmungstiefs dreimal solche Formen angenommen, daß sie eine Hospitalisierung und Elektroschockbehandlung erforderlich gemacht hatten. Der Psychiater der Lithiumklinik vermerkte alle ausschlaggebenden Informationen auf Datensammelformularen, die von einem Computer ausgewertet werden können.

Die Familiengeschichte war väterlicherseits unauffällig, mütterlicherseits jedoch reich an Depressionen – ein genetischer Hinweis auf das Vorliegen einer manisch-depressiven Krankheit. Ein Großvater mütterlicherseits war depressiv gewesen, eine Tante und ein älterer Bruder hatten sich das Leben genommen. Seine ältere Schwester war eine chronische Alkoholikerin.

Aufgrund seiner Familiengeschichte, seiner wiederholten Hoch- und Tiefphasen und der Tatsache, daß er zwischen seinen Episoden ganz normal funktionierte und sein Leben voller Energie und Tatkraft meisterte, konnte man William mitteilen, daß er mit einer Lithiumerhaltungstherapie eine ausgezeichnete Prognose habe.

Man verordnete ihm 1200 mg Lithium pro Tag. Die ambulante Behandlung begann in einem normalen Intervall, in dem er weder deprimiert noch manisch gehoben war, also auch keine anderen Medikamente brauchte. Ehe die Lithiumbehandlung einsetzte, unterzog man ihn einer gründlichen körperlichen Untersuchung mit Elektrokardiogramm, vollständigem Blutbild, Blutanalysen (12 verschiedenen Analysen, darunter Blutzuckerbestimmung, Leberfunktionsproben und andere), Urinanalysen und einigen grundlegenden psychometrischen Tests sowie Enzymuntersuchungen zu Forschungszwecken.

Dann sollte er dreimal im Abstand von je einer Woche wiederkommen und seinen Blutlithiumspiegel kontrollieren lassen und außerdem noch möglichst viele Informationen über seinen Stammbaum liefern. Danach wurde er zu allmonatlichen ambulanten Kontrollen durch das an dem Forschungsprogramm beteiligte Pflegepersonal bestellt. Man warnte ihn vor den Nebenwirkungen, die bei Lithiumüberdosierung auftreten konnten. (Zu diesen Nebenwirkungen gehören ein Tremor der Hände, Übelkeit und Erbrechen.) Man schärfte ihm ein, sofort mit der Lithiumeinnahme aufzuhören, wenn er dergleichen verspüre. Außerdem durfte er während der Lithiumbehandlung keine Diuretika* einnehmen und keine salzarme Diät einhalten.

Die Lithiumklinik stellt ein äußerst effizientes Verfahren dar, sehr vielen Patienten eine erstklassige Versorgung zu sichern. Während ein freipraktizierender Psychiater in einer Woche nur eine begrenzte Anzahl von Patienten behandeln kann, versorgen in der Klinik ein einziger Psychiater und das paramedizinische Personal ohne jedes Risiko und innerhalb weniger Stunden 30 bis 40 Patienten. Eine Schwester entnimmt dem Patienten und möglichst vielen von seinen Verwandten ersten Grades eine Blutprobe, um diese auf bestimmte Enzyme zu untersuchen, welche wir in der Hoffnung, unter ihnen ein »fehlendes Zwischenglied«, ein »Stimmungsenzym«, zu finden, einer laufenden Überprüfung unterziehen. (Dieses »fehlende Zwischenglied« ist ein hypothetisches Enzym, von dem man annimmt, daß es genetisch von einer Generation auf die nächste übertragen wird und für zumindest eine Form der manisch-depressiven Krankheit verantwortlich ist.) In jedem der fünf Untersuchungsräume befindet sich ein Patient, wenn möglich in Begleitung eines Verwandten. Der Patient wird befragt und anhand eines Schemas bezüglich des klinischen Krankheitsverlaufs, seiner Schlafgewohnheiten, Stimmung, Lithi-

* Medikamente, die eine Ausscheidung überschüssiger Flüssigkeits- und Salzmengen mit dem Urin bewirken.

umdosierung, Nebenwirkungen und aller im vorigen Monat – seit dem letzten Besuch der Lithiumklinik – eingenommenen Medikamente bewertet. Zwei Schwestern der psychiatrischen Forschungsabteilung oder eine Schwester und ein geschulter Assistent sammeln Informationen über den persönlichen und familiären Hintergrund des Patienten sowie Daten über augenblickliche Stimmungslage und Verhalten.
Hat der Patient manische oder depressive Stimmungen erlebt oder zeigt er Nebenwirkungen, so wird der Psychiater des Forschungsteams in den Raum gebeten und berät sich mit Team und Patient. So steht jeder Patient zwei im Forschungsprogramm geschulten Schwestern gegenüber, und jedes Team kann in einer Stunde drei bis vier Patienten überprüfen. Wenn ständig alle fünf Räume belegt sind, können pro Stunde zwanzig Patienten untersucht werden. Vierzig Patienten, die pro Kliniktag angesetzte Gesamtzahl, können also innerhalb weniger Stunden versorgt werden. Zur Oberaufsicht über sämtliche Funktionen der Klinik und zur Versorgung schon vorher lithiumstabilisierter Patienten, denen es im wesentlichen gut geht, genügt ein einziger Psychiater. Mit Hilfe paramedizinischen Personals und nur weniger Stunden eigentlicher ärztlicher Tätigkeit kann eine große Anzahl von Patienten mit einer ganz bestimmten Krankheit spezifisch behandelt und der klinische Verlauf sorgfältig beobachtet werden. Der Psychiater interveniert, wenn die ausgeglichene Stimmung zu entgleisen droht oder ein toxisches Frühstadium bemerkt wird. Eine stationäre Behandlung wird nur selten notwendig.
Ein solches Modell zur Gewährung von medizinischen Dienstleistungen kann als Gesundheitserhaltungsorganisation bezeichnet werden. Die Lithiumklinik stellt eines der ersten Beispiele für eine Spezialklinik in der modernen Psychiatrie dar, die, fügte man sie in die bestehenden Strukturen ein, die Dienstleistungen der Gemeindeinstitutionen für psychische Hygiene erweitern könnte.
Die Klinik arbeitet ganz entschieden nicht unter psychoanalytischen Gesichtspunkten. Pflegepersonal und Psychiater der Klinik machen keinen Versuch, auf zwischenmenschliche oder psychische Probleme der Patienten einzugehen. Allerdings steht ein Sozialarbeiter zur Verfügung, der bei persönlichen und familiären Schwierigkeiten helfen kann. Die meisten Patienten der Klinik sind vorher schon von zwei oder mehr Psychiatern in der einen oder anderen Form psychotherapeutisch behandelt worden. In manchen Fällen hat sich diese psychotherapeutische Behandlung ununterbrochen oder in Abständen über zwölf bis vierzehn Jahre hingezogen. Die meisten Patienten haben sich sehr enttäuscht darüber geäußert, daß ihre frühere psychotherapeutische Behandlung ihre Stimmungszyklen weder heilen noch für die Zukunft verhindern konnte. Mehrere Patienten hatten immerhin das Gefühl, ihren allgemeinen Le-

bensproblemen jetzt mit mehr Verständnis gegenüberzustehen als vor ihrer jahrelangen psychotherapeutischen Behandlung.

Viele Klinikpatienten und ihre Familien betrachten das Lithium als ein Wundermittel und setzen große Erwartungen in seine Heilkraft. In diesem Glauben werden sie im Wartezimmer der Klinik noch bestärkt, wo sie von anderen Patienten zahlreiche Geschichten über den durchschlagenden Erfolg des Lithiums zu hören bekommen. Der Gedanke, daß ihre Krankheit auf einer biochemischen Ursache beruhen könnte, ist sehr beruhigend. Es handelt sich ja schließlich um ein ganz neues physisches Konzept für die Patienten, die jahrelang der Meinung waren, ihre Hoch- und Tiefphasen seien die Folge von unbewußten Konflikten in ihrer Persönlichkeit, die seit ihrer Kindheit tief in ihnen verwurzelt lagen und wahrscheinlich die Folge sexueller, aggressiver oder schuldbewußter Affekte gegenüber Eltern oder Geschwistern waren. Diese Konflikte, so glaubten sie, seien während der ersten Jahre ihres Lebens entstanden und hätten auf ihrer Persönlichkeit Narben hinterlassen, die Jahrzehnte später zum Entstehen depressiver oder manischer Gemütsschwankungen führten. Der neue Glaube an eine biochemische Ursache ihrer Krankheit führt offenbar dazu, daß sie wegen ihres Verhaltens bei ihren Attacken deutlich weniger Schuldgefühle entwickeln, da sie jetzt wissen, daß sie durch »Ohren-steif-halten« oder tieferes Eindringen ins Unbewußte nichts daran ändern können. Wir arbeiten darauf hin, daß die Patienten ihr Lithium als ein Präventivmedikament betrachten, das sie genau wie etwa Insulin ihr Leben lang einnehmen müssen.

Schon bald nach der Einrichtung der Lithiumklinik wurde uns klar, daß wir da eine äußerst erfolgreiche, schnelle und billige Methode zur Behandlung der manisch-depressiven Krankheit entdeckt hatten.*

Ohne große Schwierigkeiten kann die Klinik pro Jahr nahezu zweitausend Patientenkonsultationen ansetzen; der Zeitaufwand für die spezifisch psychiatrische Tätigkeit hält sich dabei in Grenzen. Wie wirksam das System ist, zeigt sich daran, daß kaum einmal ein Patient zur stationären Behandlung eingewiesen werden muß, und daß es in zehn Jahren nur zweimal zu einem Selbstmord kam, obgleich die Selbstmordrate bei ma-

* Eine Kostenanalyse zeigt, daß die Versorgung eines Manisch-Depressiven in einer Lithiumklinik etwa den zehnten Teil des früher für Krankenhausaufenthalt, andere Medikamente und Elektroschockbehandlung erforderlichen Aufwands kostet. Für den selbstzahlenden Patienten betragen die Kosten für die Lithiumerhaltungstherapie ungefähr fünf Prozent der bisherigen Ausgaben. Robert Daly, stellvertretender Leiter des New York City Department of Health, meinte, daß nach vorsichtigen Schätzungen die 40000 Patienten, die in New York City Lithium brauchen, den Staat jährlich eine Million Dollar kosten würden. Im Augenblick muß der Staat New York für diese gleichen Patienten 8 Millionen Dollar ausgeben.

nisch-depressiver Krankheit sonst bei etwa 15 Prozent liegt – von allen psychiatrischen Patienten sind Manisch-Depressive ganz besonders selbstmordgefährdet.
Früher standen der Patient, sein Psychiater und die zwei- bis fünfmal wöchentlich angesetzten fünfzigminütigen Sitzungen im Mittelpunkt der Behandlung, heute dagegen sind es die regelmäßige Kontrolle des im Grunde gesunden Patienten, das Bewertungsteam und die allmonatlichen kurzen, nur zehn- bis fünfzehnminütigen Klinikbesuche. Würde man dieses neue System zur Pflege der geistigen Hygiene in größerem Maßstab einführen, so könnte man damit die Quantität psychiatrischer Dienstleistungen bedeutend steigern, ohne deswegen auf Qualität verzichten zu müssen, und eine Frühentdeckung und -behandlung rekurrierender manischer und depressiver Gemütsschwankungen ermöglichen.
An unserer Klinik wurde eine Untersuchung durchgeführt, die die Wirksamkeit der Versorgung dieser manisch-depressiven ambulanten Patienten durch Nicht-Mediziner klären sollte. Diese Untersuchung stammt vom August 1970, als wir selbst abzuschätzen versuchten, inwieweit nicht-ärztliche Teams für die monatliche Bewertung von Patienten nach ihrer Lithiumstabilisierung tauglich waren. Über eine Zeitspanne von 78 Wochen hinweg blieben vierzehn von zwanzig Lithiumpatienten – zehn Männer und vier Frauen –, die alle unter der Oberaufsicht ein und desselben Psychiaters standen, vollständig frei von manischen oder depressiven Phasen und nahmen bei 252 Konsultationen nicht ein einziges Mal die Dienste des Psychiaters in Anspruch. Die anderen sechs Patienten – drei Männer und drei Frauen – litten unter milden rekurrierenden Stimmungsschwankungen und mußten hin und wieder dem Psychiater vorgestellt werden, der ihnen zusätzlich antidepressive Medikamente verordnete. Ein Patient begab sich während einer milden Depression gegen Ende der 64. Untersuchungswoche freiwillig in stationäre Behandlung. Zu einem Selbstmordversuch kam es in keinem Fall. Manische Episoden waren nur wenig ausgeprägt und bereiteten dem Personal keine therapeutischen Schwierigkeiten. Die Bewertungsteams konnten also drei Viertel aller Besuche von lithiumstabilisierten Patienten erledigen, ohne auf eine psychiatrische Konsultation zurückgreifen zu müssen. Im Laufe der Untersuchung achteten wir sorgfältig darauf, die Teams des Behandlungspersonals für die wöchentlichen Besuche ständig zu wechseln. So konnten wir sicher sein, daß eine Besserung bei einem Patienten Erfolg der Lithiumtherapie und nicht etwa der überlegenen Geschicklichkeit eines der Teammitglieder war.
Wir haben viele Dankschreiben von Patienten bekommen, in denen diese ihre Gefühle, ihre Reaktion auf das Lithium und die Änderungen, die ihr Leben dadurch erfuhr, beschrieben. Ein Patient schrieb uns:

»Meine Tiefphasen begannen vor fünfzehn Jahren, als mir verschiedene Dinge in meinem Beruf, die mich vorher nie beunruhigt hatten, plötzlich furchterregend erschienen. Ich hatte Angst, Anordnungen zu treffen. Ich hatte Angst, einen Angestellten zurechtzuweisen. Ich hatte Angst, von meinen Vorgesetzten kritisiert zu werden. Ich hatte Angst, morgens aufzustehen und ins Geschäft zu gehen. Ich hatte Angst, abends schlafen zu gehen. Ich konnte nicht mehr schlafen. Ich schmeckte nicht mehr richtig, was ich aß. Ich machte mich auf den Weg zur Arbeit, und dann kehrte ich um und ging wieder nach Hause. Im Geschäft fühlte ich mich wie im Gefängnis. Meine Hände zitterten. Am liebsten wäre ich ein einfacher Arbeiter ohne jede Verantwortung gewesen. Ich wollte kündigen. Ich war nur noch ein Häufchen Unglück und sah keinen Ausweg mehr, meine Ehe litt schwer darunter. Aber eines war doch seltsam in all diesen Jahren: Ich dachte niemals an Selbstmord – mit keinem Gedanken. Acht Jahre lang wurde ich von vier verschiedenen Psychiatern psychotherapeutisch behandelt. Aber meine Depressionen kamen immer wieder. Schließlich bekam ich Elektroschocks, aber ein Jahr später hatte ich wieder eine Depression.

Jetzt nehme ich seit fünf Jahren Lithium, und eine neue Welt hat sich vor mir aufgetan. Meine Arbeit macht mir große Freude. Ich freue mich darauf, morgens in mein Geschäft zu gehen. Ich kann schnelle und richtige Entscheidungen treffen. Ich komme mit meinen Vorgesetzten gut zurecht und habe ihre Anerkennung gewonnen. Ich kann einen Angestellten zurechtweisen, ohne mich hinterher schuldig zu fühlen. Ich bin in meinen Überzeugungen viel sicherer geworden. Ich habe einen Sinn für Humor entwickelt, den ich früher nicht kannte. Ich genieße jeden Tag bis zur Neige. Meine Ehe hat sich neu belebt. Wenn ich an die Ängste zurückdenke, die ich in meinem Geschäft durchlebt habe, dann kann ich mir gar nicht mehr vorstellen, wie ich das durchgestanden habe.«

Wenn ein neuer Patient in die Lithiumklinik kommt, füllt eine Schwester oder ein Forschungsassistent nach seinen Angaben die Computerformblätter für die Datensammlung aus. Alle Daten über die Vorgeschichte, etwa über frühere Krankenhausaufenthalte oder ambulante Behandlungen, werden notiert. Der Psychiater stellt die Einweisungsdiagnose, und der Genetiker, der den Patienten und seine Familie bei den ersten Besuchen befragt, erstellt einen eingehenden Stammbaum. Die Modul-Formblätter für die Datensammlung enthalten folgende Informationen:

Modul I Biographische Daten
Modul II Medizinische und psychiatrische Vorgeschichte
Modul III Familiengeschichte
Modul IV Im Laufe der Behandlung sich ergebende Daten.

Bei den folgenden monatlichen Klinikbesuchen werden Nebenwirkungen, Lithiumdosierung und die Gabe von anderen Medikamenten festgehalten, außerdem werden allmonatlich Gewicht und Menstruation vermerkt, ebenso wie alle besonderen Vorfälle im Leben des Patienten oder etwaige Streßereignisse, die unter Umständen mit dem beschleunigten Eintritt einer manischen oder depressiven Episode im Zusammenhang stehen könnten. Ob allerdings Streßereignisse im Leben wirklich Depressionen oder manische Rauschzustände beschleunigen können, ist immer noch ein vieldiskutiertes Problem der psychiatrischen Forschung. Untersuchungen auf diesem Gebiet könnte man eher entnehmen, daß Ereignisse im Leben des Patienten mit dem beschleunigten Eintritt einer Manie oder Depression nicht in direktem Zusammenhang stehen, wie die meisten Psychiater traditionsgemäß annahmen. Um jedoch diese Frage im einzelnen genau zu beantworten, bedarf es allerdings noch eingehender Untersuchungen.

Auch alle kreativen oder produktiven Erlebnisse des Patienten werden festgehalten, ebenso wie Alkoholkonsum und etwaige Spielexzesse. Alle diese Daten werden zusammen mit den Stimmungsbewertungen der Schwestern in Tabellen eingetragen und zur Computeranalyse gespeichert.

Menschen mit manisch-depressiver Krankheit kommen in der Regel in die Klinik, weil sie schwer depressiv sind und ganz offensichtlich Hilfe brauchen. Die Patienten werden zunächst von der stationären Stoffwechselabteilung aufgenommen und umgehend behandelt, vor allem, wenn akute Selbstmordgedanken vorhanden sind. (Selbstverständlich werden auch Patienten, die sich im folgenden bei ihren ambulanten Klinikbesuchen selbstmordgefährdet fühlen, sofort in stationäre Behandlung aufgenommen, um sie vor sich selbst zu schützen.) Depressive Patienten erhalten zu Beginn antidepressive Medikamente gegen ihre Depression; gleichzeitig setzt man sie auf eine Lithiumtherapie, die der Prophylaxe (das heißt der Verhinderung oder Abschwächung) ihrer zukünftigen rekurrierenden manischen und depressiven Attacken dient.

Judith Mayer, eine einundvierzigjährige verheiratete Frau, war eine typische depressive Patientin, die zum fünften Mal an einer rekurrierenden Depression litt. Sie füllte mit Hilfe der Schwester ihre Modul-Formblätter aus, ließ ihren Stammbaum aufnehmen und gab dem Forschungsteam folgende Informationen:

»Als ich im vergangenen Monat so depremiert war, fühlte ich mich verwirrt, traurig, körperlich erschöpft, ohne jedes sexuelle Verlangen und so völlig ernergielos, daß ich mit niemanden mehr sprechen konnte; ich wollte nur noch schlafen. Ich interessierte mich für überhaupt nichts mehr und konnte gar nicht verstehen, was mit mir los war. Ich war kaum noch imstande, meine Arbeit zu tun, und manchmal mußte ich sie ganz liegenlassen. Ich war zwar traurig, aber weinen konnte ich offenbar nicht. Alles erschien mir unwirklich. Wie Sie wissen, bin ich Künstlerin, und meine choreographische Arbeit bedarf der Inspiration, der Phantasie und der Kreativität. Während meiner depressiven Phasen bin ich völlig unkreativ und unfähig. Ich kann auch nicht mehr richtig schlafen und wache schon sehr früh morgens auf; dafür würde ich am liebsten den ganzen Tag über schlafen. Ich aß immer mehr, mein Gewicht ist in den zwei Monaten meiner Depression von 112 auf 120 Pfund gestiegen. Während früherer Depressionen hatte ich das Gefühl, das Leben bedeute mir nichts mehr, diesmal jedoch war das anders. Ich habe schon zweimal versucht, mir das Leben zu nehmen: einmal habe ich Schlaftabletten genommen, das zweite Mal habe ich versucht, mich am Bettpfosten aufzuhängen. Glücklicherweise ist beide Male nichts daraus geworden.«

Beim ersten Klinikbesuch Judiths, nach ihrer Bewertung und Diagnostizierung, setzte man eine Therapie mit Lithium und Antidepressiva* ein. Vor Beginn einer Lithiumbehandlung müssen Nieren- und Herzkrankheiten ausgeschlossen werden, der Patient muß bei guter körperlicher Gesundheit sein. Nachdem der anfängliche medizinische Check-up keine Krankheiten hatte erkennen lassen, begann man mit der antidepressiven Therapie; dreimal täglich bekam sie ihr Antidepressivum, dazu täglich 900 mg Lithium. Man informierte sie über die üblichen Nebenwirkungen beider Drogen. Sollten irgendwelche Nebenerscheinungen auftreten, so sollte sie sich umgehend beim Arzt nach neuen Instruktionen erkundigen. Auch vor der möglichen Toxizität wurde die Patientin gewarnt.

Die Patienten werden darauf hingewiesen, daß sie während der ersten Phase der Lithiumbehandlung und -stabilisierung sowie während jeder akut manischen oder depressiven Phase sich jede Woche einmal zur Blutlithiumkontrolle in der Klinik einfinden müssen. Ist der Spiegel zu niedrig, so kann es zum Wiederauftreten von Hoch- und Tiefphasen kommen, ist er zu hoch, so können toxische Symptome auftreten. Man macht dem Patienten klar, wie wichtig es ist, weiterhin normale Mengen von Nahrung, Flüssigkeiten und Salzen zu sich zu nehmen, um die Elektrolyt- und Lithiumbilanz nicht aus dem Gleichgewicht zu bringen. Sie bekommen mehrere Artikel über die Geschichte und die Nebenwirkungen des Lithiums, dazu Material, das dem besseren Verständnis der metabolischen Depression und der Nebenwirkungen der verordneten Therapeutika dienen soll. Diese Informationen helfen dem Patienten und seiner Familie, die angewandten therapeutischen Maßnahmen besser zu verstehen.

* Zu den risikoarmen, weithin gebräuchlichen Standardtranquilizern gehören Meprobamat, Imipramin und Iproniazid.

Sollte das biochemische Forschungsprogramm der Klinik auf ein oder mehrere defekte Enzyme stoßen, so könnte man in Zukunft vielleicht Labortests entwickeln, mit deren Hilfe man die verschiedenen Arten von Gemütskrankheiten diagnostizieren kann, Tests, die ebenso bedeutungsvoll wären wie die Methoden zur Blutzuckerbestimmung, die einen Diabetes festzustellen erlauben, oder wie die Leberenzymanalysen, die bei der Diagnose von Leber- und Herzkrankheiten von Bedeutung sind. Und schließlich könnten solche diagnostischen Prüfmethoden auch Schlüsse auf spezifische Reaktionen bei der Behandlung zulassen.

Die Entdeckung eines veränderten Enzyms bei der manisch-depressiven Krankheit, das auf eine ganz bestimmte Art und Weise genetisch weitergegeben wird, wäre ein entscheidender Durchbruch in der Psychiatrie des zwanzigsten Jahrhunderts.

13 *Der Durchbruch des Lithiums – ein dringender Ruf nach sozialen Veränderungen*

In der Art und Weise, wie der Mensch im Lauf der Jahrhunderte auf Gemütsschwankungen reagiert hat, spiegelt sich die Geschichte der Psychiatrie. Mehrere tausend Jahre lang haben sich selbst die aufgeklärtesten Kulturen nur mit Euthanasie, Einkerkerung, Ketten und brutaler Gewalt zu helfen gewußt; die Therapiemethoden gipfelten in exotischen Zaubertränken, Aderlässen und am Schädel angesetzten Zitteraalen. Dann kamen die moderneren Methoden: Insulinkoma, Lobotomie, Elektroschocks, Psychoanalyse und Psychotherapie, und zuletzt die lange Reihe der neu synthetisierten Tranquilizer und Antidepressiva. Bis zur Einführung des Lithiums jedoch gelang es mit keiner dieser Behandlungsmethoden, Gemütsschwankungen dauerhaft und erfolgreich unter Kontrolle zu bringen. Heute steht ohne jeden Zweifel fest, daß das Lithium das Wiederauftreten der chronischen und an der Lebenskraft zehrenden Gemütsschwankungen, die für die manisch-depressive Krankheit typisch sind, kontrolliert und verhindert. Vieles spricht auch dafür, daß Lithium selbst bei der Verhütung rekurrierender Depressionen wirksam ist, bei denen manische Episoden nicht in Erscheinung treten.

Vor etwa achtzehnhundert Jahren schon verordnete der Arzt Soranos von Ephesos in den Zeltlazaretten der frühen Griechen und Römer eine Mineralwasserkur gegen manischen Wahnsinn und Melancholie. In seinen Schriften empfahl er das Trinken bestimmter alkalischer Quellwässer sogar bei einer ganzen Reihe von körperlichen und geistigen Erkrankungen. Diese Tradition hielt sich über Jahrhunderte. Heute weiß man, daß viele dieser alkalischen Quellen, die die Römer in Süd- und Westeuropa erschlossen, große Mengen von Lithium enthalten.

Erst 1817 jedoch entdeckte der junge schwedische Chemiestudent Johan Arfvedson das leichteste der Alkalimetalle aus der ersten Gruppe des chemischen Periodensystems. Er nannte es Lithium, weil man es in Steinen fand (griechisch lithos = Stein). Schon bald stellte sich heraus, daß das Lithium eines der reaktionsfreudigsten von allen Reinelementen war, und obgleich es in der Natur nie frei zu finden war, konnte man sein Vorkommen in Mineralien, natürlichen Solen und Mineralwässern sowie auch in gewissen pflanzlichen, tierischen und menschlichen Geweben nachweisen. Im neunzehnten und zu Beginn des zwanzigsten Jahrhunderts wurde in vielen europäischen und amerikanischen Badeorten ganz besonders auf das Vorkommen von Lithium in den Mineralwässern hingewiesen, die für Trink- und Badekuren Anwendung fanden. Diese Quellen, die der körperlichen und geistigen Gesundheit besonders förderlich sein sollten, benannte man oft nach dem Lithium (zum Beispiel Lithia Springs in Georgia). In manchen Fällen geben die Begründer solcher Badeorte einen stark überhöhten Lithiumgehalt ihrer Quellen an, um mehr Besucher anzuziehen. In den vierziger Jahren des neunzehnten Jahrhunderts hatte man entdeckt, daß Lithiumsalze der Harnsäure imstande waren, Nierensteine aufzulösen und bei Gicht und Rheumatismus Linderung zu schaffen sowie auch andere körperliche und geistige Krankheiten günstig zu beeinflussen. Allerdings kam man bei der Behandlung dieser Krankheiten bald wieder vom Lithium ab, als wirksamere Therapiemethoden entwickelt wurden.

Manche besonders begeisterte Anhänger glauben auch heute noch, daß Mineralquellen eine lange Reihe der verschiedensten körperlichen und geistigen Erkrankungen heilen können. In manchen Ländern – in der Bundesrepublik Deutschland zum Beispiel – übernehmen sogar die Krankenkassen die Kosten für eine Badekur. In Osteuropa und der Sowjetunion gibt es umfangreiche staatliche Behandlungsanlagen; zahlreiche Badeorte in Westeuropa, den Vereinigten Staaten und Japan sind auch heute noch blühende Unternehmen. Alle diese Etablissements bieten genau vorgeschriebene Wasserkuren gegen chronische Krankheiten an, vor allem gegen nervöse Störungen, die unter den verschiedensten Namen laufen: Neurasthenie, Neuralgie, Nervenzusammenbruch – Begriffe ohne spezifische Bedeutung, die jahrhundertelang auch alle Formen der Gemütsschwankungen umfaßten.

Zu Beginn unseres Jahrhunderts setzte man Lithiumbromid gegen Epilepsie ein; es galt auch als ausgezeichnetes Schlafmittel. In den späten vierziger Jahren wurde Lithiumchlorid zum beliebten Salzersatz für Patienten, die eine natriumfreie Diät einhalten mußten. In Amerika war es unter Namen wie Westal, Foodsal oder Saltisal auf dem Markt. Manche Patienten, die Lithium als Speisewürze verwendeten, litten an Herz- oder Nierenkrankheiten, Erkrankungen also, bei denen Lithium, wie man heute weiß, besonders gefährlich ist. Als 1949 über mindestens drei Todesfälle und viele schwere Vergiftungen berichtet wurde, die auf Lithium zurückgeführt wurden, zogen die amerikanischen pharmazeutischen Fabriken das Lithium schleunigst aus dem Handel.

In der Industrie machte die Verwendung von Lithium und seinen Verbindungen viel schnellere Fortschritte. Wissenschaftler entdeckten eine ganze Reihe von Möglichkeiten, sich seine einzigartigen Eigenschaften zunutze zu machen, vor allem in der Keramik und Metallurgie. Weil es so leicht ist und große Temperaturdifferenzen toleriert, ohne sich chemisch zu verändern, hat es seinen Weg auch in die Nukleartechnologie gefunden. Man machte sich seine besondere atomare Struktur bei den

Spaltungs- und Fusionsreaktionen der thermonuklearen Explosion zunutze; Lithium ist ein wesentlicher Bestandteil der Wasserstoffbombe. Auch die Industrie erkannte schnell, daß sich die vielseitigen und reaktionsfreudigen Eigenschaften dieses basischen Elementes noch andersartig nutzen ließen. Da Lithium Wasser anzieht, verwendete man es schon bald in den Feuchtigkeitsreglern und Reinigungsanlagen von Luftzirkulationssystemen. Um die Wirksamkeit von Schmiermitteln auch bei sehr hohen und sehr tiefen Temperaturen konstant zu halten, fügte man ihnen Lithiumstearat bei.

Die therapeutische Wirksamkeit des Lithiums gegen Manien wurde 1949 von dem australischen Psychiater John F. Cade entdeckt. Seine Entdekkung der antimanischen Effekte des Lithiums war ein reiner Glücksfall. Er vermutete im Harnstoff die toxische Substanz, die den manischen Zustand auslöste, und Harnstoff fand er im Urin der Patienten. Um seine Hypothese zu testen, mußte er Meerschweinchen Harnsäure injizieren; Lithium benutzte er lediglich, weil es mit Harnstoff das löslichste Salz, nämlich Lithiumurat, bildet. Als er seinen Meerschweinchen jedoch Lithiumurat (und später Lithiumkarbonat) injizierte, wurden diese ganz apathisch, statt einen Erregungszustand zu zeigen. Nachdem er zehn Maniker erstaunlich erfolgreich mit Lithiumkarbonat behandelt hatte, veröffentlichte er einen Bericht über seine ersten Ergebnisse. Lithium, so behauptete er, stelle bei manischen Patienten wieder einen normalen Gemütszustand her, und mit einer Erhaltungsdosis hätten sich mehrere seiner chronischsten und hoffnungslosesten Fälle so weit erholt, daß sie aus dem Krankenhaus entlassen werden konnten.

Die Veröffentlichung dieser bemerkenswerten Ergebnisse erregte das Interesse vieler Kliniker, und es dauerte nicht lange, bis in Australien, Frankreich, Italien, England und Dänemark Versuchsreihen mit Lithiumsalzen anliefen. 1954 führte Mogens Schou in Dänemark den ersten Doppelblindversuch durch. Ärzte, die nicht wußten, welche Patienten Lithium und welche ein inaktives Plazebopräparat bekamen, bewerteten die Besserung manischen Verhaltens.

In den Vereinigten Staaten erweckten weder Cades Bericht von 1949 noch Schous eindrucksvolle Arbeit von 1954 das Interesse der psychiatrischen Forschung. Da Lithium in Australien zu der gleichen Zeit auf die Bildfläche trat, als es in Amerika zu Herztodesfällen aufgrund seiner mißbräuchlichen Anwendung kam, beharrte der amerikanische Ärztestand auf seiner Furcht vor toxischen und möglicherweise letalen Auswirkungen. Dafür begannen die amerikanischen Psychiater zu dieser Zeit ein ausschließliches Interesse an den neuentwickelten psychoaktiven Drogen zu zeigen, den Tranquilizern und Antidepressiva, den angstlösenden, stimulierenden und hypnotischen Drogen, die in den fünfziger Jahren in schneller Folge erschienen. Außerdem konnte Lithium, da es ein natürliches Element war, nicht patentiert werden, und so sah die amerikanische pharmazeutische Industrie keine Möglichkeit, diese Substanz wie die meisten anderen Psychopharmaka kommerziell auszuwerten.

Schous ehemaliger Lehrer Heinrich Waelsch und Lawrence Kolb, damals Direktor des New York City Psychiatric Institute und heute Leiter des New York State Department of Mental Hygiene, sahen sich im Jahre 1958 durch die dänischen Berichte dazu veranlaßt, mich zu systematischer klinischer Forschung in den Vereinigten Staaten anzuregen. Diese ersten Versuchsreihen fanden in der Aufnahmestation des New York State Psychiatric Institute unter Mitarbeit des Psychiaters Shervert Frazier, heute Professor in Harvard, statt. 1960 berichtete Samuel Gershon, ein eben in Amerika eingetroffener australischer Psychiater, über die einzigartige Wirkung des Lithiums und legte den amerikanischen Ärzten nahe, dieses Mittel zu erproben. In den frühen sechziger Jahren verbreitete sich die Nachricht von der drastischen Wirkung des Lithiums schnell weiter nach Westen. Ein unkontrollierbar manischer Professor aus Texas, der gleichzeitig an zehn Büchern und vierzig Forschungsberichten schrieb, wurde zur Lithiumbehandlung nach New York geschickt. Er sprach erstaunlich gut auf das Lithium an, das meine Kollegen Lawrence Kolb, Ralph Warton und ich ihm verordneten. Mit einer Lithiumerhaltungsdosis fuhr er »geheilt« nach Texas zurück – zum großen Erstaunen der texanischen Psychiater, die sich fast ein Jahr lang vergebens bemüht hatten, seine rasenden psychotischen Rauschzustände zu unterdrücken. Die Verwunderung über seine schnelle Genesung war so groß, daß man daraufhin auch in Galveston mit Versuchsreihen begann.

Im Mai 1956 wurden dem Kongreß der American Psychiatric Association gleichzeitig die Studie aus Texas und die Untersuchung des New York State Psychiatric Institute vorgelegt. Das war das Debut des Lithiums als Therapeutikum gegen Manien vor den Psychiatern der Vereinigten Staaten.

In den späten sechziger Jahren war das Interesse der psychiatrischen Forschung am Lithium so weit gestiegen, daß das Verlangen nach einer Überprüfung der gesetzlichen Beschränkungen, denen diese Substanz unterlag, laut wurde. Zu jener Zeit war der Handel mit Lithium in den Vereinigten Staaten noch gesetzlich verboten. Um unsere Experimente im Krankenhaus durchführen zu können, mußten wir uns von der Food and Drug Administration eine Drogenforschungsnummer zuteilen lassen.

Aufgrund dieses Interesses setzte die American Psychiatric Association 1969 eine spezielle Lithiumkommission ein, die der FDA beim Entwurf eines Waschzettels behilflich war, der den Packungen beigelegt werden sollte und auf dem die Droge und ihre Wirkung eingehend beschrieben waren. 1970 ließ die FDA auf Empfehlung der Lithiumkommission das Lithium als verschreibungspflichtiges Standardmedikament wieder zu. Diesmal jedoch wurde der Vertrieb unter verstärkten Vorsichtsmaßnahmen vorgenommen. Lithium wurde ausschließlich zur Behandlung akuter Maniezustände zugelassen; nachdrücklich wurde auf die unbedingte Notwendigkeit laufender Blutüberwachung und strenger klinischer Kontrollen hingewiesen. Ein Jahr später wurde die Zulassung von Lithium auch als Erhaltungstherapie bei manisch-depressiver Krankheit empfohlen.

Ich habe schon darauf hingewiesen, daß die meisten Kliniker die dritte Revolution der Psychiatrie – die biochemische Revolution – auf die Mitte der fünfziger Jahre datieren, als die hochwirksamen antipsychotischen Tranquilizer und antidepressiven Verbindungen synthetisch hergestellt wurden und in den Handel kamen. In Wirklichkeit jedoch begann die dritte Revolution der Psychiatrie 1949 mit Cades Entdeckung des Lithiums gegen Maniezustände. Die psychotropen Tranquilizer und Antidepressiva lindern zwar die Symptome von Psychosen, Angstzuständen und Depressionen, an den Kern der Krankheit jedoch kommen sie nicht heran. Das Lithium dagegen greift als erstes Medikament die Krankheit auf biochemischem Weg an und bringt sie unter Kontrolle. Seit 1949 sind (vor allem in Europa) Tausende von Männern und Frauen mit schweren Gemütskrankheiten erfolgreich mit Lithiumsalzen stabilisiert worden. Seit sie auch in den Vereinigten Staaten wieder zugelassen sind, wurden sie täglich Hunderten von Patienten neu verordnet. Nur selten kann man in der Psychiatrie einen so dramatischen Vorgang beobachten wie die völlige Veränderung der Persönlichkeit eines manisch-depressiven Patienten, der ein oder zwei Wochen lang Lithiumkarbonat erhält. Hochdosierte Tranquilizer und Stimulantien haben viele unangenehme Nebenwirkungen, das Lithium dagegen zeigt bei optimaler Dosierung praktisch keine Nebenerscheinungen. Nur wenige Patienten weigerten sich, Lithium zu nehmen, vor allem jene nicht, die sich schon damit abgefunden hatten, den Rest ihres Lebens in einer Anstalt zu verbringen oder zwischen manischen Attacken lähmende und immer wiederkehrende Depressionen durchzumachen.

An der aufsehenerregenden Behauptung, Lithium sei imstande, manisch-depressive Zustände zu regulieren und zu kontrollieren, entzündete sich in den späten sechziger und frühen siebziger Jahren eine hitzige internationale Kontroverse zwischen den europäischen und amerikanischen Psychiatern und Forschern. Konnte das Lithium wirklich etwas ausrichen? Zeigte es wirklich die beschriebene Wirkung? War es wirksamer als andere Standardantidepressiva und angstlösende Medikamente?

Die Anerkennung des Lithiums als spezifisches Therapeutikum und als Erhaltungstherapie bei manisch-depressiven Krankheitszuständen stellte einen Markstein in der Geschichte der Psychiatrie dar: Zum ersten Mal war es gelungen, mit Hilfe eines einfachen, natürlich vorkommenden Salzes einer schweren geistigen Erkrankung Herr zu werden. Das bedeutete eine Bedrohung der herkömmlichen und kostspieligen Therapiemethoden der Psychiatrie bei Gemütskrankheiten. Seine Anerkennung könnte so weitreichende Auswirkungen haben wie die Entdeckung des Insulins oder des Digitalis auf medizinischem Gebiet.
Zunächst einmal bestärkte ja die Tatsache, daß es möglich war, eine schwere geistige Erkrankung mit Hilfe eines natürlich vorkommenden chemischen Salzes zu stabilisieren, die Hypothese, daß die primäre Ursache der Gemütsschwankungen in einem genetisch übermittelten biochemischen Defekt zu suchen sei. Man schätzt, daß mindestens drei bis vier Prozent der Gesamtbevölkerung von schweren geistigen Erkrankungen betroffen sind, und die Einführung der Lithiumtherapie würde für viele Ärzte bedeuten, daß sie ihre psychologische Orientierung und ihre ganze Konzeption dieser Erkrankungen von Grund auf ändern müßten. Kurz gesagt, die Psychiater könnten von jetzt an den an zyklischen und primären Gemütsschwankungen leidenden Patienten mit Lithiumkarbonat und Antidepressiva behandeln, anstatt ihn wie bisher einer Psychotherapie, Psychoanalyse, Elektroschock- oder nur kurzfristig wirksamen Pharmakotherapie zu unterziehen.
Die Psychotherapie, die so großen Wert auf die fünfzigminütigen, unter vier Augen stattfindenden Dialoge legt, müßte weichen und sich in den meisten Fällen von Gemütsschwankungen mit einer weit weniger wichtigen Rolle zufriedengeben – und in vielen Fällen hätte sie überhaupt nichts mehr zu sagen. Elektroschocks und Krankenhausaufenthalte wären nur noch selten erforderlich. Dafür könnte sich das Lithium als geradezu lächerlich billige und doch hochwirksame Behandlungsmethode für die schweren Gemütskrankheiten herausstellen. Und mit Sicherheit könnte man wohl behaupten, daß der in aller Welt so einträgliche Markt für Drogen, die spezifisch bei Gemütsschwankungen wirken sollen, bedroht ist durch ein einfaches und billiges Salz, das in den Handel kommt, ohne daß jemand einen großen Profit damit machen kann.
Das Lithium ist in den siebziger Jahren auf der Bildfläche erschienen, zu einer Zeit also, zu der die Psychiatrie in Amerika ohnehin schon im Begriff war, einen Übergang von der psychologischen zur biochemischen Behandlungsweise zu vollziehen. Seine spezifische Wirkung bei der manisch-depressiven Krankheit wird nun als Katalysator dienen, der die dritte Revolution der Psychiatrie und damit die biochemischen Methoden zur Behandlung auch anderer geistiger Erkrankungen beschleunigt vor-

rücken lassen wird. In den nächsten zehn Jahren werden wir vermutlich sehen, daß Amerika gegenüber den Geisteskrankheiten eine völlig neue Haltung einnehmen wird. Die traditionelle Psychotherapie und -analyse, wie sie bisher praktiziert wurden, werden weitgehend aus der Mode kommen.

Diese Verfahren haben mehr als fünfzig Jahre lang in der Behandlung von Neurosen und vielen psychischen Erkrankungen tatsächlich eine überaus wichtige Rolle gespielt. Viele Psychiater aber geben immer noch nur sehr ungern zu, daß diese psychologischen Methoden als primäre Therapie für die schweren geistig-seelischen Erkrankungen – manisch-depressive Krankheit, unipolare Depression, Schizophrenie – eklatant versagt haben.

Was die Neurosen betrifft, so werden modifizierte psychologische Behandlungsmethoden sicherlich weiterhin von Wert sein, und auf ganz bestimmte Symptome ausgerichtete verhaltensändernde Techniken werden an Bedeutung gewinnen. Der Begriff der neurotischen Depression jedoch, der heute auf etwa die Hälfte der schätzungsweise zwanzig Millionen depressiver Kranker in Amerika angewandt wird, stirbt schnell aus. Als diagnostisches Etikett hat sich die neurotische Depression – im letzten Handbuch diagnostischer Klassifikationen der American Psychiatric Association noch als primäre Krankheit angeführt – als viel zu umfassende Bezeichnung erwiesen, mit der überhaupt nichts anzufangen ist. Die meisten Fälle rekurrierender Depression, mögen sie nun mit gleichzeitig auftretenden neurotischen Symptomen einhergehen oder nicht, werden in Zukunft als unipolare Depressionen bezeichnet werden, wenn immer wiederkehrende Depressionen mit Perioden normaler Funktionsfähigkeit abwechseln. Nach meiner eigenen Erfahrung mit Tausenden depressiver Patienten, die ich im Lauf von fünfzehn Jahren ambulant oder stationär behandelt habe, sind weniger als zehn Prozent aller Depressionen heute, da das neue unipolar-bipolare Klassifizierungssystem sich durchgesetzt hat, mit Berechtigung als depressive Neurotiker zu bezeichnen. Das heißt, viele dieser Patienten sind entweder unipolar Depressive oder gemäßigt Manisch-Depressive und können daher mit Lithium und/oder Antidepressiva behandelt werden. In vielen Fällen erfährt mit der durch chemische Substanzen hervorgerufenen Linderung ihrer Depressionen auch die neurotische Lebenshaltung dieser Patienten eine Wendung zum Besseren; wo es nicht zu einer solchen Besserung kommt, mag eine zusätzliche Psychotherapie notwendig werden. Psychologische Behandlungsmethoden werden auch dort ihre Berechtigung behalten, wo Patienten mit widrigen Lebensumständen oder einem Verlust nicht fertigwerden. Diese reaktiven Depressionen, die aus ganz bestimmten Streßsituationen stammen, mögen, je mehr die biochemische Revolution der Psychiatrie sich

durchsetzt, ebenfalls von den neuen medikamentösen Therapiemethoden günstig beeinflußt werden.
Neuere Untersuchungen auf dem Gebiet der Neurosen haben überraschenderweise Anhaltspunkte dafür geliefert, daß auch manche mit Phobien, Zwangsideen und Angstzuständen einhergehende Neurosen genetische Komponenten haben. Daß sie oft mittels chemischer Substanzen besserungsfähig sind, könnte dafür sprechen, daß auch sie über die Gene weitergegeben werden; allerdings ginge dieser Erbfaktor viel undurchsichtigere Wege als der genetische Faktor, den George Winokur und sein Team an der Universität Iowa für die manisch-depressive Krankheit nachgewiesen haben, oder der Erbfaktor der Schizophrenie, dessen Nachweis wir Seymour Kety aus Harvard und seinem Mitarbeiterteam verdanken.
Andere Forschungszentren sind auf der Suche nach neuen Anwendungsgebieten für Lithium, dem ersten Wundermittel der Psychiatrie. So könnten etwa bestimmte Formen des Alkoholismus ein mögliches Feld für den Lithiumeinsatz darstellen. Nathan Kline vom Rockland State Hospital verabreichte in einem Gemeinschaftsprojekt mit dem Veterans Administration Hospital in Maine 35 von 70 Patienten mit schweren periodischen Trinkproblemen tägliche Lithiumdosen. Der Rest der Gruppe erhielt ein Plazebo. Kline beobachtete seine Patienten zwei Jahre lang. Alkoholiker, die Lithium bekamen, machten im Durchschnitt signifikant weniger Trinkexzesse durch. Obgleich sie das Trinken nicht unbedingt ganz aufgaben, mußten die lithiumbehandelten Alkoholiker doch nur halb so oft nach wiederholten Exzessen zur Entgiftung stationär behandelt werden. Möglicherweise unterdrückt das Lithium bei Menschen, die trinken, um eine periodische Depression zu bekämpfen, das Bedürfnis nach den wiederholten Trinkexzessen; unter Umständen wirkt es auch unmittelbar auf die abweichende Biochemie des Alkoholikers und seinen Äthylalkoholstoffwechsel ein.
Andere Forscher kamen auf den Gedanken, Lithium könne sich vielleicht beim langfristigen Abbau aggressiven Verhaltens als nützlich und wirksam erweisen.
Aufgrund ihres extrem gewalttätigen, provokativen und jähzornigen Verhaltens wurden 27 »gewalttätige Rückfalltäter« einer dem California Department of Corrections angegliederten Behandlungsstätte für eine Lithiumuntersuchung ausgewählt. Von den zweiundzwanzig Patienten, die das Experiment bis zum Schluß mitmachten und die zehn Monate lang durchschnittlich 1800 mg Lithiumkarbonat pro Tag bekamen, wiesen fünfzehn weniger Disziplinarverfahren wegen gewalttätigen Verhaltens auf, vier blieben unbeeinflußt, und drei wurden häufiger bestraft. Das psychiatrische Personal der Krankenanstalt bemerkte, daß »vierzehn der

Strafgefangenen mit Lithiumkarbonat eine deutliche Besserung erkennen ließen, und einundzwanzig doch wenigstens bis zu einem gewissen Grad gebessert erschienen«. Joseph Tupin, der Leiter des Teams an der University of California, von der die Untersuchung ausging, meinte, daß »Lithium möglicherweise beim langfristigen Abbau aggressiven Verhaltens sich als wirksam erweisen könnte, wobei die charakteristischen Merkmale der positiv Reagierenden darauf hinwiesen, daß bei diesen Individuen, die ein rekurrierendes jähzorniges und gewalttätiges Verhalten zeigten, eine gründliche Untersuchung auf eventuelle Hirnschäden angebracht ist.«
Auch siamesische Kampffische verlieren an Aggressivität, wenn in ihren Geweben abnorm hohe Lithiumkonzentrationen vorhanden sind. Das gleiche trifft für aggressive Ratten und andere Tiere zu.
Es ist faszinierend, sich die sozialen Veränderungen auszumalen, welche die zukünftige Anwendung der Lithiumforschung aufgrund dieser erregenden Entdeckungen mit sich bringen könnte. In Gefängnissen und Besserungsanstalten mag es eine ganze Reihe von Unglücklichen geben, deren einziges wirkliches Verbrechen darin besteht, daß sie einen Stoffwechseldefekt haben, daß sie wegen einer grundlegenden Abweichung ihrer Hirnchemie unfähig sind, normal zu funktionieren. Der Gedanke, Lithium könne ein physiologisch essentielles Mineral sein wie Natrium oder Kalium oder ein Spurenelement wie etwa Kupfer, ist ungeheuer fesselnd. Die Möglichkeit, daß Lithium für die geistige Gesundheit unentbehrlich sei, wurde vor einigen Jahren mit großer Aufmerksamkeit geprüft, als Earl Dawson und seine Kollegen an der University of Texas in Galveston über eine Periode von zwei Jahren hinweg die lokalen Lithiumkonzentrationen im Trinkwasser von 72 texanischen Landkreisen mit den Einweisungsstatistiken der Nervenkliniken ins Verhältnis setzten. Sie stellten fest, daß die Einweisungsziffern um so niedriger lagen, je höher die Lithiumkonzentration war. In ganz Texas hat El Paso eine der höchsten Lithiumkonzentrationen im Trinkwasser. Der Prozentsatz der Gesamtbevölkerung, der in psychiatrische Krankenhäuser aufgenommen werden muß, beträgt etwa ein Siebtel des Prozentsatzes von Dallas, das eine der niedrigsten Trinkwasserlithiumkonzentrationen hat. Darüber hinaus wies Dawson einen Zusammenhang zwischen Morden, bewaffneten Überfällen und Gewaltverbrechen mit den Lithiumkonzentrationen im Trinkwasser nach. Nach der Veröffentlichung dieses Berichtes begann eine große Debatte. Die Presse, darunter auch *Time Magazine*, nannte das Lithium den »Texas-Tranquilizer«. Immer wieder erschienen Schlagzeilen wie »Geistige Gesundheit auf dem Wasserweg«, »Sicher durch Salz« oder »Lithium im Trinkwasser zur Heilung von Geisteskrankheiten?«, obgleich die Studie weder die Zusammensetzung der Bevölkerung noch die Anwesenheit anderer Chemikalien in Wasser oder

Erdboden genau untersuchte, noch auch überprüfte, ob die Einweisungsziffern der staatlichen Anstalten ein getreues Abbild der geistigen Gesundheit der Gemeinden darstellten.

Bisher wissen wir noch nicht, ob Lithium für den normalen Ablauf biologischer Prozesse unentbehrlich ist. Manche Forscher meinten – meiner Meinung nach voreilig –, man könne den Trinkwasserreservoirs eines Tages vielleicht Lithium zufügen, wie man heute schon Fluor beigibt, um Karies zu verhüten. Auf einem in Washington stattfindenden Symposion über die Kontrolle der Wasserqualität vertrat ich die Meinung, aufgrund der bis jetzt vorliegenden Forschungsergebnisse dürfe den Wasserreservoirs kein Lithium zugesetzt werden, und es sei sehr zweifelhaft, ob das in Zukunft gerechtfertigt sein werde. Die faszinierende Möglichkeit jedoch besteht immerhin. Da nicht auszuschließen ist, daß der Lithiumgehalt von Wasser und Erdboden die Stimmungslage des Menschen irgendwie beeinflußt, beschäftigt sich zur Zeit ein aus Epidemiologen und Statistikern bestehendes Forschungsteam an der Columbia University mit der Frage, ob tatsächlich echte Zusammenhänge bestehen. Aber selbst wenn es gelingt, die methodischen Probleme einer solchen Untersuchung zu lösen, und sich Zusammenhänge zwischen dem psychischen Gleichgewicht und dem Lithiumgehalt von Wasser und Nahrung herausstellen, sind die ethischen Bedenken damit noch nicht beseitigt.

Es wäre sehr gefährlich anzunehmen, daß das Lithium ein Allheilmittel gegen alle Geisteskrankheiten sei. Das ist ganz bestimmt nicht der Fall. Die bipolare manisch-depressive Krankheit und die unipolare rekurrierende Depression sind die beiden einzigen diagnostischen Kategorien, für die Lithium eine Langzeit-Präventivwirkung erwiesen hat. Bei Schizophrenien und Angstzuständen ist es relativ unwirksam; außerdem darf es nicht aufs Geratewohl oder ohne strenge und regelmäßige Kontrolle verabreicht werden. Ohne ordnungsgemäße Verschreibung eingenommen, kann es *toxisch* und potentiell *tödlich* wirken. Seine Einnahme muß mittels regelmäßig durchgeführter Blutspiegelbestimmungen sorgfältig überwacht werden.

Seit den späten fünfziger Jahren sind wiederholt Untersuchungen veröffentlicht worden, aus denen hervorgeht, daß in Gemeinden mit hartem Wasser die Todesziffern bei Herzinfarkt niedriger liegen. Je weicher das Wasser ist, um so mehr Menschen sterben an Herzinfarkt. Auch konnten die Forscher beobachten, daß in Gemeinden, wo der Härtegrad des Wassers sich veränderte, die Todesziffern für Arteriosklerose im Lauf der Jahre ebenfalls schwankten – sie sinken mit zunehmendem Härtegrad des Wassers. Während die älteren Berichte die Ergebnisse auf die Konzentrationen von Kalzium, Kalium oder Magnesium im Wasser zurückführten, haben jüngere Berichte von Antonie Voors und ihrem Team in Nordkarolina die Aufmerksamkeit auf die Tatsache gelenkt, daß mit dem Härtegrad des Wassers auch dessen Lithiumkonzentration steigt. Voors stellte Vermutungen darüber an, daß das Lithium unter Umständen einige Faktoren beeinflussen könne, die zur Entstehung einer Herzkrankheit beitragen. Zu diesen Faktoren zählt man seit jeher Bluthochdruck, Diabetes und einen hohen Cholesterin- und Triglyzeridgehalt des Blutes, Nikotinkonsum, Streß und ein ganz bestimmtes Verhalten, nämlich das an eine Hypomanie erinnernde Verhalten des getriebenen, überaktiven, übermäßig gewissenhaften und erfolgreichen Individuums. So interessant diese Möglichkeit jedoch ist, so schwer ist es auch, den Lithiumeffekt von den Auswirkungen anderer Mineralien auf diese zu einer Herzkrankheit disponierenden Faktoren zu trennen. Außerdem ist der Lithiumgehalt mineralischer Wässer außerordentlich niedrig; er ist tausendmal geringer als die zur Behandlung einer manisch-depressiven Krankheit erforderliche therapeutische Dosis – zu gering nach Ansicht viele Forscher, um irgendeine Wirkung zu haben.

Für Frauen, die unter rekurrierenden menstruellen Depressionen leiden, scheint das Lithiumkarbonat in Zukunft ebenfalls von Bedeutung werden zu können. In der Regel macht die Frau im Lauf ihres Menstruationszyklus Schwankungen ihrer emotionalen Reaktionen durch, die jedoch in den meisten Fällen durchaus erträglich sind. Für eine bestimmte Anzahl von Frauen dagegen ist dieser emotionale Aufruhr des Menstruationszyklus mit schweren Depressionen, Weinkrämpfen, Kopfschmerzen, Schlaflosigkeit und jähen Ausbrüchen von Reizbarkeit verbunden. Wir nehmen an, daß das menstruelle Stimmungssyndrom aufgrund seiner periodisch wiederkehrenden Natur auf Lithium ansprechen könnte. Samuel Gershon, heute an der New York University, und Ivan Sletten von der Medizinischen Akademie der University of Missouri erprobten Lithium an Patientinnen, die jahrelang unter extrem schweren prämenstruellen Depressionen gelitten hatten, und erzielten positive Ergebnisse. Im Lauf der Jahre habe auch ich eine begrenzte Anzahl von Frauen mit schweren prämenstruellen Depressionen mit Lithium behandelt und ebenfalls Erfolg gehabt. Trotzdem ist noch eine kontrollierte wissenschaftliche Untersuchung zur Bestätigung dieser Anwendungsmöglichkeit des Lithiums erforderlich.

Experimentell setzt man Lithium sogar bei manchen Krebsarten ein, bei denen die Zahl der weißen Blutkörperchen zu niedrig ist. Lithium bewirkt in der Regel eine leichte Vermehrung der weißen Blutkörperchen, und daher meinten die Ärzte, es könne vielleicht bei manchen Formen der Leukämie, bei der nicht genügend weiße Blutzellen produziert werden, von Nutzen sein. Bei solchen Leukämien ist der Körper nicht imstande, Infektionen abzuwehren, die sich infolgedessen meist als tödlich erweisen. Obgleich noch keine Ergebnisse veröffentlicht wurden, besteht doch die Möglichkeit, daß die Eigenschaft des Lithiums, die vermehrte Bildung von weißen Blutkörperchen anzuregen, zumindest das Leben dieser Patienten verlängert.

Die interessantesten Experimente mit Lithium jedoch hat man an Kindern und Jugendlichen angestellt, die unter sogenannten »Verhaltensstörungen aufgrund emotionaler Labilität« leiden. Emotional labile Kinder werden nicht als »manisch« oder »depressiv« bezeichnet, da ihre Symptome in anderer Form auftreten als jene, die wir vom Erwachsenen kennen. Macht zum Beispiel ein Kind eine depressive Phase durch, so klagt es in der Regel über körperliche Beschwerden; es hat Magenschmerzen, Kopfschmerzen, Schwindelgefühl und näßt ein (Enuresis). Diese Kinder können sich in der Schule nicht konzentrieren und leiden oft unter Phobien. Ausbrüche von Aggressivität und heftiger Aktivität können mit Perioden träger Passivität in einer Weise abwechseln, die an die periodischen Fluktuationen der Gemütsschwankungen beim Erwachsenen erinnert. Manchmal kann man diesen Kindern mit Antidepressiva helfen. Beim Heranwachsenden bezeichnet man eine ähnliche verdeckte Gemütsstörung oft als Verhaltens- oder Charakterstörung. Diese unglücklichen jungen Menschen können Drogenkonsumenten sein; sie sind launisch, trotzig und rebellisch. Arthur Rifkin und seine Mitarbeiter vom Hillside Hospital in New York stellten Untersuchungen an diesen jugendlichen Patienten an und beschrieben sie folgendermaßen: »Ein paar Tage lang waren sie übermütig, vergnügungssüchtig und impulsiv, dann wurden sie verschlossen, mürrisch, verdrießlich und drohten zuweilen sogar mit Selbstmord.« Innerhalb von wenigen Stunden oder Tagen konnte ihre Stimmung von manischer Gehobenheit in Depression umschlagen. An einer manisch-depressiven Krankheit, wie wir sie vom Erwachsenen kennen, litten sie nicht. Auf Antidepressiva sprachen sie im allgemeinen nicht allzu gut an. Die herkömmlichen Tranquilizer lehnten sie ab, weil sie den »Automaten-Effekt« nicht mochten. Verordnete man ihnen jedoch Lithium, so ergaben sich erstaunliche Resultate. Ihre Stimmung schien sich auf ein gleichmäßiges Niveau einzupendeln, und irgendwelche merkliche Nebenwirkungen, die zu einer Ablehnung des Lithiums hätten Anlaß geben können, gab es nicht. Diese kontrollierte Untersuchung ergab, daß die Lithiumgruppe der emotional labilen Jugendlichen weit besser abschnitt als die Kontrollgruppe.

Über den jüngsten Patienten, der bisher Lithium erhielt, ein sechsjähriges Kind, berichtet Anna-Lisa Annell aus Schweden. Annell behandelte zunächst Erwachsene mit Lithium und fühlte sich durch die Ergebnisse ermutigt, es auch an sechzig Kindern zu erproben. Sie berichtete, daß manische Symptome bei fünfzig Prozent der Kinder, denen es verabreicht wurde, gedämpft wurden. »Wenn es wirkt«, so schrieb sie, »dann ist die Wirkung so definitiv, daß man den Wirkungseintritt auf den Tag genau voraussagen kann – in der Regel ist es der vierte Tag, nachdem die Blutkonzentration ihr Optimum erreicht hat. Bei depressiven Kindern scheint Lithium gegen die körperlichen Symptome zu wirken, nicht jedoch gegen die innere Unruhe und das Unbehagen, unter denen die Kinder leiden. Manche Kinder bleiben depressiv, wenn auch nicht mehr so schwer wie vorher, aber sie fühlen sich immer noch unbehaglich und reizbar. Wenn wir das bemerken, geben wir außer dem Lithium noch Antidepressiva, und die Ergebnisse sind oft ganz ausgezeichnet.« Annell ist der Meinung, daß viele der auf Lithium gut Ansprechenden unter einem frühen Äquivalent der manisch-depressiven Krankheit des Erwachsenenalters leiden. In der Kinderpsychiatrie eröffnet sich damit ein ganz neues Feld. Eva Frommer vom St.-Thomas-Hospital in London berichtet über ganz ähnliche Ergebnisse. Sie verabreichte Lithium an emotional gestörte Kinder, deren überaktives Verhalten an eine Hypomanie denken ließ, und an andere, deren fürchterliche Temperamentsausbrüche mit depressiven, verdrießlichen Stimmungsphasen abwechselten. »Mehrere Kinder fanden diese Drogenkombination so hilfreich für ihre Selbstbeherrschung, daß sie auf einer weiteren Einnahme bestanden, bis es ihnen wieder ganz gut ging.«

Gibt es im Lithium ähnliche Substanzen, die wir noch nicht kennen? Die Alkalimetalle, nach steigendem Atomgewicht und abnehmender chemischer Aktivität geordnet, sind Lithium, Natrium, Kalium, Rubidium, Caesium und Francium (ein schweres, instabiles Element, das im Zyklotron entsteht). Wir wissen, daß der Körper Natrium und Kalium braucht. Braucht er zur Erhaltung eines normalen Gesundheitszustandes auch Lithium oder andere ähnliche Elemente in kleinen Mengen?

Seit vier Jahren untersuchte ich am New York State Institute mit einem Forschungsteam die Möglichkeiten des Rubidiums bei unzugänglichen chronisch depressiven Zustandsbildern. Anders als über Lithium war über Rubidium schon eine ganze Menge bekannt, ehe man es experimentell beim Menschen einsetzte. Als erster hatte es ein russischer Arzt, S. Botkin jun., der bei dem großen Psychologen Iwan Pawlow studiert hatte, in den Jahren nach 1880 am Menschen angewendet. Obgleich die Substanz ursprünglich bei Herzkrankheiten verwendet wurde, fiel Botkin auf, daß sie zuweilen ein Gefühl des Wohlbefindens hervorrief. In den späten achtziger Jahren des neunzehnten Jahrhunderts fand Rubidium, in kleinen Mengen verordnet, in nicht wenigen medizinischen Kliniken Europas bei Herz- und syphilitischen Krankheiten Anwendung; mit der Entwicklung wirksamerer Medikamente jedoch geriet es langsam in Vergessenheit.

Die ersten Rubidiumstudien stammen von Herbert Meltzer und unserem Team vom Psychiatric Institute. Man verabreichte Rhesusaffen Rubidium in ihrem Orangensaft. Lithium machte, wie wir wußten, die Affen ruhiger. Rubidium dagegen erhöhte zu unserem großen Erstaunen ihre Aktivität und Aggressivität. Neugierig geworden, nahmen wir bei diesen Affen Hirnstrommessungen vor und fanden, daß die Aufzeichnungen plötzlich eine stark erhöhte Frequenz aufwiesen. Lithium dagegen verursacht eine Verlangsamung der Hirnstromwellen.

Rubidium ist das Schwesterelement des Lithiums. Es gehört zu derselben Gruppe von Alkalimetallen wie Lithium, Natrium und Kalium. Häufig läßt es sich sogar aus den gleichen Mineralquellen isolieren. Seine biochemischen Eigenschaften und seine Auswirkungen auf Verhalten und Elektroenzephalogramm jedoch stehen in deutlichem Gegensatz zu denen des Lithiums. Nach unseren Erfahrungen produziert Rubidium Wirkungen, die man als denen des Lithiums genau entgegengesetzt bezeichnen könnte. Da sich Lithium bei manischen Episoden und als Prophylaktikum gegen bestimmte Depressionsformen als so wirkungsvoll erwiesen hat, befassen wir uns mit der Theorie, daß Rubidium eine ähnliche therapeutische und prophylaktische, dem Lithium komplementäre Rolle spielen könnte. Im Hinblick darauf testen wir Rubidium an therapieresistenten Depressionen und anderen Zuständen seelischer Verschlossenheit. Wirkt Rubidium als Antidepressivum? Entscheidende Beweise dafür liegen noch nicht vor. Bis jetzt ist Rubidium erst in zu geringer Dosis verabreicht worden – die therapeutisch wirksame Dosis, deren Höhe man nicht kennt, ist noch nicht erreicht.

Die Rubidiumforschung geht weiter – unter ständiger Kontrolle des FDA. Das Rubidium ist nur der jüngste Beitrag zu dem hochinteressanten, sich stets erweiternden Feld des Elektrolytstoffwechsels in Medizin und Psychiatrie. Irgendwann einmal wird man vielleicht nicht nur Rubidium, sondern auch andere metallische Spurenelemente wie schon heute das Lithium dazu benützen, Manisch-Depressiven oder anderen psychiatrischen Patienten schnell, billig und risikolos ihre Gesundheit zurückzugeben.

Ich habe hervorgehoben, daß die manisch-depressive Krankheit wegen ihrer bizarren, qualvollen, zuweilen aber auch nutzbringenden oder gar ekstatischen Symptome eine sehr dramatische Krankheit ist. Sind doch Menschen, die an milderen Formen der Gemütsschwankungen leiden, oft große Künstler, faszinierende Persönlichkeiten und echte Erfolgsmenschen. Viele Formen der Manie scheinen eine genetisch verankerte Gabe zu sein, nicht anders als etwa das absolute Gehör, ein photographisches Gedächtnis, eine hohe Intelligenz oder künstlerische Begabung. Der Maniker besitzt, solange er nicht allzu manisch wird, nicht nur eine unglaubliche Energie, sondern auch ein qualitativ verschiedenes, schnelleres und gesteigertes Wahrnehmungs- und Auffassungsvermögen für Mitmenschen und Umgebung. Er ist der Manipulator par excellence, und er ist der aktive Mensch, der die Dinge ins Rollen bringt.

Wie ich zu zeigen versucht habe, sind viele extrem erfolgreiche Geschäftsleute, Künstler und vor allem auch Politiker maskierte Hypomaniker. Obgleich die meisten Menschen sich zwar darüber im klaren sind, daß ihr grenzenloser Schwung etwas Außergewöhnliches ist, sind sich doch nur wenige dessen bewußt, daß diese überlegene Energie auf ganz bestimmten biochemischen und erblichen Grundlagen beruht. Viele wissen, daß es zwischendurch zu Tiefphasen kommt. Aber die Depressionen, die oft so erschütternd sind, daß sie den Betroffenen das Leben kosten, sind nur die Schattenseite der Gemütsschwankung. Auch ihr Ursprung bleibt im Ungewissen und wird nicht als biochemisch und erblich erkannt.

Nun aber erreicht uns die frohe Botschaft, daß diese spektakuläre Krankheit auf ebenso spektakuläre Weise heilbar ist. Das Lithium ist die erste Droge in der Geschichte der Psychiatrie, die eine schwere geistige Erkrankung so radikal und so spezifisch zu kontrollieren imstande ist. In der Allgemeinmedizin sind solche Wunderdrogen nichts Neues mehr. Wir sind durch Penicillin und Antibiotika verwöhnt. In der Psychiatrie dagegen, wo eine Erkrankung im allgemeinen verlorene Jahre, ein in emotionalen Qualen vergeudetes Leben und unermeßlichen Schaden für den Patienten selbst, seine Freunde, seine Familie und seine Finanzen bedeutet, ist es wirklich faszinierend zu beobachten, wie dieses einfache, natürlich vorkommende Salz, das Lithiumkarbonat, einen Menschen innerhalb von ein bis drei Wochen von den furchtbaren Qualen seiner Gemütsschwankungen befreit und ihm seine Gesundheit wiederschenkt.

Vielleicht hinkt die Psychiatrie, da sie jetzt das Lithium, die Tranquilizer und die Antidepressiva entdeckt hat, gar nicht mehr so weit hinter der Allgemeinmedizin her. Vielleicht finden wir auch in der Psychiatrie unsere Wunderdrogen – nur eben mit etwas Verspätung. Jetzt, da sie uns zur Verfügung stehen, wird es zu einer Revolution auf dem Gebiet der geistigen Gesundheit kommen. Und Revolutionen rufen nach sozialen Veränderungen.

Nachwort

Tiefempfundenen Dank bin ich meinen Patienten, meinen Kollegen und meinen Forschungs- und Redaktionsassistenten schuldig, die alle dazu beigetragen haben, daß dieses Buch entstehen konnte.
Die Patienten, deren Lebensgeschichten hier beschrieben sind, habe ich im Lauf von achtzehn Jahren klinischer Praxis und psychiatrischer Forschung behandelt. Ihre Namen und Adressen sind geändert und ihre persönlichen Geschichten etwas abgewandelt, denn ihre Anonymität soll gewahrt bleiben.
Lawrence C. Kolb und Shervert Frazier, meine beiden bedeutendsten Lehrer, haben mein frühes klinisches Interesse an Lithium und manisch-depressiver Krankheit gefördert. Seymour Kety und Jonathan Cole haben viel dazu beigetragen, daß ich mir über die Frage der »Relevanz« in der Forschung und über die entscheidende Bedeutung wissenschaftlicher Kontrollen bei der Auswertung von Versuchsergebnissen klar wurde. William Bunney gab mir mit seinem Modellteam am National Institute of Mental Health Anregungen für mein interdisziplinäres Forschungsteam zum Studium der manisch-depressiven Krankheit. George Winokurs neuartige Untersuchungen regten mein Interesse an den genetischen Grundlagen der manisch-depressiven Krankheit und meine Arbeit mit der X-Chromosomen-Markierung an.
Besondere Anerkennung gebührt jedem Mitglied des interdisziplinären Forschungsteams am New York State Psychiatric Institute, das mit mir gearbeitet und an der Forschungsarbeit auf der Stoffwechselstation und an der Lithiumklinik im Verlauf der letzten fünfzehn Jahre teilgenommen hat. Meine engsten Mitarbeiter bei der Untersuchung des Lithiums waren Ralph Wharton, Stanley Platman, Les Baer, Joseph Fleiss, Robert Plutchik, Julien Mendlewicz, Herbert Meltzer, Turkan Kumbaraci, Antoinette Schwob (meine Stationsschwester), Bernice Pomerantz (meine chemische Laborantin) und mein gegenwärtiger Kollege und enger Freund David Dunner.
Unschätzbaren Beistand bei Vorbereitung und Zusammenstellung der Literatur für die Kapitel, die sich mit Politik, Spiel und Kreativität befassen, hat mir Margaret Howe geleistet. Ihr unermüdlicher und fruchtbarer Einsatz und ihre Hilfe bei der Vorbereitung und Überprüfung der Literaturnachweise verdienen große Anerkennung.
Für die Abschrift des Manuskripts danke ich Earlene Stundis, Jennifer Nelson Ho, Yvonne Doherty, Sandra Reading und Judith Roth.

Seit über zehn Jahren schon drängte mich mein Freund Herbert Alexander, dieses Buch zu schreiben. Bruce Addison stand mir mit Rat und Tat zur Seite, wann immer sich Probleme ergaben. Meinem Herausgeber Howard Cady möchte ich meine Dankbarkeit ausdrücken für seine Mühe und Geduld während des Jahres, in dem ich an dem Manuskript arbeitete.

R.F.

Literaturnachweis

Kapitel 1

Einzelheiten über die erste und zweite Revolution der Psychiatrie habe ich Erwin Ackerknechts *A Short History of Psychiatry* entnommen (2. Auflage, New York: Hafner 1968).
Die statistischen Angaben über die geistige Gesundheit im modernen Amerika stammen aus *Discoveries in Biological Psychiatry*, einer Essaysammlung von Pionieren der modernen Psychopharmakologie, herausgegeben von Frank J. Ayd Jr., M. D., und Barry Blackwell, M. D. (Philadelphia: Lippincott, 1970).
Weitere Daten lieferten »Issues in the Development of Statistical and Epidemiological Data for Mental Health Services Research« von Morton Kramer, Sc. D., erstmals veröffentlicht auf dem Symposium der World Psychiatric Association im Mai 1974 in Teheran/Iran.
Zusätzliche Informationen über Geschichte und gegenwärtige Anwendungsbereiche des Lithiums finden sich in einer vom National Institute of Mental Health zusammengestellten Broschüre mit dem Titel *Lithium in the Treatment of Mood Disorders* (US-Ministerium für Gesundheit, Erziehung und Soziales, Public Heath Services Publication, Nr. 2143, 1970).

Kapitel 2

Die statistischen Angaben des Ministeriums für Gesundheit, Erziehung und Soziales über die weite Verbreitung affektiver Gemütsstörungen ließ mir Shirley Willner, statistische Mitarbeiterin in der Abteilung Biometrie des National Institute of Mental Health, in einer persönlichen Mitteilung vom 5. Juli 1973 zukommen.

Kapitel 3

Joshua Logan schilderte seine Gemütsschwankungen am 24. Juni 1974 auf dem Symposium über Depressionen, das die American Medical Association in New York veranstaltete. Die zitierten Ausschnitte sind der für die Presse freigegebenen Fassung entnommen.
Die Diskussion über die Probleme und Behandlung der kreativen Persönlichkeit stammt teilweise aus *The Artist in Society* (New York: Grove Press, 1965), einer durchaus allgemeinverständlich gehaltenen Untersuchung von Lawrence J. Hatterer, M. D.
Myron Marshall, M. D., bin ich für seine Beobachtungen in »Lithium, Creativity and Manic-Depressive Illness« Dank schuldig. (Veröffentlicht in der Zeitschrift *Psychosomatics*, Band 11, Nr. 5, September/Oktober 1970.)
Die Studie am Writer's Workshop der Universität Iowa entstand unter Leitung von Nancy Andreasen, M. D. Sie erschien unter dem Titel »Genius and Insanity Revisited: Psychiatric Symptoms and Family History in Creative Writers« im dritten Band der *Studies in Life History Research.*

Psychoanalytische Beiträge zum Phänomen der Kreativität gibt es in großer Zahl. Die meisten der herkömmlichen Theorien (Wunscherfüllung, schizoide Abwehr, zwanghaftes Verhalten) untersucht Anthony Storr in *The Dynamics of Creation* (New York: Atheneum, 1972).

Die klassische psychoanalytische Studie der psychosexuellen Entwicklung eines Künstlers ist natürlich Freuds Schrift »Eine Kindheitserinnerung des Leonardo da Vinci« (Freud – Studienausgabe, Band X; Frankfurt: S. Fischer 1969).

Biographische Daten über Händel, Rossini und Balzac stammen zu einem guten Teil aus Rosamond Hardings *An Anatomy of Inspiration and An Essay on the Creative Mood* (Cambridge, England: Heffer 1948). Weitere Einzelheiten über die manisch-depressive Krankheit Balzacs finden sich in *The Infirmities of Genius* von W. R. Bett (New York: Philosophical Library, 1952). Informationen über Schumanns Erkrankung sowie zusätzliche Details über Balzac können Anthony Storrs *The Dynamics of Creation* entnommen werden.

Angaben über van Goghs rätselhafte Krankheit sind F. Destaings *»Le soleil et l'orage ou la maladie de van Gogh« (La Nouvelle Presse Médicale*, Band 1, Nr. 46, 23. Dezember 1972) entnommen. Destaing diskutiert hier – wie auch F. W. Maire, M. D., in »van Goghs Suicide« (*Journal of the American Medical Association*, Band 217, Nr. 7, 16. August 1971) – die möglichen Gründe für van Goghs Selbstmord.

Als hilfreich erwies sich außerdem Humberto Nageras eingehende Lebensgeschichte van Goghs: *Vincent van Gogh: A Psychological Study* (New York: International Press, 1967).

Von den vielen Büchern, die über Hemingway geschrieben wurden, waren mir vor allem die im folgenden aufgezählten von großem Nutzen: *Papa*, von James McLerndon (New York: Popular Library, 1972), eine Beschreibung von Hemingways täglichem Leben in Key West. *My Brother, Ernest Hemingway* von Leicester Hemingway (Greenwich, Connecticut: Fawcett, 1961) lieferte Einzelheiten über die frühen Jahre des Schriftstellers. Eine besonders wertvolle psychologische Studie ist »Ernest Hemingsway: A Psychiatric View« von Irvin Yalom, M. D., und Marilyn Yalom, M. D. (*Archives of General Psychiatry*, Band 24, Juni 1971).

Kapitel 4

Die genetische Basis des Spielens diskutieren George Winokur, M. D., Paula Clayton, M. D. und Theodore Reich, M. D., in *Manic-Depressive Illness* (St. Louis: Mosby 1969).

Den Unterschied zwischen dem berufsmäßigen und dem zwanghaften Spieler stellt Edmund Bergler in »Typology of Gamblers« in *The Psychology of Gambling* heraus (New York: Hill and Wang, 1957).

Einen authentischen Bericht über das zwanghafte Spielen liefert Fjodor Dostojewskij in seinem Roman »Der Spieler«.

Richard Neys *The Wall Street Jungle* ist die lebensechte und sarkastische Schilderung der Börse durch einen Insider (New York: Grove Press, 1970).

Ähnlichkeiten zwischen Spiel und Börsenspekulationen beobachtet Charlotte Olmsted in *Heads I Win* (New York: Macmillan, 1962). Die Angaben über James Ling sind aus dem Buch *Ling* von Stanley H. Brown (New York: Bantam, 1973).

Einzelheiten über Harold Geneen stammen aus »Harold Geneen: No Time to Be Nice« von Stanley Brown, *Life,* 19. Mai 1972.
Die Informationen über Charles Bluhdorn lieferte mir Chris Welles' »Multimillion Reach of Wall Street's Mad Austrian« aus *Life,* 10. März 1967.
Über William Zeckendorf schreibt Chris Welles in »A Big Man on a Thin Edge« (*Life,* 12. Februar 1965).
Stewart Alsop beschrieb »America's Big New Rich« in der *Saturday Evening Post* vom 17. Juli 1965.
Die Depression von Jack Dreyfus untersucht Albert Rosenfeld in »10000-to-1 Payoff«, *Life,* 29. September 1967.

Kapitel 5

Ein großer Teil der in diesem Kapitel enthaltenen Informationen über biologische Uhren stammt aus Gay Gaer Luces *Body Time* (New York: Pantheon 1971), das deutsch unter dem Titel *Körper-Rhythmen* als Taschenbuch erschienen ist. Dieses Buch ist eine Zusammenfassung von buchstäblich Tausenden wissenschaftlicher Abhandlungen in allgemeinverständlicher Form und vermutlich die beste Einführung in die Periodizität von Körperchemie, Schlaf, Stimmung, Wachstum, Drogenwirkungen usw.
Viele wertvolle Informationen finden sich auch in Curt P. Richters bahnbrechender Studie *Biological Clocks in Medicine and Psychiatry* (Springfield, Illinois: Thomas, 1965). Richter untersucht biologische Uhren bei Tieren und Zyklen körperlicher und geistiger Erkrankungen beim Menschen; er stellt auch eine Hypothese zur Erklärung dieses Uhrenmechanismus auf.
Die Auswirkungen des Lithiums auf prämenstruelle Spannungszustände werden in dem schon erwähnten Bericht des National Institute of Mental Health (NIMH), *Lithium in the Treatment of Mood Disorders,* eingehend diskutiert.
Die Mechanismen, durch die ein Stimmungsumschlag bei der manisch-depressiven Krankheit ausgelöst wird, haben William Bunney und sein Forschungsteam am NIMH ausführlich untersucht.
Die Auswirkungen des Lithiums auf Manisch-Depressive mit schnellem Phasenwechsel hat David Dunner am New York State Psychiatric Institute untersucht.

Kapitel 6

Bei der Vorbereitung dieses Kapitels wurde vor allem der Bericht der Consumers Union *Licit and Illicit Drugs* herangezogen (Boston: Little, Brown, 1972). Dieser Bericht von E. M. Breecher und den Herausgebern des *Consumer Report* befaßt sich mit Narkotika, Stimulantien, Depressiva, Inhalationsstoffen, Halluzinogenen und Marihuana sowie mit Koffein, Nikotin und Alkohol.
Ebenfalls herangezogen wurden *Alcoholism,* revidierte Ausgabe, von Neil Kessel und Henry Walton (Baltimore: Penguin, 1971), und *The Problem Drinker on the Job* von Harrison Trice (New York State School of Industrial and Labor Relations, Cornell University, Bulletin 40, 3. Auflage, 1964).
E. M. Jellinek *The Disease Concept of Alcoholism* (New Haven: Hill House, 1960).

Einige statistische Angaben über Alkoholismus stammen vom National Institute on Alcohol and Drug Abuse, National Institute of Mental Health.
Alcohol and Alcoholism: Problems, Programs and Progress (National Institute of Mental Health/National Institute on Alcohol Abuse and Alcoholism, Veröffentlichung Nr. [HSM] 72-9127 des Ministeriums für Gesundheit, Erziehung und Soziales, revidierte Ausgabe von 1972).
Donald Hortons »The Function of Alcohol in Primitive Societies: A Cross-cultural Study« erschien im *Quaterly Journal of Studies on Alcohol*, 4. Band, 1943.

Kapitel 7

Die wichtigsten Lincoln-Biographien, auf denen dieses Kapitel basiert:
W. H. Herndon und J. W. Weik: *Herndon's Lincoln: The True Story of a Great Life* (drei Bände, Chicago: Bedford, Clarke, 1889). Eine etwas voreingenommene, aber sehr lebendig erzählte Schilderung Lincolns durch seinen Partner in seinem Anwaltsbüro in Illinois.
J. W. Weik: *The Real Lincoln* (Boston: Houghton Mifflin, 1922).
Carl Sandburg: *Abraham Lincoln: The Prairie Years* (zwei Bände, New York: Harcourt, Brace, 1926) und *Abraham Lincoln: The War Years* (vier Bände, New York: Harcourt, Brace, 1939). Dies ist die populäre Biographie des Volkshelden Lincoln. Hier finden sich viele der Lincoln-Legenden, und aus diesem Grund ist sie als verläßliche Basis für eine rückblickende Diagnose oft nicht sehr geeignet.
P. M. Angle (Hrsg.): *Abraham Lincoln* (New Brunswick, New Jersey: Rutgers University Press 1948).
Richard Current: *The Lincoln Nobody Knows* (New York: Hill and Wang, 1964). Diese ausgezeichnete Studie tritt dem Lincoln-Mythos entgegen.
Besonders nützlich war mir E. L. A. Kempfs maßgebende Biographie *Lincoln's Philosophy of Common Sense* (New York: New York Academy of Sciences, 1965). Dieses Buch verschafft dem Leser einen Einblick in die Gelehrsamkeit Lincolns und verfolgt seinen Lebenslauf in allen Einzelheiten; manchmal allerdings neigt Kempf dazu, ganz offensichtlich Unbewiesenes als Tatsache hinzustellen. Kempf ist der Überzeugung, daß Lincolns Depressionen Folge einer Hirnverletzung waren, die er in seiner Kindheit bei einem Sturz erlitten hatte.
Von Interesse sind auch Milton Shutes' *Lincoln's Emotional Life* (Philadelphia: Dorrance, 1957) und *Lincoln and the Doctors: A Medical Narrative of the Life of Abraham Lincoln* (New York: Pioneer Press, 1953).
William Petersen behauptet in *Lincoln-Douglas: The Weather as Destiny* (Springfield, Illinois: Thomas, 1943), daß das Ergebnis der Lincoln-Douglas-Debatten von Abraham Lincolns Stimmung abhängig gewesen sei, welche wiederum durch das Wetter beeinflußt war.
In klassisch-psychoanalytischen Begriffen erklärt L. P. Clark Lincolns Depressionen in *Lincoln: A Psychobiography* (New York: Scribner's, 1933) und in »A Psychoanalytical Study of Abraham Lincoln« (*Psychoanalytic Review*, Januar 1921).
Die Beschreibung des dreißigjährigen Lincoln stammt von Kempf. Lincolns Verhältnis zu Dr. Anson Henry wird von Kempf und Herndon untersucht.
R. P. Randall: *Mary Lincoln – Biography of a Marriage* (Boston: Little, Brown, 1953).

Lincolns charakteristische Bedächtigkeit wird von Kempf erwähnt; die Schilderung des neunundvierzigjährigen Lincoln stammt ebenfalls von Kempf.
Brief an E. A. Paine (9. November 1858) aus *Complete Works of Abraham Lincoln* (12 Bände, New Brunswick, New Jersey: Rutgers University Press, 1953, Band 3).
Lincolns Depressionen im Weißen Haus sind in der Biographie von J. G. Nicolay und J. Hay, *Abraham Lincoln: A History*, festgehalten (New York: Century, 1890).
Lincolns Depressionen nach Willies Tod wird von F. B. Carpenter in *The Inner Life of Abraham Lincoln* geschildert (New York: Hurd and Houghton, 1877). Carpenter lebte fast ein halbes Jahr lang im Weißen Haus, um Lincolns Porträt zu malen.
Lincolns Gemütsschwankungen wurden auch von J. G. Randall in *Lincoln the President: Springfield to Gettysburg* sehr eingehend diskutiert (2 Bände, New York: Dodd, Mead, 1945).
Ob Lincolns Schwermut möglicherweise von der Schielstellung seiner Augen herrührte, die für sein Gehirn eine ständige Belastung bedeutete, stellte T. M. Shastid in »My Father Knew Lincoln« zur Diskussion (*The Nation*, 20. Februar 1929).
Richard Hudgens, M. D., zitierte in »Mental Health of Political Candidates: Notes on Abraham Lincoln« Lincolns Brief über den Selbstmord, den er für das *Sangamo Journal* schrieb (*American Journal of Psychiatry*, Januar 1973).
Eine große Anzahl von Reden hielt Lincoln 1858 gegen Douglas (Kempf) und dann wieder 1861 nach seiner Wahl, wo er im Lauf von zwei Wochen siebzigmal öffentlich auftrat und zwanzig Reden hielt. Die biographischen Daten über Roosevelt stammen zum größten Teil aus Henry Pringles mit dem Pulitzer-Preis ausgezeichneter Biographie *Theodore Roosevelt* (New York: Harcourt, Brace and World, 1956, überarbeitete Ausgabe). 1931 erstmals erschienen, bemüht sich Pringles Biographie wohl mit übertriebenem Eifer, den Mythos Roosevelt zu entglorifizieren und zu versachlichen, bietet jedoch die tiefsten Einsichten in den Charakter und die Mentalität des ungestümen Roosevelt.
William Henry Harbaughs *Power and Responsibility: The Life and Times of Theodore Roosevelt* (New York: Collier, 1963) ist die umfassendste, zuverlässigste und maßgebendste Biographie des sechsundzwanzigsten Präsidenten.

Weiterhin benutzte ich die Biographien: *The Life and Times of Theodore Roosevelt* von Stefan Lorant (Garden City: Doubleday, 1959), in der sich viele Bilder, Karikaturen und Tagebuchauszüge finden, und James Morgans *Theodore Roosevelt, The Boy and The Man* (New York: Macmillan, 1907), ein interessantes Porträt eines Zeitgenossen.
Carleton Putnams *Theodore Roosevelt: The Formative Years* (New York: Scribner's, 1958) unternimmt es, Theodore Roosevelts Jugend und frühe Karriere eingehend zu untersuchen.
Edward Wagenknecht unternimmt in *The Seven Worlds of Theodore Roosevelt* eine tiefschürfende Analyse von Roosevelts Gedankenwelt und dem Charakter seiner Führerschaft (New York: Longmans, Green, 1958).

Auch folgende Anthologien lieferten mir Material:
Theodore Roosevelt, herausgegeben von Dewey Grantham (Englewood Cliffs, New Jersey: Prentice-Hall, 1971). Eine Sammlung ausgezeichneter Aufsätze von

Historikern und Zeitgenossen, die auch einige der repräsentativsten Schriften aus Roosevelts eigener Hand enthält.

Eine weitere, unentbehrliche Sammlung ist *Theodore Roosevelt: A Profile*, herausgegeben von Morton Keller (New York: Hill and Wang, 1967).
Roosevelts *Autobiography* (New York: Scribner's, 1920) ist eine faszinierende Selbstdarstellung, nahezu ohne jede Befangenheit, Perspektive oder Selbsteinsicht geschrieben. Erstmals veröffentlicht im Jahre 1913, stellt dieses Buch eine sehr dienliche Zusammenfassung aller seiner Ideen dar.
Sarah Churchill: *A Thread in the Tapestry* (London: Deutsch, 1967). Lord Moran (Charles Wilson, M. D.) berichtet über seine Jahre als persönlicher Arzt Churchills in *Winston Churchill: Taken from the Diaries of Lord Moran, The Struggle for Survival 1940–1965* (Boston: Houghton Mifflin, 1966).
Eine psychoanalytisch orientierte Biographie ist *Churchill: Four Faces and The Man* von Anthony Storr (London: Allen Lane, 1969).

Der Vorbereitung dieses Kapitels dienten vor allem drei Sammlungen ausgezeichneter Essays:
Churchill, herausgegeben von Martin Gilbert (Englewood Cliffs, New Jersey: Prentice-Hall, 1967), in der auch eine Auswahl von Churchills eigenen Schriften zu finden ist.
Churchill Revised: A Critical Assessment (New York: Dial Press, 1969). Eine bedeutende Sammlung von Artikeln über und Erinnerungen an Churchill von A. J. P. Tayler, R. R. James, J. H. Plumb., B. L. Hart und Anthony Storr.

Eine weitere, unentbehrliche Essaysammlung ist das von Peter Stansky herausgegebene Buch *Churchill: A Profile* (New York: Hill and Wang, 1973).
Die Schilderung des jungen Churchill stammt aus G. W. Steevens' »Born to Lead« (1898), enthalten in Gilbert.
A. G. Gardiner beschreibt Churchill in *Prophets, Priests and Kings* (London, 1908) als »kindlich« (siehe Gilberts Essaysammlung, ebenso auch *Pillars of Society* [London, 1916] bei Gilbert).
David Lloyd George beschreibt Churchill in *War Memoirs of Lloyd George* (2 Bände, London, 1938).
Lord Beaverbrook beschreibt – ebenfalls bei Gilbert – Churchill in *Men and Power* (London, 1956).
Harold Nicholson beschreibt bei Gilbert in *Vanity Fair*, 1931, Churchill als den interessantesten Mann Englands.
Viscount Montgomery schildert Churchill in *Memoirs* von Montgomery von Alamein (London, 1958) (Gilbert).
Aneurin Bevan beschreibt Churchill in *Hansard*, 2. Juli 1942 (Gilbert).
H. G. Wells schildert Churchill in einem Artikel in der *Tribune*, der bei Gilbert wiedergegeben ist.
Ein in der Ich-Form gegebene Darstellung von Churchills Lebensweise als Premierminister lieferte John Colville: »Churchill als Premierminister« in *Action This Day*, herausgegeben von Sir John Wheeler Bennet (London: Macmillan, 1968), enthalten in Stansky. Die Zuordnung der körperlichen Eigenschaften ist Thema von William H. Sheldons, M. D., *The Varieties of Human Physique* (New York: Harper and Brothers, 1940).

Kapitel 8

Über das Problem psychiatrischer Behinderungen in hohen Ämtern gibt es überraschend wenig Literatur. Die bei weitem umfassendste Diskussion über dieses Thema liefert eine Monographie der Group for the Advancement of Psychiatry (GAP) Committee on Governmental Agencies mit dem Titel *The VIP with Psychiatric Impairment* (New York: Scribner's, 1973). Dieses knappe Buch stellt praktisch die einzige maßgebliche Behandlung dieses Problems dar. Interessant ist außerdem auch: Arnold Rogow, M. D., »Psychiatric Disability in High Office« aus der *Medical Opinion and Review*, 1/16-19, 1966.

Ein Artikel von Lester Grinspoon, M. D., »The Psychosocial Constraints of the Important Decision-Maker« im *American Journal of Psychiatry* (125/8, Februar 1969) befaßt sich mit normalen und pathologischen Zwängen der Führerschaft.

Jerome Frank, M. D., berührt in *Sanity and Survival: Psychological Aspects of War and Peace* (New York: Random House, 1967) kurz das Problem der Kompetenz bei nationalen Führerpersönlichkeiten, wenn sie durch Krankheit oder Alter beeinträchtigt wird.

Die Maßnahmen zur Überprüfung der geistigen Gesundheit von Richtern (sowie von anderen Berufszweigen in Regierung und Militär) werden in *The VIP with Psychiatric Impairment* untersucht.

Die umstrittene Frage der Unfähigkeit zum Präsidentenamt ist Thema einer Veröffentlichung der Regierung »The United States Congress. Senat. Committee on the Judiciary. Subcommittee on Constitutional Amendments. Presidential Inability; hearings before the Subcommittee... of the Committee... Eighty-eighth Congress, first session on S. J. Res. 28, S. J. Res. 35 and S. J. Res. 84 relating to the problem of presidential inability, June 11 and 18, 1963.« Washington; U. S. Government Printing Office, 1963, 117 Seiten.

Arnold A. Rogow, M. D., hat sich in *James Forrestal: A Study of Personality, Politics and Policy* (New York: Macmillan, 1964) eingehend mit der psychischen Erkrankung Forrestals beschäftigt. Dazu siehe auch: »*Private Illness and Public Policy: The Cases of James Forrestal and John Winant*« im *American Journal of Psychiatry* (125/8, Februar 1969).

Über den paranoiden Befehlshaber kann man – ebenso wie über die Depression George Washingtons – in *The VIP with Psychiatric Impairment* nachlesen.

Der bekannteste Verfechter psychiatrischer Untersuchungsmaßnahmen für politische Amtsanwärter ist Arnold A. Hutchnecker, M. D. Bei der Vorbereitung dieses Kapitels wurden mehrere seiner Artikel über »Psychopolitik« herangezogen: »The Stigma of Seeing A Psychiatrist« (*The New York Times*, 20. November 1973) und »The Drive for Power«, eine fünfteilige Serie in der *New York Post*, die am 30. Dezember 1974 begann.

Den Gegenstandpunkt in der hitzigen Debatte um die psychiatrische Untersuchung politischer Kandidaten vertreten George Mishtowt, M. D., und Michael Halberstam, M. D., in »Should Candidates be Screened for Medical and Physical Fitness?« in der *Medical World News* vom April 1974.

Die statistischen Angaben über die mangelnde Übereinstimmung psychiatrischer Diagnosen stammen aus Aaron Beck, M. D., *Depression: Causes and Treatment* (Philadelphia: University of Pennsylvania Press, 1967).

Bruce Mazlishs *In Search of Nixon* (New York: Basic Books, 1972) ist eine psychohistorische Untersuchung der Persönlichkeit Nixons und der Auswirkung seiner Präsidentschaft auf die verschiedensten Bereiche.
Reine Salonpsychiatrie ist Eli S. Chesens *President Nixon's Psychiatric Profile* (New York: Wyden, 1973).
R. D. Laings existentialistische Philosophie der Behandlung wird in *The Divided Self* (New York: Pantheon, 1966), deutsch: *Das geteilte Selbst*. Köln 1969, und in *The Politics of Experience* (New York: Pantheon, 1967), deutsch: *Phänomenologie der Erfahrung*. Ffm, 1969, erklärt.
Ein weiterer Befürworter der These, die Gesellschaft – und nicht der Geisteskranke – sei verrückt, ist Thomas Szasz, M. D. Siehe dazu *The Myth of Mental Illness* (New York: Dell, 1967) und *Manufacture of Madness: A Comparative Study of the Inquisition and the Mental Health Movement* (New York: Harper and Row, 1970).
Ralph Naders Bemerkungen über General Motors stammen aus einer Rede, die er auf dem achten Biennial Divisional Meeting der American Psychiatric Association vor dem New York State District Branch am 16. März 1974 in New York City hielt.
Arthur Schlesingers Bemerkungen über die Psychiatrie sind der Schlüsselrede vor dem New York State District Branch Meeting der American Psychiatric Association vom 15. März 1974 entnommen. Die biographischen Angaben über Ralph Nader stammen aus »Profile: A Countervailing Force« aus dem *New Yorker* vom 8. Oktober 1973.
Biographische Informationen über Senator Thomas Eagleton sind der *New York Times* vom 14., 26. und 31. Juli sowie vom 1. August 1972 entnommen.

Kapitel 9

Von großem Wert für die Vorbereitung des Kapitels erwiesen sich *Trick or Treatment: How and When Psychotherapy Fails* von Richard B. Stuart (Chicago: Research Press, 1970) und *The Uses and Abuses of Psychology* von H. J. Eysenck (Baltimore: Penguin, 1953). Die Wirksamkeit der Psychotherapie diskutieren Myra Weissman, M. D., und Eugene Paykel, M. D., in *The Depressed Woman: A Study of Social Relationships* (Chicago: University of Chicago Press, 1974).
Die Studie aus der Menninger-Klinik wurde im *Bulletin of the Menninger Clinic* (Band 36, Nr. 1 und 2, Januar-März 1972) unter dem Titel »Psychotherapy and Psychoanalysis: Final Report of the Menninger Foundation Psychotherapy Research Project« veröffentlicht.
Die Studie des Chicago Institute von 1937 wird in *Trick or Treatment* genannt.
Jerome Franks Bemerkungen über die heilsame Wirkung des beruhigenden Zuspruchs stammen aus *Persuasion and Healing* (Baltimore: John Hopkins, 1961).
Die Bemerkungen über die vielen »Kuren« für Neurosen stammen aus A. Meyerson, M. D., »The Attitude of Neurologists, Psychiatrists and Psychologists Toward Psychoanalysis«, erschienen in *The American Journal of Psychiatry*, 1939 (96).
Die Deteriorationseffekte der Psychotherapie diskutieren C. B. Truax, M. D., und R. R. Carkhuff, M. D., in *Toward Effective Counseling and Psychotherapy* (Chicago: Aldine, 1967).

Die Untersuchung an den stationären Patienten veröffentlichte G. W. Fairweather, M. D., unter dem Titel »Relative Effectiveness of Psychotherapeutic Programs« in *Psychological Monographs* (1967, 74, 5; Gesamtnummer 492).
Über positive Ergebnisse mit Gruppentherapie in Verbindung mit medikamentöser Therapie berichtete L. Covi, M. D., in seinem Artikel »Drugs and Group Psychotherapy in Neurotic Depression« im *American Journal of Psychiatry* (131/2, Februar 1974).
Das Problem des Rückfalls untersucht G. Klerman, M. D., in »Treatment of Depression by Drugs and Psychotherapy«, erschienen im *American Journal of Psychiatry* (131/2, Februar 1974).
Über den Prozentsatz an gebesserten Fällen mit und ohne Drogen berichten D. Klein, M. D., und J. Davis, M. D., in *Diagnosis and Drug Treatment of Psychiatric Disorders* (Baltimore: Williams and Wilkins, 1969).
Die Bemerkung F. C. Redlichs, M. D., über Freud ist in *Trick or Treatment* zitiert.
Der Fall des Wolfsmannes wird behandelt in Freuds »Aus der Geschichte einer infantilen Neurose«. Die Autobiographie des Wolfsmannes enthält: *The Wolf Man, by the Wolf Man* (New York: Basic Books, 1971), deutsch: *Der Wolfsmann vom Wolfsmann*, Ffm. 1972.
Viele der Beobachtungen über Freuds Wolfsmann stammen aus J. M. Lopez-Ibor, M. D., »Sergei the Wolf Man: A Mirage of Psychiatry?« (Clinica Lopez-Ibor, Madrid). Lopez-Ibor betont, daß der Wolfsmann ein Manisch-Depressiver gewesen sei und daß Freud eine falsche Diagnose gestellt habe.
Der Überblick über die psychoanalytische Praxis stammt aus einem Beitrag in der *Psychiatric News* (4. April 1973).
Alfred Freedman äußert sich in der *Psychiatric News* vom 5. September 1973 über den Niedergang der Psychoanalyse.

Kapitel 10

Dr. Joseph Zubin plante die bilaterale Studie, die veröffentlicht wurde unter dem Titel *Psychiatric Diagnosis in New York and London*, von J. Cooper, M. D., R. E. Kendall, M. D., B. Gurland, M. D., L. Sharpe, M. D., J. Copeland, M. D., und R. Simon, M. D. (London: Oxford University Press 1972).
M. Shepherd, M. D., »A Study of the Major Psychoses in an English County«, Maudsley Monograph Nr. 3 (London: Chapman and Hall, 1957).
M. Kramer »Some Problems for International Research Suggested by Observations of Differences in First Admission Rates to Mental Hospitals of England and Wales and of the United States« aus *Proceedings of the Third World Congress of Psychiatry*, Band 3 (Montreal: University of Toronto Press/McGill University Press, 1961).
B. Gurland, M. D., et al. (amerikanisches Forscherteam) und John Copeland, M. D., et al. (englisches Forscherteam): »The Mislabeling of Depressed Patients in New York State Hospitals« aus *Disorders of Mood* (Baltimore: John Hopkins, 1972).
Der Begriff der pseudoneurotischen Schizophrenie stammt von Paul Hoch, M. D., und Philip Polatin, M. D., vom New York State Psychiatric Institute aus dem Jahre 1949.

Nolan Lewis' »Spur einer Schizophrenie« findet sich in dem Abschnitt »Clinical Diagnosis of Manic-Depressive Psychosis« aus *Depression*, herausgegeben von P. Hoch und J. Zubin (New York: Grune and Stratton, 1954).

Kapitel 11

Weitere Informationen über die Stoffwechselstation des New York State Psychiatric Institute finden sich in einer von Antoinette Gattozzi zusammengestellten Monographie mit dem Titel »Interdisciplinary Studies of Manic-Depressive Illness«; verantwortlich für Fragen der Forschung: R. R. Fieve, M. D., Mental Health Program Reports – 4 (National Institute of Mental Health, National Clearinghouse for Mental Health Information, Veröffentlichung Nr. 5026 des Ministeriums für Gesundheit, Erziehung und Soziales).

Kapitel 13

Viele der in diesem Kapitel erwähnten Untersuchungen und Auszüge aus der Geschichte des Lithiums stammen aus *Lithium in the Treatment of Mood Disorders*.
Über die Forschungsarbeit von Nathan Kline, M. D., bezüglich der Anwendung von Lithium bei Alkoholismus wird in der *New York Times* vom 22. Juni 1973 berichtet.
Informationen über die Forschungstätigkeit Dr. Joseph Tupins hinsichtlich der Aggressivität kalifornischer Strafgefangener finden sich in der *Psychiatric News* vom 17. Oktober 1973.
E. B. Dawson, Ph. D.: »Relationship of Lithium Metabolism to Mental Health Hospital Admission and Suicide« aus *Diseases of the Nervous System* (Band 33, August 1972).
A. Voors, M. D.,: »Does Lithium Depletion Cause Artheriosclerotic Heart Disease?« in der *Lancet* (20. Dezember 1969).

Register

Adams, Henry 101
Addison, Bruce 209
Aldrich, Nelson 104
Aldrin, Buzz 22
Alexander, Herbert 209
Alkohol 12, 31, 77, 80, 88
Alkoholiker 12, 41, 80, 86
Alkoholismus 38, 66, 84 f., 139, 149, 169
Amphetamine 12, 77, 87 ff.
Andreasen, Nancy 41
Angstgefühl 25
Annell, Anna-Lisa 204
Antidepressiva 17, 24, 31, 37, 54, 69 f., 73, 75, 152, 163, 177, 191, 193, 195, 197 f.
antidepressive Drogen 13
Antriebsmangel 9
Arfvedson, Johan 93
Aristoteles 39
Aufputschmittel 31, 144

Bach, Johann Sebastian 128
Baer, Les 209
Baldwin, Stanley 107
Balzac, Honoré de 44 f.
Barbiturate 25, 77, 86
Behan, Bendan 38
Benzedrin 87
Berryman, John 38
Bevan, Aneurin 109
biochemische Revolution in der Psychiatrie 38
biologische Uhren 69
Bleuler, Eugen 160
Bluhdorn, Charles 61, 63 f.
Blut-Lithiumspiegel 52
Börse 59
Botkin, S. 205
Brown, John 130
Bryan, William Jennings 101
Buddha 128
Bunney, William 208
Burton, Robert 39
Byron, Lord 39

Cade, John F. 11, 18, 152, 195, 197
Cady, Howard 209
Carkhuff, R. R. 145
Carow, Edith Kermit 99
Cheever, John 41
Chemotherapie 17
Chiropraktik 144
Christian Science 144
Churchill, Randolph 105
Churchill, Sarah 110
Churchill, Winston 47, 105–113, 136
Codein 78
Cole, Jonathan 208
Coleridge, Samuel T. 39
Columbia Presbyterian Medical Center 11
Cooper, John 158 f.
Crane, Hart 38

Daly, Robert 187
Darwinismus 16
Dawson, Earl 201
Depression 9, 12 f., 14, 20, 24 ff., 31, 38, 43, 67 f., 139, 148 f.
Depression, maskierte 27, 84
Depression, menstruelle 74
Depression, metabolische 24
Depression, neurotische 18
Depression, rekurrierende metabolische 83
Depression, sekundäre 139
Depression, unipolare rekurrierende 139
De Quincey, Thomas 39
Dexedrin 87
Diagnose 157 ff.

Diuretika 185
Doherty, Yvonne 208
Douglas, Stephen A. 94 f.
Dreyfus, Jack 67
Drogen 13, 49, 70, 77 ff.
Drogen, psychoaktive 78
Drogensucht 38, 41
Dunner, David 208

Eagleton, Thomas 18 f., 91, 97, 120, 133 ff.
Eagleton-Affäre 129
Eduard VII., König 104
Eisenhower, Dwight D. 135
Elektrakomplex 16
Elektroschock 11, 13, 17, 37, 51, 73, 162, 166, 172, 189, 193, 198
Elektroschockbehandlung 10, 19, 28, 46, 133, 134, 184
Elektroschocktherapie 19, 164, 198
Eliot, Charles W. 100
Ellis, Havelock 39, 41
Engle, Paul 41
Ephesos, Soranos von 193
Erikson, Erik 128
Extravaganzen vieler Maniker 29

Ferrer, José 35
Fitzgerald, F. Scott 38, 46
Fleiss, Joseph 162, 208
Forrestal, James 120, 136
Frank, Jerome 144
Frazier, Shervert 196, 208
Freedman, Alfred 156
Freud, Sigmund 15 f., 37, 79, 112, 128, 147, 149, 154 f., 161
Freudsche Auffassung von der Kunst 42
Frommer, Eva 205

Gachet 46
Gauguin, Paul 45
Geisteskranke, Lebensbedingungen der 15
Gemütskrankheit 38
Gemütsschwankung 10, 27, 38, 41
Gemütsstimmung und Kreativität 41
Gemütsstörung, rekurrierende manische und depressive 12
Geneen, Harold 61, 63
Genie (psychotisches) 39 f., 43
George VI., König 104
George, David Lloyd 108
Gershon, Samuel 196, 203
Goethe, Johann Wolfgang von 39
Gogh, Vincent van 45 ff.
Golf 62
Greene, Graham 38
Gurland, Barry 160

Händel, Georg Friedrich 44
Hanna, Mark 101
Hanska, Evelina 45
Harvard Medical School 10
Hemingway, Ernest 38, 46 f.
Henry, Dr. Anson 93
Herndon, William H. 93
Heroin 77 f.
Higgenson, Henry 103
Hitler, Adolf 106
Ho, Jennifer Nelson 208
Hochstimmungsphase 27, 30
Horaz 80
Horton, Donald 81
Howe, Margaret 208
Hughes, Howard 21
Hutchnecker, Arnold 125, 131
Huxley, Aldous 123
Hydrotherapie 17
Hypnose 16
Hypomaniker 58
hypomanische Persönlichkeit 12

Inge, William 21
Inkas 79
Insulinkoma 17, 193
Irrsinn, Kreativität und 39

Jefferson, Thomas 97
Jesus 128
Johnson, Lyndon B. 135

Kennedy, Robert 129
Kety, Seymour 200, 208
Klerman, Gerald 145
Kline, Nathan 152, 200
Kokain 77, 79f., 90
Kolb, Lawrence C. 169, 196, 208
Koller, Carl 79
Kraepelin, Emil 155, 160, 172
Kramer, Morton 157
Kreativität 32, 38f., 41f., 47ff., 53
Kreativität, Gemütsstimmung und 41
Kreativität und Irrsinn 39f.
Kreativität, Stimmungsschwankungen und 43f.
Kriminalität 149
Kubie, Dr. Lawrence 36ff., 43, 48, 128
Künstler, genialer 43
Künstler und Psychiater 48
Kuhn, Roland 152
Kumbaraci, Turkan 208
Kunst, Freudsche Auffassung von der 42

Laing, R. D. 125
Lawrence, D. H. 128
Lebensbedingungen der Geisteskranken 15
Lee, Alice 98f.
Leo XIII., Papst 79
Leonardo da Vinci 128
Lewis, Aubrey 161
Lewis, Nolan D. C. 160
Librium 87
Lincoln, Abraham 91–97, 112, 122, 125, 132, 136
Lindsay, Vachel 38
Ling, James 61
Lithium 31f.
Lithiumbehandlung 9, 14, 23, 38, 71
Lithiumbromid 194
Lithiumchlorid 194
Lithiumkarbonat 11, 17, 28, 37, 55, 97, 119, 162f., 195, 197, 201
Lithiumklinik 179, 183, 185f., 189
Lithiumkommission 196f.
Lithiumpräparat 18
Lithiumtherapie 11, 20, 38, 54
Lobotomie 193
Lodge, Henry Cabot 98, 100
Logan, Joshua 21, 33, 37f.
Lowell, Robert 38, 41
Luther, Martin 128

Maniephase 27, 35
Maniezustand, deliranter 28
Maniker 21, 29, 56, 60, 62, 69
manisch-depressive Gemütsschwankung 12, 18f., 27
manisch-depressive Krankheit 9, 13f., 20, 24, 31, 37, 43, 139
manisch-depressive Persönlichkeit 21
manisch-depressiver Zyklus 45
Mansfield, Mike 134
Marihuana 12, 31, 79, 90
Marxismus 16
Mayer, Judith 190
McGovern, George 133, 135
McKinley, William 101
Medikamente, antidepressive 13
Meltzer, Herbert 206, 208
Mendlewicz, Julien 208
Menninger, Karl 82
Menstruationszyklus 73f., 203
menstruelle Depression 74
metabolische Depression 24, 83
Metabolismus 24, 30
Methedrin 87
Meyer, Adolf 160f.
Midasgabe 56
Migräne 74
Militär 121
Miltaun 87
Milton, John 80
Minnesota Multiphasic Personality Inventory 122
Mondsüchtigkeit 73
Monoaminooxydasehemmer 17
Montgomery, Bernard 108
Moran, Lord 109f.
Morphium 78f.

Nachtmenschen 72
Nader, Ralph 125, 130f.
Natriumchlorid 75
Neurose 16, 144, 199
neurotische Depression 18
Ney, Richard 59
Nicolson, Harold 108
Nikotin 77
Nixon, Richard M. 120, 124f., 132

Ödipuskomplex 16, 123
Opium 79f.
Orwell, George 123
Osteopathie 144

Parkinsonismus 168
Patton, George S. 131
Paulus, Sankt 128
Pawlow, Iwan 205
Pedanterie 83
Penisneid 129
Persönlichkeit, hypomanische 12
Persönlichkeit, manisch-depressive 21
Persönlichkeitstheorie 16
Phenothiazintranquilizer 11, 17f.
Pinel, Philippe 14f.
Plath, Sylvia 21
Platman, Stanley 208
Platt, Thomas C. 101
Plutchik, Robert 208
Politik 114
Pomerantz, Bernice 208
Prince, Dr. Morton 104
Psychiater, Künstler und 48
Psychiatrie 114
Psychiatrie, biochemische Revolution in der 38
Psychiatrie, dritte Revolution in der 17f.
Psychiatrie, psychoanalytische Revolution in der 16
Psychiatrie, zweite Revolution in der 15
psychoaktive Drogen 78
Psychoanalyse 11, 16, 138ff., 146f., 153, 156, 193
psychoanalytische Revolution in der Psychiatrie 16
Psychopharmakologe 10
Psychopharmakologie 17
Psychopolitik 125
Psychose, manische 23
psychotherapeutische Sitzung 10
Psychotherapie 11, 137f., 193

Randall, R. P. 94
Rauschzustand 52
Rauschzustand, psychotischer 36
Reading, Sandra 208
Redlich, F. C. 147
Reserpinbehandlung 17
Rhizinusöl 144
Ribicoff, Abraham 134
Rifkin, Arthur 204
Roethke, Theodore 38
Roosevelt, Theodore 47, 97–104, 108, 122, 129ff., 136
Rorschach-Test 122
Rossini, Gioacchino 44
Roth, Judith 208
Rubidium 205f.
Rutledge, Ann 92, 99

Sandburg, Carl 93
Schizophrenie 11, 18, 157ff., 167, 169, 171f.
Schlafmittel 12, 53, 100, 144
Schlesinger, Arthur 126f.
Schou, Mogens 18, 195
Schumann, Robert 44
Schwangerschaft 74
Schwob, Antoinette 208
Sedativa 25, 86
Selbstmord 9, 12, 21, 38f., 46f., 66ff., 81, 89, 92, 182, 189
Selbstmordabsichten 50
Selbstmordwelle 39
Sexton, Anne 38
Shakespeare, William 80
Shapiro, Karl 38
Shelley, Percy 39
Shepherd, Michael 157

Sletten, Ivan 203
Smythe, William 179–182, 184
Spieler 57f.
Stimmungsbewertungsschema 174
Stimmungsschwankung 10
Stimmungsschwankung, manisch-depressive 18f.
Stimmungsschwankungen und Kreativität 43
Storr, Anthony 111f.
Streß 83, 139
Stundis, Earlene 208

Taft, William Howard 103
Tagmenschen 71
Telephonitis 61
Therapie, expressive 138
Therapie, supportive 138
Thomas, Dylan 38
Tocqueville, Alexis de 59
Todd, Mary 93f.
Tranquilizer 25, 37, 53, 87, 124, 164, 168, 193, 195, 197f., 204
Tranquilizer auf Phenothiazinbasis 11
Trinkwasser 201
Truax, C. B. 145
Tupin, Joseph 201

Unbewußtes 16

Valium 87
Verdrängung 16
Verfolgungswahn 46
Vonnegut, Kurt 41

Wärter 15
Wahnvorstellung, paranoide 43
Warton, Ralph 196
Washington, George 122
Watergate-Affäre 120, 124f.
Wells, H. G. 109
Wharton, Ralph 208
Whitthall, Sandra 165–178
Winokur, George 57, 200, 208
Wolfsmann 154f.
Woolf, Virginia 38

Zeckendorf, William 62f.
Zubin, Dr. Joseph 157
Zwangsjackeneffekt 11
Zyklus, manisch-depressiver 45